La salud mental
en 100 preguntas

La salud mental
en 100 preguntas

Ana Martos

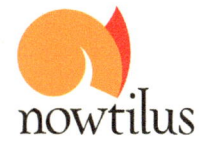

nowtilus

Colección: 100 preguntas
www.100Preguntas.com
www.nowtilus.com

Título: *La salud mental en 100 preguntas*
Autor: © Ana Martos

Copyright de la presente edición: © 2024 Ediciones Nowtilus, S.L.
Camino de los Vinateros, 40, local 90, 28030 Madrid
www.nowtilus.com

Elaboración de textos: Santos Rodríguez

Diseño de cubierta: NEMO Edición y Comunicación

ISBN edición impresa: 978-84-1305-467-4
Fecha de publicación: julio 2024

Impreso en España
Imprime: Quares Salesforce, S.L.
Depósito legal: M-13321-2024

Índice

Introducción
La preocupación del siglo XXI

Cada día hay más personas que se preguntan o preguntan a quien sabe o creen que sabe: ¿estoy loco?, ¿esto mío es un trastorno mental?

¿Qué nos está pasando? Una respuesta posible es que la salud mental está de moda o, mejor dicho, preocuparse por la salud mental está de moda. Y en ese aspecto, las modas las imponen, generalmente, los medios de comunicación, las redes sociales o el boca a boca.

A la anterior respuesta conviene una nueva pregunta: ¿qué saben de salud mental los medios de comunicación, las redes sociales o el boca a boca?

Con frecuencia, oímos hablar de depresión, de ansiedad, de dependencia o de psicosis; unas veces con acierto y otras con cierta confusión o claro desacierto. A veces, se oye hablar de la psicosis como si fuera miedo a algo concreto, o se oye citar la depresión como si se tratase de pena o desgana. Últimamente, oímos emplear el verbo «escuchar» como sinónimo de «oír», o nos llega la noticia de que alguien tiene «psicosis de ruido, de incendio o de explosión». Tampoco falta quien llama «dismorfobia» a la dismorfofobia, probablemente, porque, como en los restantes casos, no ha consultado el Diccionario de la Lengua Española.

Para esta confusión que nos inunda y nos desinforma, la mejor solución es informarse correctamente. Y de eso es de lo que trata este libro.

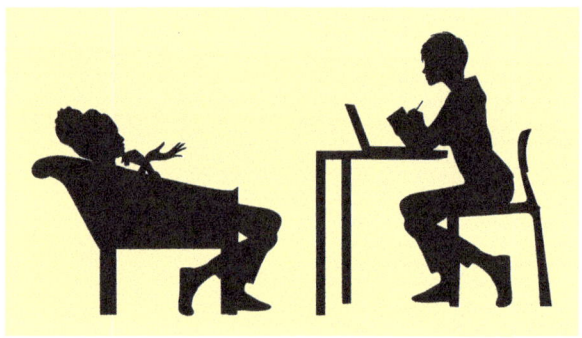

La preocupación por la salud mental es un problema de nuestro siglo.

I

LA SALUD Y LA ENFERMEDAD MENTAL EN NUESTRO SIGLO

1

¿ES CIERTO QUE DE POETAS Y DE LOCOS TODOS TENEMOS UN POCO?

Como la perfección no existe, es cierto que todos tenemos algún síntoma psicológico, lo cual no es suficiente como para calificarnos de «locos». También dice un refrán que «ni están todos los que son ni son todos los que están», refiriéndose a los hospitales psiquiátricos. Estos dichos tienden a trivializar la enfermedad mental, con la posible intención de atenuar el estigma que conlleva.

Estamos ya lejos del estigma con que el mundo marcó durante siglos a los enfermos mentales o a los que simplemente eran o

Las siguientes definiciones distinguen los síntomas de los signos. Un signo es un indicio objetivo de la existencia de una patología, por ejemplo, la fiebre. Un síntoma es un indicio subjetivo de una alteración física (dolor) o mental (tristeza). No obstante, para evitar confundir al lector, nos referiremos siempre a «síntomas» cuando se trate de trastornos.

se comportaban de una manera diferente a la generalidad. Pero todavía nos queda mucho camino que recorrer porque, cuando una de esas personas diferentes, difíciles, complejas o incomprensibles se nos acerca, no siempre somos capaces de entender las razones de su comportamiento, y muchas veces volvemos a estigmatizar al que sufre algún trastorno cuyo porqué se nos escapa.

¿Qué es un trastorno mental?

Un trastorno mental es una conducta que incapacita total o parcialmente a quien la padece para funcionar con normalidad. Por tanto, se puede considerar enfermo psiquiátrico o psicológico a quien sufre un proceso psíquico que le hace sufrir o que hace sufrir a los demás.

En cuanto a la salud mental, podría definirse como la suma de los siguientes requisitos:

- *Ausencia de síntomas.* Un síntoma es un indicio de posible enfermedad, como el dolor para la enfermedad fisiológica o la ansiedad para el trastorno psicológico.

- *Reacciones proporcionadas.* Una persona psíquicamente sana reacciona ante las situaciones conflictivas con una conducta adecuada. Veremos un ejemplo en la siguiente pregunta.

- *Funciones psicológicas básicas adecuadas:* autoestima, autoconcepto, comunicación e integración proporcionadas, en un grupo social (véase el capítulo 13).

- *Control de la realidad.* Controlar la realidad supone distinguir lo

> Para diagnosticar los desórdenes mentales, se aceptan los criterios de la American Psychiatric Association, que describe los diferentes trastornos en un documento llamado *DSM (Guía de consulta de los diagnósticos)*. La última versión es *DSM-5*. La Organización Mundial de la Salud emite también un documento que recoge la clasificación de los trastornos mentales según sus criterios, llamado *CIE (Clasificación estadística internacional)*. La última versión es *CIE 11*. Estos criterios son los que hemos aplicado a las descripciones de los diferentes trastornos y de su sintomatología.

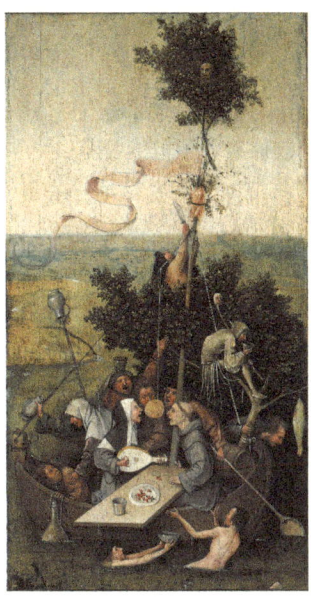

La enfermedad mental ha sido, desde antiguo, causa de estigma. El Bosco quiso denunciar este hecho con el famoso cuadro *La nave de los locos*, que se encuentra en el Museo del Louvre, París.

real de lo imaginario. La fantasía es positiva o neutra, siempre que no se confunda con la realidad.

- *Adaptación proporcionada al entorno.* Significa adaptarse manteniendo la originalidad e identidad propias. Si la adaptación es excesiva, entonces se trata de alienación. En la alienación, hay una realidad ficticia que se presenta como real y que la persona alienada acepta como cierta.

- *Capacidad para tolerar frustraciones, aplazar gratificaciones y cumplir obligaciones, sin que se produzcan síntomas.* Esto supone poder soportar un revés, dejar para más tarde una recompensa y llevar a cabo deberes y compromisos sin sufrir un ataque de ira, de ansiedad o cualquier otro síntoma, es decir, sin «pataletas».

Tras diversos estudios, los investigadores de la Facultad de Medicina de la Universidad de San Diego, en California, agregaron a estos requisitos el nivel de sabiduría, siete de cuyos componentes se asocian con el bienestar mental[1]. Estos componentes son: «autorreflexión, comportamientos prosociales (como la empatía, la compasión y el altruismo), regulación emocional, aceptación de diversas perspectivas, capacidad de decisión, asesoramiento social (como dar consejos racionales y útiles a los demás) y espiritualidad».

¿Por qué enfermamos?

Grosso modo, los trastornos mentales se generan, o bien a causa de la herencia, por el efecto de determinadas sustancias químicas, por procesos psicosomáticos, o bien por conflictos que surgen con el entorno y que no somos capaces de gestionar adecuadamente con una respuesta adaptativa, sino con una conducta de desajuste (véase el capítulo 13).

En principio, la enfermedad mental sirve como refugio para no enfrentarnos a los problemas de la vida. Por tanto, cuando la enfermedad empieza a remitir mediante un tratamiento, esos problemas reaparecen de pronto como una amenaza que genera intensa ansiedad.

Se podría comparar ese efecto al de un medicamento que quita el síntoma sin abordar la causa. Por ejemplo, un analgésico puede eliminar el dolor, pero no ataca a la causa de ese dolor, por lo que, una vez que pase el efecto calmante del analgésico, el dolor puede volver.

En el caso del trastorno mental, el tratamiento más frecuente suele ser multidisciplinar, porque la medicación reduce o elimina el síntoma, por ejemplo, la ansiedad; pero es preciso aplicar también una psicoterapia que ataque la causa que genera esa ansiedad cuando procede de un conflicto con el entorno, no del propio organismo. Es decir, es preciso que el paciente aprenda a responder con una conducta de ajuste a las situaciones a las que ha venido respondiendo con una conducta de desajuste.

Por ejemplo, ante un conflicto, en lugar de desesperarse, de huir del problema o de sufrir una crisis de pánico, el aprendizaje de estrategias de afrontamiento lo ayudará a responder buscando la solución adecuada.

---

1. «Determinan los siete ítems para medir la sabiduría y el potencial para mejorar el bienestar general», en www.psiquiatria.com, 13 de diciembre de 2021, accesible en: www.psiqu.com/2-66256

¿Es lo mismo estar loco que sufrir un trastorno mental?

La locura (véase «psicosis», capítulo 12) es una enfermedad mental grave. Pero existen numerosos trastornos, que veremos a lo largo del libro, leves o muy leves. Muchos de ellos apenas son perceptibles, salvo en ciertos momentos de crisis, como la pérdida de un ser querido, una catástrofe o una guerra.

Para entender la diferencia entre una reacción normal a una situación dada, un trastorno medio o leve (neurosis) y un trastorno grave (psicosis), veamos tres ejemplos:

1. Una persona va por la calle y oye pasos apresurados a su espalda. Se vuelve con precaución y comprueba que un hombre viene corriendo. Se aparta a un lado y, sin perderlo de vista, deja paso al que corre, que está haciendo deporte. Esta es una reacción situacional, una reacción normal de precaución ante un estímulo neutro, pero que podría constituir un peligro. La persona ha controlado la realidad.

2. Una persona va por la calle y oye pasos apresurados a su espalda. Se vuelve con alarma y, al ver al que viene corriendo, se oculta en un portal temblando de espanto. El hombre que corre va a tomar el autobús. Esta es una reacción de pánico ante un estímulo neutro, pero que la persona interpreta como un ataque. Puede padecer un trastorno por ansiedad. La persona ha deformado la realidad.

3. Una persona va por la calle y oye pasos apresurados a su espalda. Se vuelve y ve a un hombre que viene blandiendo un cuchillo. Corre gritando y pidiendo auxilio. Por la calle no viene nadie. Esta es una reacción psicótica debida a una alucinación. La persona ha «inventado» la realidad.

2

La gente que hace o dice cosas «raras», ¿sufre trastornos mentales?

Decir o hacer «cosas raras» significa solamente mostrar comportamientos poco habituales, lo cual no significa que esos comportamientos sean patológicos.

Para que un comportamiento se pueda calificar de trastorno mental es imprescindible, al menos, uno de estos dos requisitos:

- Que tal comportamiento haga sufrir a la persona que lo lleva a cabo.
- Que tal comportamiento haga sufrir a otras personas. Aquí se pueden añadir animales u objetos.

Por ejemplo:

1. Cada mañana, un joven bien vestido acostumbraba a salir de su portal bailando. Los vecinos interpretaban su actitud como propia de un chiflado. Sin embargo, el joven en cuestión ni padecía molestia alguna ni molestaba a nadie con su danza matutina. Simplemente, se divertía o practicaba algún ejercicio gimnástico tipo pilates.

2. En cierta ocasión, un viandante observó al bailarín y le dedicó una burla, quizá algo subida de tono. El bailarín se dirigió al que se mofaba de él y le pegó un tremendo puñetazo que lo arrojó al suelo. Esta conducta pudo deberse a un trastorno, transitorio o crónico, del control de los impulsos.

¿Existen conductas de ajuste y desajuste?

En primer lugar, hay que saber que toda conducta va encaminada a lograr un fin, es decir, todo lo que hacemos, decimos, pensamos o sentimos tiene una finalidad. Incluso el dolor tiene la finalidad de alarmar de un proceso patológico.

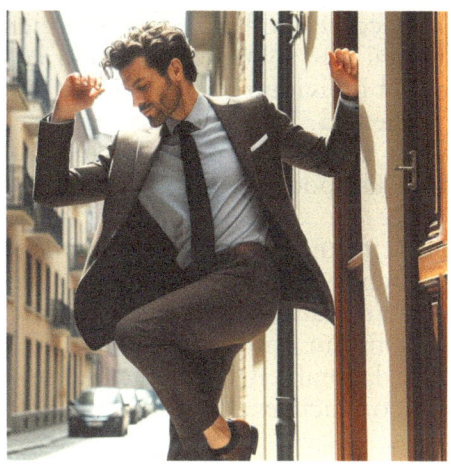

Un comportamiento poco habitual no
es necesariamente un trastorno, mientras
no perjudique al actor ni a otras
personas.

Las conductas que nos parecen «raras» o inadecuadas tienen también alguna finalidad que no acabamos de ver.

Por ejemplo, ¿por qué esa mujer tan inteligente se comporta de esa manera tan estúpida en una situación que nosotros resolveríamos sin vacilación? ¿Cómo puede ese hombre actuar como actúa, teniendo tres licenciaturas? ¿Qué ha visto esa mujer en ese hombre para enamorarse de él tan perdidamente?

Acostumbramos a juzgar las conductas de los demás con arreglo a nuestras propias creencias o motivaciones, no a las suyas. En primer lugar, no deberíamos juzgar el comportamiento ajeno, sino aceptarlo y, si nos interesa, analizarlo. Pero observar un comportamiento sin enjuiciarlo no es cosa fácil. Lo ideal sería aprender a adoptar una posición neutra frente a las conductas de los demás, sin juicios positivos ni negativos.

Las conductas que nos parecen extrañas o inapropiadas son generalmente conductas de ajuste, con las que la persona trata de adaptarse a una situación difícil, es decir, a un conflicto o a una frustración. Pero, a veces, el remedio es peor que la enfermedad y la conducta de ajuste es más frustrante que la propia frustración, es decir, la persona se hace más daño con su forma de solucionar su conflicto que el daño que le hace el conflicto en sí. Un ejemplo claro es el desorden mental que sobreviene cuando la situación real es inaceptable y el individuo se siente incapaz de soportar la angustia que le genera. Ese trastorno puede evitarle el enfrentamiento con la realidad, pero el daño que le produce es mucho mayor. Esa podría ser una conducta «de desajuste» más que de ajuste.

Por ejemplo, ante una sobrecarga de trabajo, la conducta de ajuste de un trabajador sería adaptativa, es decir, reorganizar el tiempo, pedir ayuda, etc. Ante la sobrecarga de trabajo, otro trabajador sufre un trastorno de ansiedad que lo lleva a obtener una baja laboral; en vez de adaptarse a la situación, se desadapta. Su conducta es desajuste.

¿Qué se entiende por adaptación al entorno?

Cada organismo viene al mundo dotado de los recursos necesarios para su adecuación al entorno y, según su inteligencia, esa adecuación resulta más o menos fácil y fructífera.

Una de las muchas definiciones de la inteligencia, bastante acertada, es la capacidad de adecuar los medios disponibles para conseguir un fin.

Por ejemplo, es fácil afirmar que un filósofo es mucho más inteligente que un obrero manual y, sin embargo, si ambos fueran a parar a una isla desierta, probablemente sobreviviría antes el obrero que el filósofo. En este caso, la finalidad es sobrevivir. Y aquel que mejor aptitud tenga para adecuar los medios disponibles será el más inteligente.

Sin llegar a tales extremos, es evidente que todos tenemos que adaptarnos al entorno circundante, porque si intentamos que sea el entorno el que se adapte a nosotros, podemos caer en uno de esos colectivos que se llaman marginales o geniales. Ni el marginado ni el genio se adaptan al entorno, sino que hacen lo posible por conseguir que el entorno se adapte a ellos.

Otro tanto sucede con esas personas que llamamos egocéntricas o egoístas.

Por ejemplo, un niño que pelea en la guardería o en el colegio por imponer su criterio y quedarse con el mejor juguete está haciendo un intento por adaptar el entorno a sus necesidades y deseos. Es egoísta. Sin embargo, puede suceder que el entorno, lo que también se llama principio de la realidad, termine por imponerse y el niño aprenda a respetar lo ajeno e incluso a compartir sus juguetes con los demás niños.

En tal caso, el niño se habrá adaptado al entorno, habrá dejado de ser egoísta y se habrá convertido en un ser sano o, al menos, adaptado. Habrá dejado de ser egocéntrico para incorporar a los demás niños a su entorno social.

Pero ya hemos dicho que, para contar este proceso como parte de la salud mental de un individuo, es necesario que esa adaptación sea proporcionada, porque, cuando es desproporcionada, es decir, excesiva, tenemos que empezar a hablar de alienación. En la alienación, el sujeto renuncia a su originalidad para someterse a la norma social. El niño regalaría todos sus juguetes a los compañeros de colegio sin guardar nada para sí, renunciando a disfrutar para someterse a los demás niños.

Ya dice el refrán que la virtud está en el medio y aquí es fácilmente aplicable. La adecuación excesiva es alienación, la adecuación escasa es inadaptación. La adecuación proporcionada al medio es una de las señales de salud mental.

Y ¿qué es la mentalización en psiquiatría?

La mentalización forma parte integral de los procesos cognitivos humanos y es la capacidad de dar sentido a la propia conducta y la conducta de otras personas, teniendo en cuenta los estados mentales de cada persona, lo que incluye los pensamientos, las creencias, las emociones, los deseos y las intenciones.

Anthony Bateman, que es psiquiatra de la Unidad Psicoanalítica del Centro Anna Freud para Niños y Familias, es uno de los principales impulsores de esta teoría de la mentalización y la define como: «Verme a mí mismo desde fuera y ver al otro desde dentro».

Eso significa que la mentalización permite que podamos tener una percepción de nosotros mismos, de nuestro yo, como un agente propio que decide según sus estados mentales.

Sin embargo, hay casos en los que este proceso de mentalización falla.

Dado que nuestro cerebro no está preparado para la incertidumbre ni para la duda, puede suceder que lo que en un momento de intensa emoción creamos, pensemos, opinemos o percibamos nos parezca absolutamente cierto, aunque no lo sea. Esto se debe, además de que en nuestra mente difícilmente cabe la duda, a que la mentalización en ese momento es automática y muy rápida. Por ejemplo, cuando estamos totalmente seguros de haber percibido una burla o un insulto en las palabras de un amigo o de un conocido, durante una discusión acalorada.

El déficit o el fallo en el proceso de mentalización está, con frecuencia, en la causa de varios trastornos mentales, como el trastorno límite de la personalidad, la depresión y el abuso de sustancias que conduce a la dependencia[2].

3

¿Qué es la personalidad?

—No sé qué tiene tu hermano que me encanta.
—Mucha gente dice lo mismo. Es que tiene mucha personalidad.

Personalidad tenemos todos, ni poca ni mucha, simplemente, personalidad. Es una palabra que procede de «persona», que en griego se dice *prósōpon* y se traduce por algo que tenemos delante de la cara, es decir, una máscara, las máscaras que se ponían los actores en el teatro griego.

En cuanto al anterior ejemplo, lo que tiene el hermano que encanta es estilo. Se puede tener buen o mal estilo o mucho o poco estilo.

La personalidad se puede definir como el conjunto de rasgos y características que diferencian a un individuo de otro. La personalidad es dinámica e interactúa con el entorno. Tiene una base biológica, otra base psicológica y otra social. Cada una de ellas interactúa con las demás y depende de una serie de factores internos y externos.

---

2. www.clinica-galatea.com/es/bloc/mentalizacion.

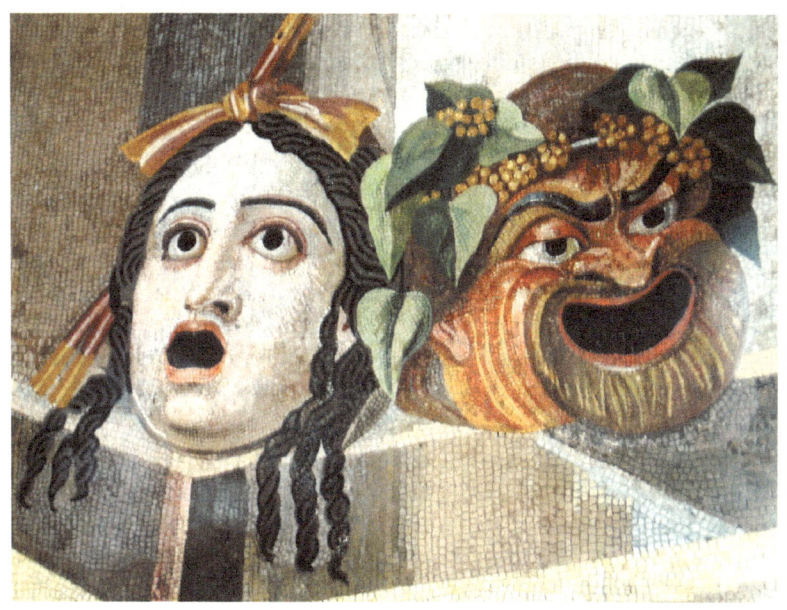

Personalidad es la máscara que llevamos delante de la cara. Mosaico romano con máscaras griegas antiguas, trágica y cómica. Museos Capitolinos, Palazzo Nuovo. Procedente de los Baños de Decio, de la colina del Aventino en Roma.

Se llama «entorno» al conjunto de condiciones que rodean al organismo o que se hallan dentro del mismo y estimulan su conducta. Entorno es, por tanto, desde los virus que nos hacen estornudar hasta la zona geográfica en que vivimos, incluyendo a todas las personas, animales y objetos que contiene.

Cada una de las bases de la personalidad puede sufrir un trastorno que perturbe el desarrollo o el funcionamiento de la parte de la mente a la que afecte:

- La base biológica de la personalidad forma la apariencia externa y los recursos personales innatos. Forma la inteligencia, el temperamento y la configuración fisiológica.

- La base psicológica de la personalidad forma parte de la apariencia externa, la expresión, los gestos. Hay personas cuyo rostro muestra expresión de felicidad, otras, de preocupación, otras, de tristeza. Son marcas que los gestos habituales imprimen en el rostro; la preocupación constante forma arrugas prematuras en el entrecejo. La base psicológica forma el autoconcepto, que incluye la seguridad en sí mismo, la asertividad, la autoafirmación y la autoaceptación.

- La base social de la personalidad se compone del papel o papeles que adoptar en el mundo, la espera social, lo que el grupo social espera del individuo y la espera personal, es decir, lo que cada uno espera de sí mismo. Muchas veces, la espera personal entra en conflicto con la espera social y una de las dos se frustra.

Por ejemplo, la familia espera que el hijo mayor funde una nueva familia y que enriquezca el grupo familiar con numerosos nietos, pero el hijo entra en un grupo religioso y frustra las esperanzas de sus padres. La familia puede también esperar que la hija continúe el negocio paterno de hostelería, pero la hija decide dedicarse a la música o a la pintura.

¿Qué son los trastornos de la personalidad?

Según el *DSM-5*, los trastornos de la personalidad son patrones de comportamiento que afectan a diferentes aspectos de la personalidad. Para que pueda considerarse un trastorno, ese patrón de comportamiento ha de ser perdurable, no momentáneo ni episódico, sino una manera de ser; puede iniciarse en la infancia, en la adolescencia o al principio de la vida adulta y permanecer estable y constante.

Este patrón causa un deterioro importante a las relaciones del paciente con otras personas, con su trabajo o con algún ámbito importante de su vida.

Por ejemplo, un trastorno de la base biológica de la personalidad puede hacer que la inteligencia se detenga en un momento de su desarrollo y quede incompleta, causando una deficiencia intelectual. Un trastorno de la base psicológica de la personalidad puede hacer que la autoestima se distorsione y la personalidad se desarrolle con una necesidad constante de aprecio y aprobación por parte de los demás. Un trastorno de la base social de la personalidad puede dar lugar a una psicopatía antisocial, es decir, a una personalidad que no llegue a introyectar las normas sociales, los sentimientos de culpa ni la empatía.

Es importante descartar que el patrón de comportamiento se deba al consumo de sustancias como drogas o medicamentos, o a una causa fisiológica, como un traumatismo craneal.

Si no se da un trastorno que provoque conflictos, no es una enfermedad, sino una forma de ser, es decir, el funcionamiento de la persona a largo plazo. Esa personalidad específica tiende a un determinado trastorno, pero no tiene por qué llegar a desarrollarlo.

Se pueden distinguir tres tipos de personalidad:

1. La *personalidad ideal*, que no existe en realidad; en todo caso, podría ser la síntesis de la salud mental y la inteligencia emocional (véase el capítulo 13). Así se lograría el equilibrio perfecto que, por suerte o por desgracia, tampoco existe. Pero sí existe alguien que nunca pierde el control, que nunca tiene sentimientos inadecuados y que nunca sufre ni hace sufrir a los demás: un robot.

2. La *personalidad normal* podría ser la que reúne los recursos suficientes para remontar sus propias deficiencias. Una personalidad normal es la que tiene la capacidad de enfrentarse a situaciones conflictivas sin presentar síntomas patológicos. Alguien que puede perder el control en un momento dado, pero sobreponerse y disculparse si ha ofendido a alguien o perdonarse a sí mismo si ha cometido una falta. Alguien que percibe sus propios defectos, los admite y trata de controlarlos; que siente, por ejemplo, envidia de otra persona, controla ese sentimiento y se comporta como si no envidiase.

3. La *personalidad anormal* se asienta sobre una estructura anormal o trastornada y tiende a sufrir conflictos y enfermedades, así como a reaccionar de forma inadecuada ante determinadas situaciones conflictivas. Este tipo de personalidad se caracteriza por su dificultad o incapacidad para adaptarse al entorno.

La personalidad se desarrolla a lo largo de la vida de cada persona. Si se produce un acontecimiento traumático, puede señalar el inicio de un trastorno que, a veces, no es un trastorno, sino simplemente un cambio.

Por ejemplo, cuando un niño huérfano es acogido por otra familia, se produce un cambio en su personalidad, porque tiene que adaptarse al nuevo entorno. Ese cambio no tiene por qué ser patológico, pero sí puede producirse un trastorno en la personalidad del acogido, si no es capaz de adecuarse al nuevo entorno, por ejemplo, si este es amenazador o intolerante. Si la familia de adopción es muy restrictiva y severa, mientras que la familia biológica era distendida y algo permisiva, el cambio marcará una alteración en el desarrollo de la personalidad del niño huérfano. Y, si no dispone de recursos suficientes para adaptarse a la nueva situación sin sufrir, lo más probable es que presente síntomas de inadaptación o, incluso, que la evolución de su personalidad cambie de rumbo hacia derroteros anormales, con mal comportamiento, desamor hacia la familia adoptiva, reproches, comparación con la familia biológica, intentos de escapar, agresividad, etc.

Hay personalidades tendentes a determinados trastornos o patologías. Veremos algunas de ellas a lo largo del libro (según el *DSM-5* y diversos criterios), cuando tratemos de los trastornos correspondientes a cada una, como la personalidad melancoloide, esquizoide, obsesiva o paranoide. Hay otras personalidades que tienden a trastornos específicos, pero que, como ya hemos dicho, en principio son formas particulares de ser y no patologías.

El trastorno límite de la personalidad es uno de los trastornos de mayor dificultad tanto en el diagnóstico como en el tratamiento, debido a la alternancia de los síntomas. Es una mezcla de conductas distintas, por lo que pueden aparecer comportamientos histriónicos, antisociales, intentos de suicidio, cambios bruscos de humor, etc. La convivencia con personas con este trastorno puede hacerse imposible ya que presentan reacciones de ira intensa y conductas agresivas descontroladas.

Las personalidades límite suelen presentar las características siguientes:

- Son ambivalentes y pasan de sentir gran aprecio por una persona a despreciarla totalmente, sin fundamento alguno.
- Cambian bruscamente de humor en cuestión de minutos.
- Son agresivos, impulsivos e irritables.
- A veces se comportan de forma irresponsable, incluso cometiendo delitos o abusando de las drogas o del alcohol.
- Son dependientes, no pueden estar solos.
- Tienen una sensación constante de aburrimiento y de vacío.

Ante una personalidad límite, una de las pocas cosas que se puede hacer es tratar de ayudarla para que logre, de forma paulatina, mayor independencia y más control de sus impulsos. Cuando se presente una crisis de impulsividad, es importante reaccionar con total firmeza y serenidad. Es preciso procurarle objetivos que aumenten su autoestima. Si es una persona que vive en casa, es mejor tratar de limitar sus obligaciones y sus funciones.

El proceso de mentalización que vimos anteriormente se aplica en los tratamientos para los trastornos límite de la personalidad, ya que los autores de este tratamiento entienden que precisamente es el fallo en la mentalización lo que está en el núcleo del trastorno.

El tratamiento refuerza la capacidad del paciente para reflexionar y su autorregulación emocional, lo que mejora sus relaciones interpersonales.

La personalidad evasiva se observa en ciertas personas temerosas de la crítica y de hacer el ridículo en público, lo que les impide hacer amistades. No saben cómo comportarse, qué decir o qué hacer cuando están con gente, y eso las lleva a evitar situaciones en las que tengan que relacionarse con los demás. Esta falta de interacción social hace que no lleguen a adquirir recursos o habilidades sociales o de afrontamiento, por lo que acaban relacionándose solo con las personas que les son incondicionales.

Presentan las características siguientes:

- Suelen tener un solo amigo íntimo o, a veces, ninguno, porque evitan en lo posible las relaciones sociales.
- Rehúyen las situaciones sociales con argumentos y razones a veces absurdos.
- Cualquier crítica o fracaso les hiere profundamente.

No resulta difícil ayudar a una persona con estas características, porque todo consiste en aumentar su autoestima y su concepto de sí misma, lo que puede lograrse valorando mucho todo lo que haga. Es importante que desarrolle sus propias estrategias para defenderse de la ansiedad que le provocan muchas situaciones. Para animarla a mejorar sus relaciones sociales, se la puede apoyar en todo momento y brindarle siempre la seguridad que le falta. Es importante no exponerla a situaciones que puedan producirle un desaire, es decir, no presentarle a bromistas ni «patosos» que puedan echar abajo en un momento toda la labor familiar de una semana.

El sentimiento de vergüenza está siempre presente en el trastorno de la personalidad evasiva, y se caracteriza por inhibición social y sentimientos de inadecuación, junto con una evaluación negativa de uno mismo.

Las personalidades inseguras padecen un sentimiento interno de inseguridad e insuficiencia. Son personas sensitivas que perciben las vivencias con intensidad, pero son incapaces de expresarlas; eso hace que las dirijan contra sí mismos. Buscan en sí mismos la culpa de todo fracaso. Algunos reaccionan con una paciente resignación, otros son perfeccionistas y no se perdonan nada, aunque suelen perdonarle todo a los demás. Se dan en ellos pensamientos obsesivos ligados estrechamente a su inseguridad, en forma de angustia constante de haber olvidado u omitido algo importante o de haber hecho algo malo. A veces, sufren el temor obsesivo a una desgracia, se angustian ante las deudas y sufren impulsos obsesivos.

El psiquiatra alemán Kurt Schneider escribió que, para los inseguros, la simple actitud solícita hacia ellos y los consejos razonables suelen producirles alivio e infundirles ánimo. Las obsesiones pueden mejorar con tratamiento psiquiátrico o psicológico, aunque parece que estas personas son remisas a dejarse tratar. Un enfermo, ya curado, le dijo al doctor Schneider que, desde que había dejado la obsesión, había perdido un mundo muy bello. Parece que sus obsesiones le permitían satisfacer cierto tipo de rituales que satisfacían sus tendencias íntimas[3].

Las personalidades narcisistas se caracterizan por una necesidad fatua de hacerse notar. Kurt Schneider los llama «psicópatas necesitados de estimación» y los incluye en el grupo de los que hacen sufrir a los demás. En ellos se puede apreciar la curiosidad y la fantasía exaltadas, la chismografía, la tendencia a mentir, un entusiasmo que crece y decrece bruscamente, veleidad, egoísmo, fanfarronería, amor propio exagerado, hipocondría y conducta impulsiva que puede llegar hasta el suicidio. Una persona necesitada de estimación es una personalidad peligrosa para las personas débiles y dependientes necesitadas de apoyo, de estima, de orientación y de protección, porque puede someterlas y esclavizarlas, creándoles dependencia y manipulándolas después a su antojo.

El ejemplo siguiente narra el caso de una paciente que sufrió una terrible decepción seguida de un largo duelo, al romper la intensa dependencia que se le había generado durante los años que mantuvo una estrecha relación de amistad con una mujer, en la que aparecen todos los rasgos de la personalidad narcisista, que, como dijo Kurt Schneider, muestra una desmedida necesidad de estimación.

«Cuando conocí a Isabel, me pareció maravillosa, amorosa y atenta, pendiente siempre de complacer a los demás. Para cada uno de nosotros tenía un gesto acorde a sus preferencias o necesidades. Para un inseguro, Isabel era como un remedio mágico porque le hacía sentirse fuerte y poderoso, ya que le pedía ayuda con una frase tan alentadora como: "Sin ti no podría hacerlo".

Se quejaba con frecuencia de dolencias y malestares. Una vez me llamó de noche llorando, porque le dolía mucho un costado y estaba sola. Yo corrí a su lado y, cuando llegué, me dijo: "Menos mal que ya estás aquí, no podía más".

---

3. Schneider, Kurt, *Las personalidades psicopáticas,* Ediciones Morata. Madrid, 1971.

Y no volvió a quejarse aquella noche. Me ofreció un sillón y se puso a leer una novela. Lo cierto es que, una vez que me tuvo a su lado, no me hizo caso alguno, pero yo entonces no me di cuenta. Después supe que solía hacer exactamente lo mismo con los demás del grupo.

En otra ocasión, durante una reunión en su casa, me pidió que me ocupase de servir a los invitados, diciéndome al oído, muy íntimamente, que sin mí no sería capaz de atender a sus invitados. Así que me quedé de sirvienta en la reunión.

Tardé cinco años en darme cuenta de que todo era falsedad y engaño. Fui comprendiendo paulatinamente que nos manipulaba a todos de forma suave, sin estridencias. Nos hacía sentir importantes, pero a todos nos decía lo mismo. Y después, por detrás, nos criticaba. En cierta ocasión, Isidoro le trajo un libro en agradecimiento por haberle prestado el coche. Le dio las gracias más efusivas, pero, cuando él se marchó, la vi apartar el libro con desprecio y dejarlo en un estante apartado. Nos contó que le había prestado el coche porque se había sentido obligada, porque Isidoro era un gorrón y un fresco. Más adelante, hablando con Isidoro, averigüé que él nunca le pidió el coche, sino que se había limitado a comentar que, si tuviese coche, iría a la playa un fin de semana y que Isabel le ofreció el suyo inmediatamente. Él se limitó a aceptar sorprendido y agradecido.

Tardé demasiado en comprender que Isabel manipulaba a sus amigos para conseguir que la adorasen, que se sintieran fuertes e importantes cuando estaban junto a ella, cuando los necesitaba. Pero, una vez que dejaba de necesitarlos, les quitaba con un gesto toda la importancia que les había dado. Me llamaba pidiéndome ayuda y diciéndome que yo era la única que podía ayudarla, pero después empezaban a llegar otras personas a las que había hecho lo mismo. Y todo mi sentimiento de superioridad y fuerza desaparecía en un instante. Así me iba creando dependencia de sus palabras, de su llamada, de su aprecio. Y lo mismo nos sucedía a todos.

Si le hacíamos un regalo, nos lo agradecía, pero después, por detrás, despreciaba nuestros obsequios como hizo con el de Isidoro. Si alguien necesitaba algo, Isabel se lo ofrecía dadivosamente, pero luego lo tachaba de gorrón y aprovechado delante de los demás.

Cada uno creíamos que éramos su mejor amigo o amiga y el único que la entendía y en quien confiaba, pero nos despojaba en un instante de todo nuestro valor».

Isabel es una personalidad típica narcisista. Se vale de mil artimañas para manipular a los demás y conseguir su dependencia, que luego maneja a su antojo. Evidentemente, las personas que le bailan el agua son personas inseguras, que necesitan a esa figura fuerte y poderosa, como una madre nutricia, que les haga sentir bien. Ella juega con ese poder y no se preocupa si llega a destruir a quien deja de servirle. La persona que narra este caso rompió la relación con ella cuando se dio cuenta de que era un peón en sus manos, e Isabel hizo todo lo posible por vengarse. «Me hizo sentir inútil, incapaz, basura. Todo el afecto que me había dado se convirtió en desprecio y asco».

En cuanto a la posibilidad de ayudar a las personalidades narcisistas, dada la falsedad que caracteriza la mayor parte de sus expresiones y emociones, ya advierte Kurt Schneider que no admiten el tratamiento. Señala este autor que incluso la actitud de tales personalidades respecto al médico es asimismo falsa, y puede pasar de una devoción que casi lleva al terapeuta a los altares a una indiferencia total o incluso a un rechazo que se exprese con calumnias. Una de las pocas bases para mantener cierta amistad con este tipo de personas es causar su admiración, y eso no siempre es posible ni duradero.

De todas formas, si la persona es de la familia o pertenece al círculo de la intimidad, siempre se le puede echar una mano tratando de hacerle comprender que cuenta con el afecto y el apoyo de los suyos, aunque no sea tan perfecta como pretende ser. Lo ideal es que llegue a entender la importancia del afecto verdadero frente al deslumbramiento del «brillo social», que no es más que una pompa de jabón, como hemos visto en el caso de Isabel.

4

¿La familia y la sociedad causan más trastornos mentales que los genes?

Los genes llevan codificados trastornos mentales hereditarios que pueden manifestarse de forma más o menos grave o leve o, incluso, no manifestarse nunca.

Los trastornos, físicos o mentales, pueden calificarse de hereditarios si afectan a más de un miembro de la familia, pero muchos trastornos, aparentemente hereditarios, son producidos por mutaciones de los genes, o bien por factores ambientales, como la conducta alimentaria. Para determinar si un trastorno tiene un componente genético, es preciso recabar la ayuda de un especialista que revise los antecedentes del paciente[4].

Conviene saber que no somos esclavos de la genética, porque ni los genes lo pueden todo ni el ADN determina todo lo que somos.

La epigenética (el estudio de los cambios que activan y desactivan genes) nos enseña que los genes no cambian, pero que se activan y desactivan en un proceso de regulación genética, y eso explica que haya personas que tienen información genética para desarrollar una patología, pero no la desarrollan, porque los genes responsables están desactivados, debido a proteínas capaces de bloquear ciertas partes de un gen. Este mecanismo se llama metilación, por la intervención de un grupo metilo, un átomo de carbono y tres de oxígeno. Y ese proceso de metilación se controla no solo con medicamentos, sino mediante el modo de vida, la alimentación, el ejercicio, el estado de ánimo e incluso el pensamiento[5]. Por ejemplo, el ejercicio físico no solamente mejora la depresión, sino que puede evitar que la respuesta del paciente ante una pérdida emocional sea depresiva y quede en duelo o tristeza. Por el contrario, el estrés crónico puede desencadenar enfermedades al cambiar la metilación

---

4. www.medlineplus.gov/spanish/genetica.
5. www.osinsa.org/2022/06/03/melacion-asi-se-pueden-desactivar-los-problemas-geneticos.

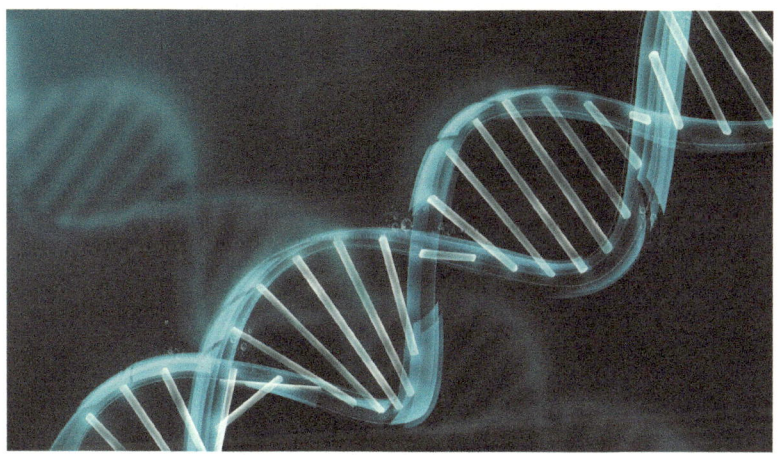

Cadena de ADN. Nuestro ADN puede contener información sobre un trastorno mental, aunque no tiene necesariamente que expresarse.
Fuente: Wikimedia Commons.

de los genes. No olvidemos que somos química disuelta en agua.

Además de las patologías mentales heredadas, el entorno familiar, social o laboral puede ser causa de diversos desórdenes mentales, adquiridos mediante el aprendizaje o mediante el proceso de adaptación.

Para adaptarnos al entorno, desarrollamos conductas de ajuste. Pero, a veces, la conducta que desarrollamos no es de ajuste, sino de desajuste; por ejemplo, ante la sobrecarga de trabajo, el trabajador sufre un trastorno de ansiedad que lo lleva a obtener una baja laboral; en vez de adaptarse a la situación, se desadapta. Lo hemos visto en un ejemplo anterior.

5

¿LA NUEVA PANDEMIA DE TRASTORNOS MENTALES ES CULPA DEL PROGRESO?

El progreso, como todo cambio, requiere un periodo de adaptación. Sin embargo, los avances tecnológicos actuales

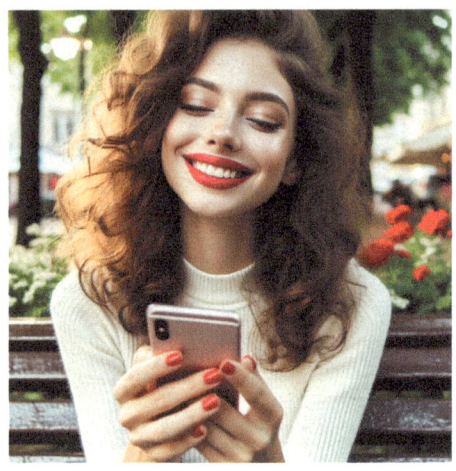

Las redes sociales ofrecen amores electrónicos que recuperan ilusiones arrinconadas.

son tan rápidos e innovadores que nos sorprenden sin saber cómo manejar tanta, tan rápida y tan variada conectividad, información y recompensas que ofrece la tecnología. De este modo, uno de sus efectos más nocivos es la adicción que tal oferta es capaz de generar (véase el capítulo 3), que se convierte en atracones de tecnología que terminan por producir un nuevo trastorno que se conoce como «obesidad digital». Sumemos a esto los *reality bits*, esos amores digitales que nos devuelven emociones olvidadas, más la infidelidad virtual y el cibercoqueteo, que han terminado con más de una relación auténtica.

Pero no debemos olvidar que la tecnología es neutra y que se limita a ofrecernos recursos y soluciones que nosotros hemos de aprender a gestionar, porque, muchas veces, resultan irresistibles para nuestra voluntad. Tampoco debemos olvidar que tenemos libertad para decir que no y capacidad para desconectar.

La Asociación Española de Directivos de Recursos Humanos (AEDRH) presentó en 2024 su *Libro blanco de salud mental y emocional,* una guía para mejorar la salud mental de los trabajadores. Ha sido elaborada por expertos y organizaciones del ámbito de la salud y el bienestar y ofrece un análisis actualizado de la situación de la salud mental y emocional en España, respaldado por datos estadísticos, estudios científicos y casos prácticos.

Después de observar el preocupante aumento de trastornos mentales que se producen entre los trabajadores, como la ansiedad, la depresión y el estrés, las empresas han comprendido que esa situación tiene un impacto negativo sobre la productividad, la competitividad y el ambiente laboral de las empresas, por lo que han llegado a la conclusión de que la estrategia prioritaria ha de ser humanizarlas[6].

El libro aporta soluciones para mejorar la calidad del ambiente laboral, y ofrece a los trabajadores ayuda psicológica e, incluso, telepsicológica, mediante consultas y sesiones terapéuticas a quienes lo necesiten. Recomienda los programas de *mindfulness* con sus tres claves principales, que son conciencia, momento presente y aceptación.

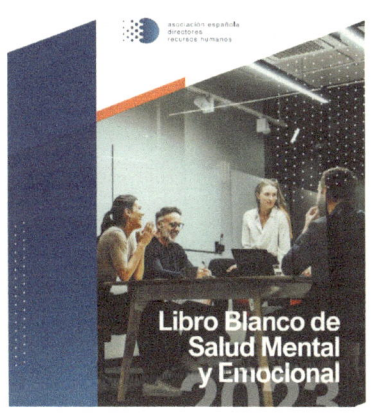

El *Libro blanco de salud mental y emocional* de la AEDRH[7], una guía para mejorar la salud mental de los trabajadores.

---

6. www.psiqu.com/2-72973.
7. https://aedrh.org/wp-contentuploads/2024/02/Libro-Blanco_07-02-2024_.pdf.

II

TRASTORNOS DERIVADOS DE LA TECNOLOGÍA Y BENEFICIOS QUE OFRECE LA MISMA TECNOLOGÍA PARA LA SALUD MENTAL

6

¿AFECTA LA TECNOLOGÍA A LA SALUD MENTAL?

Como los esclavos de la Antigüedad, la tecnología tiene la función de hacernos la vida más cómoda y sencilla. En el plano de la salud mental, su papel es facilitar el trabajo de los profesionales y mejorar el resultado de ese trabajo sobre los pacientes.

Como a tantas cosas, la tecnología afecta a la salud mental, con sus luces y sus sombras. La diferencia entre ambas es que las luces vienen de la mano de la investigación y del progreso, mientras que las sombras vienen de la mano del ser humano, cuando utiliza inadecuadamente los recursos, recompensas y conexiones que la tecnología pone a su alcance.

La tecnología aporta grandes beneficios a la salud mental en cuanto al tratamiento de habilidades cognitivas y funcionales, y en la evaluación de las emociones y del funcionamiento cotidiano. Está en curso de valoración la contribución de la tecnología al diagnóstico y al tratamiento de numerosos trastornos, como la depresión o el

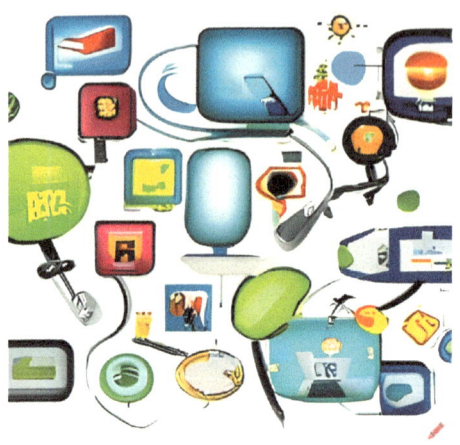

La tecnología influye decididamente
sobre la salud mental.

estrés, así como para el entrenamiento cognitivo. Nunca se puede dar por bueno un proceso novedoso mientras que no se confirmen sus resultados y sus efectos a largo plazo.

En cuanto a los perjuicios, la tecnología puede causar trastornos como la tecnoadicción (véase el capítulo 3), la alienación que amenaza desde las redes sociales (véase el capítulo 6) y los no poco engaños y falacias que llegan al entorno de la salud mental, disfrazados de éxitos tecnológicos. Hay que insistir en que tales perjuicios no son inherentes *per se* a la tecnología, sino debidos al uso inadecuado que se hace de ella.

7

¿Es fiable lo que se lee en internet acerca de la salud mental?

La VIII Jornada de la Asociación Salud Digital (ASD), organizada en Madrid en 2023, nos hizo saber que, al menos, el 50% de los pacientes acude a las redes sociales o al doctor

Google para informarse sobre su dolencia, antes de acudir al médico.

Para empezar, hay que tener en cuenta que internet es un reino sin rey que permite a cualquier persona, entidad u organización publicar cualquier tipo de información, salvo que sea denunciable. Por ello, no toda la información que aparece como resultado de una búsqueda es válida. Incluso la muy consultada Wikipedia ofrece una herramienta para editar y corregir la información que en ella se publica.

En general, para que una fuente, digital o física, sea fiable, es preciso que cumpla los requisitos siguientes:

- *Autoría.* Si un documento es anónimo, no es fiable. Si no es anónimo, pero el autor no indica sus credenciales, tampoco es fiable. Existen numerosas obras literarias o pictóricas que se atribuyen a un autor o a su escuela, tras un exhaustivo análisis, pero que se citan como «atribuidas», tal es el caso de *la Celestina.*

- *Contexto.* Detrás de todo autor cualificado suele haber una red de apoyo. Si es un médico o un químico que escriben sobre un producto farmacéutico, detrás habrá un laboratorio, una institución o una universidad.

- *Actualización.* Es muy importante observar la fecha de actualización. Si el documento trata de un tema actual, debe de haber una fecha de creación y, si procede, de actualización. La ciencia evoluciona y lo que ayer era válido hoy puede haber quedado obsoleto.

La Sociedad Española de Informática y Salud viene emitiendo informes acerca de la calidad de la información que ofrece internet sobre salud. Estos informes se pueden descargar gratuitamente en formato PDF en la dirección: www.seis.es/informes-seis

Grosso modo, los criterios para que una página web dedicada a la salud sea fiable son los siguientes:

> Muchas páginas webs fiables suelen llevar un enlace llamado «Quiénes somos», «Contacto» o algo similar, para indicar quién se responsabiliza de la información que contiene dicha página.

- Debe ser identificable, contener los

datos del responsable o responsables y advertir de posibles intereses comerciales.

• Debe contener la identificación y la filiación de los autores de la información sobre salud, y de las fuentes de donde procedan los datos publicados.

• El contenido debe estar al día. Debe figurar la fecha de actualización y ser reciente.

• Los autores de las publicaciones deben estar titulados para ejercer la profesión en el país donde se publique esa información.

• Debe mantener la confidencialidad y seguridad de los datos médicos.

Para localizar información fiable sobre salud, conviene buscarla en páginas webs acreditadas con un sello de garantía que concede el Colegio de Médicos de Barcelona a las webs que ofrecen calidad continuada en información sanitaria. Se pueden localizar páginas médicas acreditadas desde la dirección: wma.comb.es

El Observatorio de Salud sin Bulos (SaludSinBulos) es una iniciativa de la Asociación de Investigadores en eSalud (AIES) en internet donde se puede encontrar información y criterios de fiabilidad y, además, se pueden denunciar los bulos sobre salud que circulan por la red. Se encuentra en: saludsinbulos.com

Conviene tener en cuenta que la fiabilidad de la información que encontramos en internet sobre temas tan complejos y delicados como la salud mental no solamente radica en las fuentes, que pueden ser o no fiables, sino en nuestra propia interpretación y asimilación de la información obtenida. Además, hay que contar con el hecho de que esa información puede no representar al conjunto de todo lo relativo al tema buscado, sino solamente a una pequeña parte, lo que significa que puede haber un sesgo en los datos obtenidos. Esto se deriva generalmente del trabajo que realizan los buscadores de internet a la hora de obtener la información solicitada. Por eso, conviene realizar una búsqueda del asunto en su totalidad en varias etapas y utilizando distintas palabras claves.

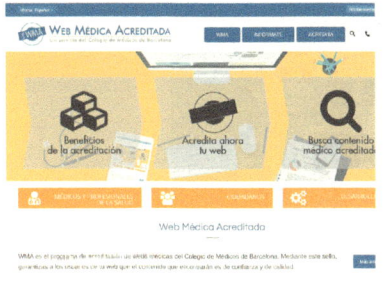

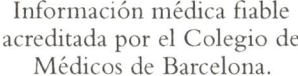

Información médica fiable
acreditada por el Colegio de
Médicos de Barcelona.

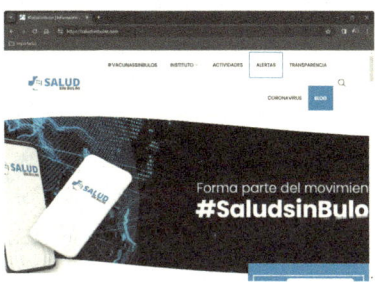

La página del Observatorio de
Salud sin Bulos.

8

¿Es tan eficaz la consulta en línea como la presencial?

Actualmente, más de la mitad de las visitas de atención en salud mental se llevan a cabo mediante telemedicina, una tecnología que se implantó definitivamente durante la epidemia de la covid-19. Esto incluye no solamente las consultas de psicología y psiquiatría, sino, también, las de sexología, que exigen un nivel de privacidad elevado.

La telepsiquiatría ha demostrado ser una herramienta eficaz cuando hay problemas de movilidad geográfica, como sucede en entornos rurales o en circunstancias climatológicas adversas. Un ejemplo importante es la asistencia a pacientes con trastornos de depresión, ansiedad o consumo excesivo de alcohol, que suelen abundar en las consultas de atención primaria, y para los que se llevan a cabo evaluaciones periódicas sin intervención humana.

La asistencia telefónica asistida por ordenador ha corroborado no solamente la eficacia, sino, ante todo, la aceptación de los pacientes, mediante estudios realizados sobre intervenciones en casos psiquiátricos o neuropsiquiátricos, comparándolas con la atención personal habitual. Esos

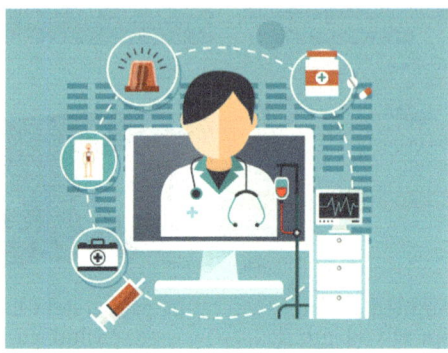

La telemedicina se ha convertido en una
rutina para numerosos ciudadanos.
Fuente: Wikimedia Commons.

estudios se llevaron a cabo sin contacto personal alguno. El análisis de la encuesta final reveló que el 97 % de los comentarios de los participantes fueron positivos, y resaltaron como los más apreciados los atributos de accesibilidad, comodidad y privacidad[8].

La telemedicina, junto a la protección de riesgos de contagio durante la pandemia de la covid-19, ofrece a los profesionales información verídica basada en datos sobre la situación sanitaria de los pacientes. Cuenta también con tecnologías portátiles instaladas en dispositivos para monitorizar la salud de manera eficaz y, sobre todo, en tiempo real. Además, los ciudadanos han aprendido con ello a participar en la gestión de su propia salud.

Un artículo publicado el 23 de marzo de 2024 en *Psiquiatria.com*[9] describe un tratamiento en línea de diez módulos, que tiene por objeto el aprendizaje o la mejora de habilidades interpersonales y afectivas para el tratamiento de la depresión y del estrés postraumático, en personas expuestas a situaciones traumáticas.

Este tratamiento está pensado para las personas del mundo rural que encuentran barreras de espacio y de tiempo

8. Salaha Zaheer *et al.*, Asistencia telefónica asistida por ordenador para pacientes de atención primaria con afecciones de salud mental comunes, en *Psiquiatria.com*, www.psiqu.com/2-57863
9. Smith, A. H., Touchett, H., Chen, P., *et al.*, *Satisfacción del paciente con un tratamiento de salud mental basado en tecnología y guiado por un entrenador.*

para acceder a un hospital o para recibir la atención clínica necesaria.

El nombre del tratamiento es webSTAIR y se han llevado a cabo estudios para analizar la satisfacción de los pacientes, que recibieron este método de entrenamiento mediante un vídeo.

Los temas resultantes fueron los siguientes[10]:

- El *coaching* proporciona responsabilidad y apoyo.
- El ritmo individual ofrece un valor que satisface las necesidades individuales.
- A los participantes les gusta la comodidad y conveniencia del formato basado en la web.
- Aspectos técnicos. Los problemas eran comunes, pero no insuperables.
- Las conclusiones fueron que los participantes valoraron la responsabilidad, la flexibilidad y la conveniencia de las intervenciones basadas en tecnología con capacitación impartida por vídeo.

9

La inteligencia artificial, ¿es una amenaza para la salud mental?

Como cualquier otra tecnología, la inteligencia artificial (IA) ofrece beneficios y perjuicios para la salud mental. Los perjuicios, naturalmente, son derivados del mal uso desde cualquiera de sus ángulos.

La IX Jornada de la Asociación Salud Digital (ASD), celebrada en febrero de 2024, abordó la IA como herramienta basada, por primera vez, en objetivos para la salud, no en procesos, que ofrece infinitas posibilidades desde el diagnóstico personalizado hasta la investigación de nuevos medicamentos.

---

10. www.psiqu.com/2-73195.

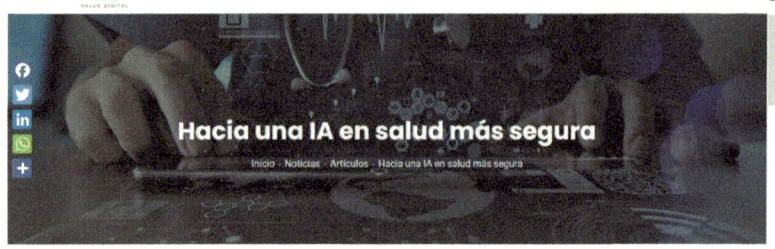

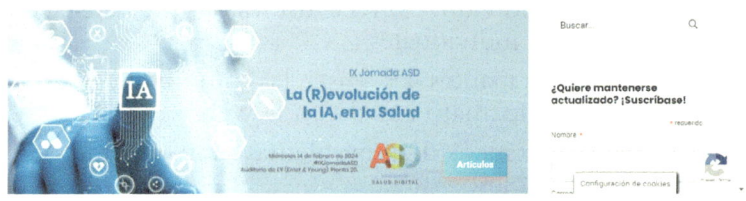

Estos artículos, muy recomendables, están accesibles en la dirección:
www.salud-digital.es/category/articulos/

De hecho, los beneficios de esta tecnología ya están empezando a transformar la manera de abordar el diagnóstico, el tratamiento, la prevención y la investigación de muchas enfermedades tanto físicas como psicológicas.

Pero la legislación de la Unión Europea sobre inteligencia artificial clasifica las aplicaciones médicas en la categoría de mayor riesgo, porque puede centrar al profesional en el paciente o, por el contrario, deshumanizar la medicina. Por ello, se están llevando a cabo estudios sobre IA en salud mental, tanto en atención como en práctica clínica, ya que sus algoritmos son capaces de determinar diagnósticos y tratamientos médicos.

La legislación de la UE tiene como objetivo tratar los riesgos para la salud, la seguridad y los derechos fundamentales del ciudadano[11]. La Eurocámara aprobó la primera regulación en marzo de 2024, para proteger los derechos de autor, entre otras cosas.

En cuanto a los perjuicios, hay que mencionar el planteamiento de algunos científicos sobre la posibilidad de que las

---

11. www.ec.europa.eu/commission/presscorner/detail/es/QANDA_21_1683

respuestas automáticas que se obtienen de un chatbot (un robot dotado de IA con el que se puede conversar) pueden dar lugar a una futura masa social que llegue a perder su capacidad deductiva a largo plazo, así como la capacidad de redactar o resumir textos científicos, si se utiliza de manera abusiva, porque, según asegura la Sociedad Española de Neurología, no es lo mismo delegar en la tecnología tareas rutinarias, que delegar tareas exclusivamente humanas; eso podría dar lugar a una pérdida cognitiva a largo plazo, porque no se delega una actividad manual, sino el propio pensamiento[12].

¿Podrá algún día la IA suplantar al ser humano?

Es importante tener en cuenta que la IA es un sistema de inteligencia reproductiva, no creativa. Eso significa que es capaz de reproducir, en cualquier modalidad, forma o estilo, todo lo que aprenda, es decir, todo lo que se le haga llegar por uno u otro medio. Con ello, la IA es un portento de memorización, pues carece de olvido; un portento de rapidez, pues no tiene que pensar si es bueno, malo, correcto o erróneo lo que va a decir o a escribir; y un portento de cantidad, pues es capaz de almacenar todo el saber del mundo. También es un portento de gestión, porque no se le escapa ni el menor dato ni la menor posibilidad. Los abarca todos.

Ese portento tiene como límite la creación, porque no tiene capacidad para exceder lo ya sabido, es decir, puede investigar entre la información que existe, pero no es capaz de crear algo que no existe ni inventar sin tener datos. Tampoco es capaz de autocriticarse, por lo que, si se le proporciona y la aprende, utiliza información errónea sin discernir si es o no equivocada.

En cuanto a la ideación que puede aportar la IA, será siempre la ideación aprendida de su informador o informadores.

Karl Marx dijo que los arquitectos se diferencian de las abejas en que cualquier abeja puede construir un panal más perfecto que el mejor de los arquitectos; pero que el peor arquitecto puede avergonzar a la mejor abeja, porque es capaz

---

12. Urrutia, Paula, «La IA está desajustando el cerebro de las personas. Es contraevolutiva», en *Redacción Médica*, del 3 de enero de 2024.

de construir el panal en su mente antes de siquiera llegar a dibujarlo. Esa cualidad es exclusiva de nuestra especie porque es la única que disfruta de ese don que es la conciencia, que, según Karl Max, es el reflejo de la existencia social.

Dicho esto, la IA es objeto de investigación con el fin de avanzar en las infinitas formas que ofrece de colaborar con la salud fisiológica y mental. Una de sus posibilidades más valiosas en el campo de la salud mental es su capacidad para interpretar las emociones a partir de información en formato de textos o en formato visual.

El modelo anterior de lenguaje grande de OpenAI, ChatGPT-3.5, ya demostró anteriormente una capacidad avanzada para interpretar emociones a partir de datos textuales, superando los puntos de referencia humanos.

Posteriormente, con la llegada de ChatGPT-4 y Google Bard, se llevó a cabo una investigación para evaluar críticamente sus capacidades, en cuanto a su competencia para discernir indicadores de mentalización visual en comparación con sus habilidades de mentalización basadas en textos.

El estudio utilizó una prueba de lectura de la mente en los ojos y una escala de niveles de conciencia emocional para evaluar la capacidad de mentalización de este sistema, con el resultado siguiente: ChatGPT-4 demostró su eficacia en la mentalización visual, alineándose estrechamente con los estándares humanos. Sin embargo, las capacidades de Bard en la interpretación de emociones visuales precisan más investigación y un posible refinamiento[13].

10

¿LAS REDES SOCIALES SON CAUSA DE TRASTORNOS MENTALES?

Partiendo de la idea de que la mayoría de los análisis sobre los efectos de las redes sociales en la salud mental se

---

13. www.psiqu.com/2-73196.

realizan sobre poblaciones jóvenes, la Universidad Estatal de Michigan (EE.UU.) realizó un estudio con personas adultas, cuyo resultado señaló que los usuarios adultos de redes sociales tienen un 63% menos de probabilidad de sufrir trastornos mentales derivados de ansiedad o angustia[14].

En estos resultados inciden la compañía, aunque sea a distancia; la seguridad de contar con una o varias personas solidarias con las que comunicarse; y la posibilidad de contactar con amigos o familiares en momentos de crisis. Es decir, las redes sociales pueden salvar a muchas personas de sentimientos dolorosos como la tristeza, el abandono, la soledad o la desesperanza.

De hecho, un grupo de expertos de diferentes países llegaron a la importante conclusión de que, en muchos casos, es más fácil comprobar la salud mental de los usuarios de las redes sociales que en las consultas de los especialistas, porque la gente ha aprendido a buscar ayuda y a comunicarse a través de las redes sociales amigas, desde el confinamiento de la covid-19, que generó numerosas solicitudes de información y de consultas.

No solamente los usuarios adultos saben utilizar las redes sociales para su bienestar, sino que también los jóvenes solidarios consiguen resultados excelentes con ellas para mejorar la salud mental. Por ejemplo, en diciembre de 2021, el Área de Salud Mental del Hospital Sant Joan de Déu, en Barcelona, creó la primera cuenta de Instagram, a cargo de treinta jóvenes entre nueve y diecisiete años, para tratar trastornos de conducta alimentaria, como anorexia y bulimia nerviosas.

En cuanto a los perjuicios que las redes sociales pueden causar en la salud mental de los usuarios, son tan numerosos como estímulos perversos existen capaces de favorecer o reafirmar alguna patología mental, como los citados trastornos de conducta alimentaria (véase el capítulo 9), la dependencia (véase el capítulo 3), la alienación (véase el capítulo 7) o síntomas más o menos graves como la compulsión (véase el capítulo 7).

---

14. www.psiqu.com/2-59274.

11

La tecnología móvil, ¿aporta algo positivo a la salud mental?

La salud móvil es un hecho, aunque muchos de sus resultados todavía están sometidos a investigación, porque la pantalla del móvil es una de las interfaces que más se emplean entre el profesional y el paciente y, desde luego, entre los distintos profesionales de la salud.

El teléfono móvil permite a los profesionales de atención médica controlar a los pacientes de forma remota, ya que les aporta una visión general de su situación. También permite aplicar terapias digitales combinadas o no con medicamentos. Se han comprobado resultados positivos en casos como el insomnio, el abuso de sustancias o los trastornos de la atención por hiperactividad.

Además de los recursos tecnológicos con que cuentan los profesionales de la salud, los ciudadanos contamos también con dispositivos que pueden facilitarnos información sobre salud, como teléfonos, tabletas, relojes y anillos inteligentes que saben monitorizar las señales alteradas de nuestro organismo.

Contamos asimismo con innumerables gadgets y aplicaciones para aprender a cuidarnos y a llevar una vida más saludable, para conciliar el sueño, para controlar nuestra salud y los efectos del deporte sobre la misma. Y son incontables las aplicaciones que abarrotan nuestro teléfono para ayudarnos a vivir mejor, con meditación, con *mindfulness*, con avatares para superar el duelo, con remedios para el insomnio, con herramientas para motivarnos y cumplir esas metas que nos proponemos y que casi nunca conseguimos, para pedir y obtener ayuda en situaciones dolorosas de depresión, de soledad o de trastorno mental.

Pero la salud móvil no es eso. Ni los gadgets, ni las aplicaciones, ni los libros de autoayuda pueden curar una patología asentada en nuestro organismo, porque integrar la salud móvil en la atención médica es un desafío.

La salud móvil consiste en aplicar tecnologías de rastreo, móviles, sensores, redes sociales y toda clase de

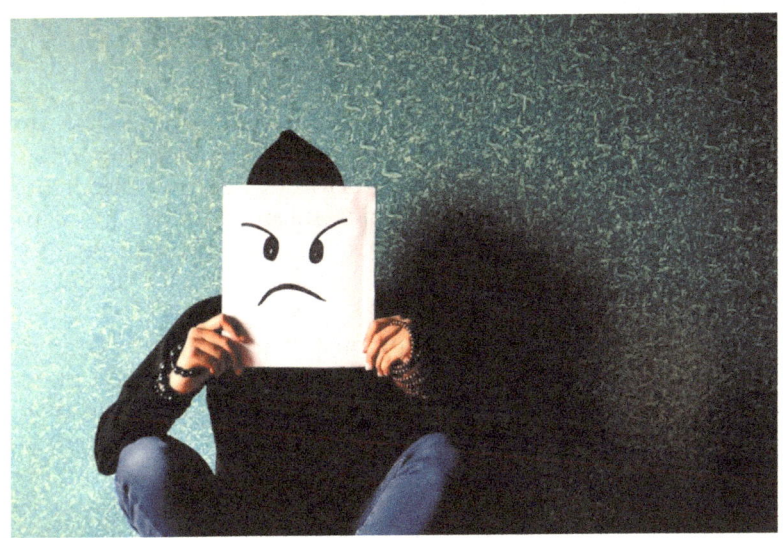

La tecnología permite el seguimiento personalizado a pacientes con trastorno mental.
Fuente: @CuraeSalud.

recursos tecnológicos para que los profesionales de la sanidad obtengan los datos necesarios para el diagnóstico, la detección y la gestión de enfermedades. Sin embargo, esta información siempre se enfrenta al reto de la evaluación rigurosa de su validez clínica. De otra forma, estas tecnologías móviles tienen el potencial de hacernos daño en lugar de mejorar nuestra salud, sobre todo cuando las aplicaciones están diseñadas para pacientes y no para profesionales[15].

Muchas de las aplicaciones que instalamos en nuestro móvil son de gran ayuda. Por ejemplo, TEA, de la asociación sevillana Tajibo, es una aplicación válida para mejorar la vida de las personas que sufren trastornos del espectro autista, que tiene por objetivo conciliar la realidad diaria con la realidad de las personas que padecen ese trastorno, mejorando la calidad de su comunicación y su interacción social[16].

---

15. *The New England Journal of Medicine*, 2019, 381: 956-68.
16. www.tajibo.org/apps-educativas-autismo.

¿Cómo funcionan los dispositivos inteligentes que analizan algún área de nuestra salud?

Nuestro cerebro analiza los estímulos que proceden no solamente del exterior mediante receptores llamados exteroceptivos, sino también del interior del cuerpo, mediante receptores y analizadores llamados interoceptivos, que captan estímulos procedentes de los órganos, los sentidos, los músculos, los nervios y todos los aparatos y sistemas que se alojan en nuestro organismo.

Estos procesos de interocepción permiten que el cerebro obtenga una imagen de todo lo que sucede dentro de nuestro cuerpo, de todo lo que sentimos, como dolor, picazón, molestia, placer, excitación, temor, etc., y ensambla fragmentos de esa información que le llega de los sentidos.

El resultado de este trabajo es que el dolor abstracto procedente de la musculatura, por ejemplo, se convierte en agujetas; la molestia digestiva se convierte en pesadez de estómago e, incluso, si es de noche, se puede convertir

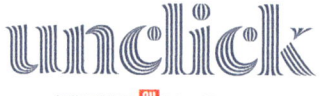

Por Manu Contreras [CH] Redactor de Computer Hoy

Bienvenid@ a la primera edición de *Unclick*, la newsletter de Computer Hoy donde te contamos la actualidad de la tecnología desde un punto de vista personal. Tenemos nuevo nombre y logo, pero continuamos con la misma idea de, con el ejemplo, hacer que la tecnología trabaje a tu favor.

Échale un vistazo y nos cuéntanos aquí qué te parece el cambio. Estamos deseando leerte.

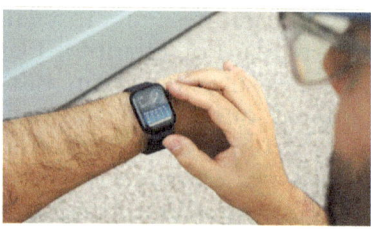

Mi reloj me avisa de cuándo estoy enfermo antes de que lo note

Los relojes y anillos inteligentes nos advierten de la patología antes de que percibamos los síntomas.

en pesadillas; así, las señales de que se ha producido una invasión de virus en nuestro interior nos llegan en forma del malestar que precede a una enfermedad. Los niños, por ejemplo, se quejan de estar enfermos cuando aún no tienen síntomas, pero su cerebro capta la existencia de patógenos en su interior antes de que aparezca el síntoma. De esta forma, sabemos lo que hay que hacer para aliviar el malestar y para conseguir o mantener el bienestar.

La interocepción es también responsable de procesos tan importantes como el pensamiento, la intuición, la toma de decisiones o la propia identidad. Y es una aliada insustituible de los *wearables* (dispositivos que se llevan puestos) que controlan nuestra salud, como los relojes o los anillos inteligentes, que reciben de nuestro organismo las mismas señales que llegan a nuestro cerebro.

Mientras nuestro cerebro procesa la información, el dispositivo de turno hace lo propio, incluso a veces con mayor rapidez, lo que nos anticipa información de una posible enfermedad cuando todavía no tenemos síntomas.

12

¿LAS APLICACIONES MÉDICAS SON SEGURAS Y EFICACES?

La VIII Jornada de la Asociación Salud Digital (ASD), anteriormente citada, señaló que, en 2023, existían más de doscientas mil aplicaciones de salud, tanto fisiológica como mental, pero sin que se pudiera contar con un método que las validase.

Las aplicaciones relacionadas con la salud forman ya parte del vestuario habitual de muchas personas, que las llevan en diferentes *wearables*, el más actual y minúsculo de los cuales es el anillo inteligente. Estos dispositivos son muy útiles para controlar la salud física, la nutrición y, en muchos casos, la salud mental, pues miden datos fisiológicos que pueden ser indicadores de trastornos psicológicos como ansiedad o estrés.

Hace tiempo que existen numerosas aplicaciones que, a bordo del teléfono, contribuyen al bienestar psicológico con herramientas como las que hemos citado anteriormente.

Se calcula que existen cerca de cinco millones de aplicaciones en las tiendas virtuales de internet, de las cuales el Institute for Human Data Sciences señalaba, en agosto de 2020, que las destinadas al sector de la salud superaban las trescientas dieciocho mil.

Utilizadas correctamente, estas aplicaciones mejoran el cuidado, la atención sanitaria y la asistencia, en un proceso que la Organización Mundial de la Salud considera de gran utilidad para promover el autocuidado y dar al paciente mayor control sobre las decisiones que atañen a su salud.

Sin embargo, según la *Revista Española de Salud Pública* del Ministerio de Sanidad, los desarrolladores de estas aplicaciones dan más importancia a los recursos de la tecnología que a los resultados que se obtienen sobre la salud. Sumemos a esto la confusión de los usuarios en cuanto a la elección de aplicaciones, más la incertidumbre sobre el destino de sus datos personales o la posibilidad de interferir en el trabajo de los profesionales sanitarios, así como la enorme rotación de las aplicaciones y de los propios dispositivos, que hacen más incierta la elección.

Otras dificultades añadidas a esta incertidumbre es que las plataformas que las ofrecen las evalúan según algoritmos de clasificación que ponen en cabeza las que parecen más populares. Asimismo, la clasificación de popularidad de los usuarios puede también ser subjetiva, porque rara vez se centra en las evidencias científicas de la valoración, que pudieran ser negativas, sino en la funcionalidad y en la facilidad de uso.

En este sentido, existen diversas iniciativas dedicadas a la acreditación y evaluación de aplicaciones móviles en salud, cuyo objetivo es asegurar la fiabilidad y la seguridad de las mismas mediante un conjunto de recomendaciones, encaminadas a avalar, acreditar o aconsejar las aplicaciones, basándose en las opiniones de expertos, a partir de procesos minuciosos en los que se evalúan diferentes aspectos, tanto técnicos como funcionales[17].

---

17. Martín Fernández, Almudena, *et al.*, «Evaluación y acreditación de las aplicaciones móviles relacionadas con la salud», *Revista Española de Salud Pública*, vol. 94, 11 de agosto de 2020, e1-11.

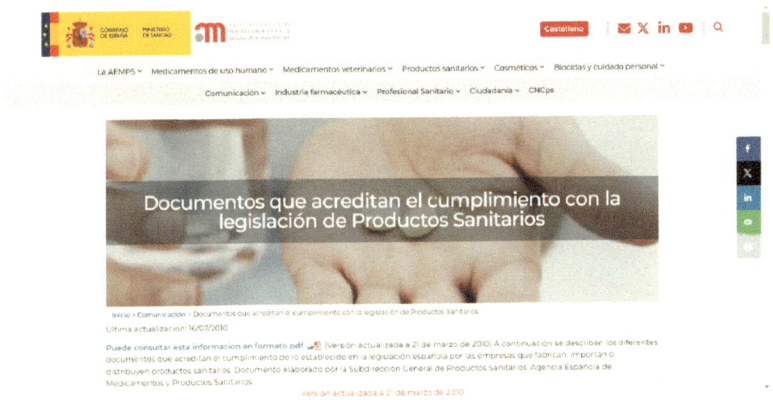

La Agencia Española del Medicamento emite el Certificado de Fabricante de Productos Sanitarios para la fabricación y comercialización de aplicaciones relacionadas con la salud.

En España, para desarrollar una aplicación sanitaria, es imprescindible obtener el Certificado de Fabricante de Productos Sanitarios, que otorga la Agencia Española del Medicamento y Productos Sanitarios (AEMPS), según especifica el artículo 24 del Real Decreto 1591/2009.

III

ADICCIONES Y DEPENDENCIAS DE RECIENTE Y ANTIGUA GENERACIÓN

13

¿PUEDE HABER ADICCIÓN SIN CONSUMIR UNA SUSTANCIA?

Vistas desde fuera, las adicciones se producen por pasar del uso al abuso de una sustancia, como el café, el tabaco, el alcohol, un medicamento o una droga.

Pero también hay adicciones que se generan sin consumir sustancia alguna. Entre ellas, se pueden citar la adicción al amor, la dependencia emocional, la adicción cibernética o tecnoadicción, la adicción a los videojuegos, al teléfono móvil, a las redes sociales, al juego, a las apuestas, a las series de televisión y a otras actividades, cuyo consumo excesivo genera la misma dependencia que el consumo de sustancias, porque la adicción se produce igualmente por sustancias químicas que el propio organismo produce.

Según afirman los expertos, los casos más graves de adicción tecnológica pueden causar daños cerebrales similares a los causados por el alcohol o por la cocaína, debido precisamente a esas sustancias que el propio cerebro genera.

¿La adicción al amor es lo mismo que la dependencia amorosa?

Se llama adicción al amor a la actitud de las personas que establecen, una y otra vez, el mismo patrón de relación amorosa. Este trastorno se diferencia de la dependencia que se establece con una persona en que los adictos al amor encadenan relaciones de amor o de pareja, una tras otra, sin interrupción.

Este trastorno se basa en la falta de libertad emocional del paciente, que lo incapacita para vivir sin pareja, pues su dependencia no se refiere a personas, sino a la relación emocional en sí. Esta falta de libertad emocional supone una pérdida de autonomía, porque todas las decisiones, todo lo que es importante en la vida del afectado por este trastorno, se proyecta en la pareja o en la relación amorosa establecida. Y eso se convierte en una forma de apego que invalida al que lo sufre, porque borra su identidad y su independencia, para convertirlo en un apéndice de la persona amada.

Los expertos advierten de que este trastorno no tiene nada que ver con la promiscuidad sexual, sino con una especie de enamoramiento crónico[18].

Freud llamó «indigencia de amor» a esa necesidad de establecer un vínculo amoroso para paliar un vacío que no se llena con otra cosa. Pero ese vínculo puede producir dependencia del objeto amado como representación física del amor.

Étienne de La Boétie, un poeta francés del siglo xvi, llamó «servidumbre voluntaria» a esa dependencia, que supone renunciar a la propia identidad, al propio proyecto existencial y a los propios intereses, para someterse a las exigencias de la persona amada, porque la sola posibilidad de perder su amor produce desasosiego y angustia.

La dependencia del objeto amoroso es, en muchas ocasiones, únicamente dependencia sexual y puede llegar a convertirse en una conducta similar a las adicciones que enturbian la mente y anulan el control lógico cuando la abstinencia

---

18. Escandón, C. F., «Los adictos al amor establecen el mismo patrón de relación una y otra vez», en Elcomerciodigital.com, 20 de mayo de 2008.

reclama imperativamente al objeto deseado, ya sea una droga, alcohol, juego, etc. Sin embargo, la adicción al sexo no tiene objeto fijo, sino que se sirve de cualquiera para satisfacer su necesidad sexual y afectiva.

¿La tecnoadicción es lo mismo que la ciberdependencia?

Son lo mismo, las dos expresiones se refieren a la adicción a tecnologías como el teléfono, los videojuegos o las redes sociales. Se reconoce por estos tres síntomas:

1. *Descontrol del uso.* Se pierde la noción del tiempo durante la conexión a internet o al teléfono.

2. *Aumento de la prioridad.* Se antepone el uso de dispositivos tecnológicos a las relaciones personales, a la salud física, al deporte, a las tareas habituales, etc.

3. *Aumento del uso de la tecnología* después de reconocer el impacto negativo que tiene en la vida del usuario. Por tanto, el abuso de la tecnología llega a generar conflictos laborales, personales, sociales o abandono de los propios intereses.

La adicción a la tecnología es nociva para todos, pero especialmente para los niños y los adolescentes, porque interfiere en su desarrollo y puede dejar secuelas importantes. Los riesgos a los que se exponen incluyen convertir el uso de la tecnología en su única meta profesional o perder la privacidad[19].

La revista *Eroski Consumer* invita a leer los artículos que el Instituto Nacional de Ciberseguridad de España (INCIBE) ofrece a los padres y profesores de los jóvenes en peligro tecnológico. Se encuentran en: www.incibe.es/menores/familias/ciberseguridad

Hemos citado anteriormente la «obesidad digital» como un atracón de tecnología que no tiene por qué indicar adicción si es esporádico, pero que inicia ese peligroso paso que va del uso

---

19. Gálvez, Mariano, «¿Eres un adicto a los videojuegos, el móvil o las redes sociales?», en *Eroski Consumer*, 29 de enero 2023.

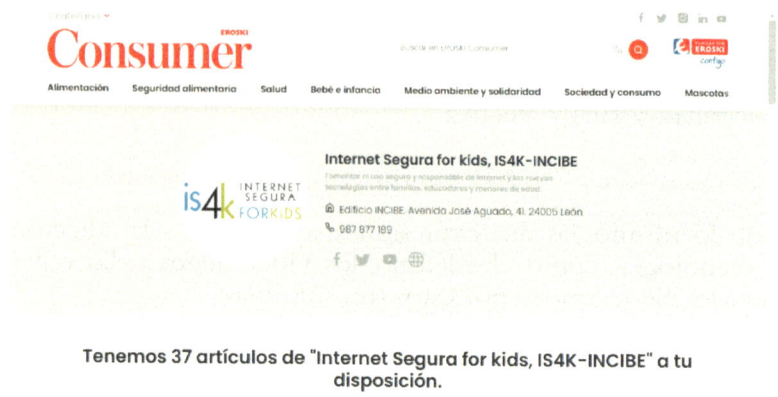

Eroski Consumer invita a leer estos artículos del INCIBE sobre los riesgos a que se exponen los jóvenes en internet.

al abuso. Veamos un par de ejemplos de otra conducta que tampoco indica adicción, pero sí uno de sus síntomas, que es dar prioridad al dispositivo. Se llama «ninguneo telefónico».

Un grupo de amigos se reúne para comer y pasar un rato. Tras el saludo, cada uno coloca su teléfono móvil sobre la mesa y comienza a interactuar con él. Esta actitud denota la intención de dedicar más atención al teléfono que a los presentes o un posible rechazo a su compañía. Si alguno de ellos intenta hacerles ver que su reunión es absurda o que el comportamiento del grupo le resulta ofensivo, aprenderá que, si no lo acepta, le espera la soledad, porque «todo el mundo hace lo mismo». Esta soledad es una forma de maltrato psicológico, el ninguneo telefónico o *phubbing*, que, traducido al castellano, significa menospreciar a quien no está al teléfono.

En otro ejemplo, estamos hablando presencial o telefónicamente con un interlocutor que nos relega para responder a un tercero que le llama por teléfono. El comportamiento inadecuado no es el hecho de que conteste a la llamada que interrumpe nuestra conversación, especialmente si es una llamada urgente, esperada o familiar, sino que se «cuelga» del teléfono ignorando nuestra presencia.

Este ninguneo se daba antes de que existiera la telefonía móvil, cuando alguien con quien conversábamos interrumpía la conversación para atender al teléfono y «se colgaba» de él, dejándonos en espera y con la palabra en la boca.

Tales actitudes incívicas no pueden calificarse de trastornos, sino, simplemente, de mala educación y de falta de respeto, pero son un indicio de esa prioridad perversa concedida al teléfono antes que al interlocutor presencial. Numerosos estudios relacionan el abuso de la telefonía móvil con problemas de aislamiento social y de adaptación psicológica, así como conflictos con el medio laboral, familiar y social.

Esto sucede porque el abuso convierte a los dispositivos creados para la comunicación en dispositivos para la incomunicación.

Y ¿por qué se llaman dispositivos para la incomunicación?

Todos utilizamos dispositivos para la incomunicación que nada tienen que ver con los dispositivos móviles que hemos citado anteriormente:

- *El sobreentendido.* Como no es posible decirlo todo respecto a un asunto, el interlocutor sabe que queda algo por decir y lo sobreentiende, pero lo sobreentiende siempre subjetivamente.

- *El malentendido.* Tras sobreentender algo subjetivamente, surge el malentendido. El locutor no lo ha dicho, pero el interlocutor, al dar por entendido algo que el otro omitió decir, entiende lo que no estaba en la mente del otro.

Por ejemplo, Antonio llevaba varios días observando que algo raro se estaba preparando en su lugar de trabajo. Los compañeros se callaban súbitamente cuando él llegaba o cambiaban claramente de asunto. La primera vez que preguntó, le dijeron que ya se enteraría. Un día, observó que salían con gesto cómplice del despacho del jefe. Pasaron ante él sonrientes y sin decirle nada. Nadie lo había invitado a aquella reunión.

Antonio sufrió hondamente, preocupándose por lo que se avecinaba. Seguramente le estaban «haciendo la cama», para despedirle o enviarle a otro sitio, y todo estaba sucediendo a sus espaldas.

Pasó un fin de semana atroz, haciendo suposiciones, analizando su comportamiento, desmenuzando su rendimiento, pensando qué habría hecho, por dónde lo iban a pillar, qué iba a pasar.

Como aquello era un sinvivir, decidió presentarse el lunes siguiente en el despacho del jefe y salir de dudas. Casualmente, era su cumpleaños. Mala suerte.

El lunes entró y se dirigió sin pensar al despacho del jefe. No estaba. Entró en su despacho decidido a esperar mejor momento y... allí estaban todos. El jefe, su ayudante, los compañeros y media oficina. Sobre su mesa, un paquete enorme con una cinta azul.

Desafinaron horriblemente, pero *Cumpleaños feliz* le sonó a coro angélico.

14

El palo y la zanahoria, ¿es el paradigma de la adicción?

Hace más de un siglo que Sigmund Freud aseveró que el principio del placer rige nuestra vida. Es ese principio del placer, al que a veces hay que renunciar para tolerar frustraciones, cumplir obligaciones o aplazar gratificaciones, que, como señalamos en el capítulo 1, es requisito para gozar de buena salud mental.

En su artículo «Consumir hasta morir», publicado en *IntraMed* el 10 de agosto de 2018, Daniel Flichtentrei describe el circuito cerebral del hedonismo y propone el palo y la zanahoria como las dos caras del placer. El palo muestra continuamente el objeto placentero: la zanahoria, pero lo aleja a medida que el borrico intenta acercarse a él. El placer está continuamente presente, pero, apenas lo rozamos con la mano, se aleja para reaparecer de nuevo.

El placer y el dolor son valores de recompensa que la naturaleza ofrece para atraernos hacia lo beneficioso y alejarnos de lo perjudicial. Comer y fornicar producen placer y tienen valor de recompensa porque sirven, respectivamente, para mantener la integridad del organismo y para conservar la especie.

De esa oferta nacen las conductas de acercamiento al placer y de aversión al dolor, que refuerzan nuestro aprendizaje y es, precisamente, el aprendizaje el que conforma nuestro cerebro para que sepamos reconocer a las personas, animales u objetos que son agradables (beneficiosos) o desagradables (dañinos), de modo que continuemos preservando la integridad de nuestro organismo y manteniendo la conservación de nuestra especie, que es lo único que le importa a la naturaleza.

Los animales necesitan oler o saborear un alimento u olfatear las feromonas de la hembra en celo para reconocerlos como placenteros. Pero el ser humano almacena en su cerebro la relación aprendida de objeto-placer u objeto-displacer, y es capaz de reconocer como placentero un trozo de tarta sin probarlo ni olerlo ni siquiera verlo, porque para eso tenemos la memoria y la imaginación. Lo mismo sucede con un orgasmo, con un *gin-tonic* o con una partida de póker, porque, tan solo con imaginarlos, ya anticipamos el placer de la recompensa.

La adicción se produce cuando perdemos la capacidad para dar prioridad a actividades beneficiosas a largo plazo, como la amistad, el deporte o la alimentación correcta, y priorizamos actividades que producen placer a corto plazo, como el chocolate, el orgasmo, el *gin-tonic*, el póker o las drogas. Cuando se produce adicción, resulta cada vez más difícil controlar la necesidad de recompensa a corto plazo, aunque sepamos que la recompensa tendrá consecuencias negativas o desastrosas, porque empezamos a vivir solamente para ella.

El consumismo y las adicciones se basan precisamente en la necesidad de recompensa que llega a hacerse indispensable,

> La Real Academia de la Lengua Española define la dependencia como subordinación o como necesidad compulsiva de alguna sustancia, y la adicción como dependencia de sustancias o actividades nocivas para la salud.

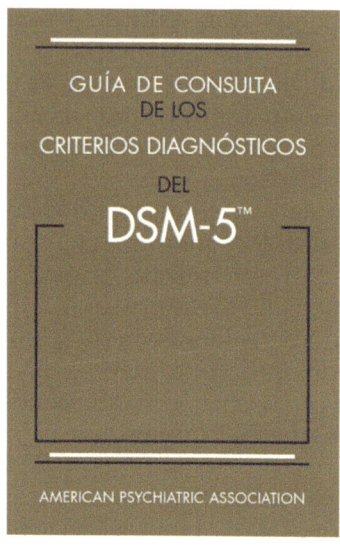

GUÍA DE CONSULTA
DE LOS
CRITERIOS DIAGNÓSTICOS
DEL
DSM-5™

AMERICAN PSYCHIATRIC ASSOCIATION

El *DSM-5* es el manual que define los trastornos mentales y su sintomatología.

hasta el punto de morir por alcanzarla, como sucede con el alcoholismo o la drogadicción, o bien hasta perder bienes como la familia o el trabajo, como sucede con la adicción al juego.

Desde el punto de vista clínico, hace tiempo que el *DSM-5* eliminó la categoría de abuso y dependencia de sustancias y la reemplazó por la categoría de trastornos por abuso de sustancias o trastornos inducidos por sustancias. Esto permite describir un amplio abanico de trastornos leves o graves. El alcoholismo, por ejemplo, se denomina trastorno por consumo de alcohol. En todo caso, no parece haber una separación clara entre el concepto de adicción y el de dependencia, porque cada profesional los entiende de una forma distinta. Aquí los vamos a utilizar como sinónimos.

La adicción sin sustancia es un trastorno grave, porque a veces acarrea consecuencias tan trascendentales como la pérdida del trabajo y puede terminar causando daños cerebrales tan graves como la cocaína. Es una adicción que no requiere consumir sustancias porque las fabrica el propio cerebro.

15

¿CÓMO SE LLEGA A LA TOXICOMANÍA?

Las adicciones tienen causas multifactoriales:

- *Biológicas.* Enfermedades físicas o mentales que pueden causar el consumo de una sustancia.
- *Ambientales.* Conflictos familiares, sociales o económicos que llevan a consumir sustancias para eludir el malestar, la culpabilidad o el dolor.
- *Del desarrollo.* Si se inicia el consumo en edades tempranas, hay más probabilidad de sufrir adicción.

La adicción es la forma más severa del trastorno por consumo de sustancias. Se trata de un trastorno cerebral crónico, moldeado por factores biosociales importantes, que tiene consecuencias devastadoras para los individuos y la sociedad[20].

La «toxicomanía» es un estado de intoxicación periódica o crónica, producido por el consumo repetido de una droga. Tiene las características siguientes:

- Necesidad de continuar consumiendo la droga y de conseguirla al precio que sea.
- Necesidad de emplear dosis cada vez mayores.
- Dependencia psíquica y física de la droga.

Es preciso diferenciar las sustancias que producen toxicomanía de las que producen hábito. Estas últimas, el café, el tabaco, el alcohol, etc., dan lugar a alguno de los tres anteriores efectos, pero no a los tres.

Hay personas que, bien por sus características genéticas, psicológicas, o bien fisiológicas, están más predispuestas que otras a padecer toxicomanías. Esta predisposición recibe el nombre de toxicofilia.

---

20. Volkow, Nora D., M. D., Maureen Boyle, Ph. D., «La neurociencia de la adicción», en *IntraMed*, 27 de agosto de 2018.

En todo caso, haya o no haya esa propensión, el camino hacia la drogadicción se inicia en el momento de consumir una droga, sea cual sea el motivo: simplemente seguir la moda, deseo de catar algo nuevo o necesidad de obtener un paliativo a una situación dolorosa.

Esa primera experiencia deja un sabor placentero por la recompensa que conlleva. La recompensa puede ser interna, como la sensación de alivio de la situación dolorosa, o externa, como el aplauso social que integra en el grupo al nuevo miembro que ya ha aceptado hacer lo que hacen todos.

Si la sustancia consumida es adictiva, cumple una función paliativa y el consumidor carece de capacidad de control, se puede iniciar el proceso de adaptación a la sensación placentera que, poco a poco, conduce a la imposibilidad de detenerse, aunque el sujeto siempre se justifica con la misma frase: «Lo dejo cuando quiera». Pero llega un momento en que no le resulta posible dejarlo, porque la sobrecarga de ansiedad o de malestar y dolor, lo

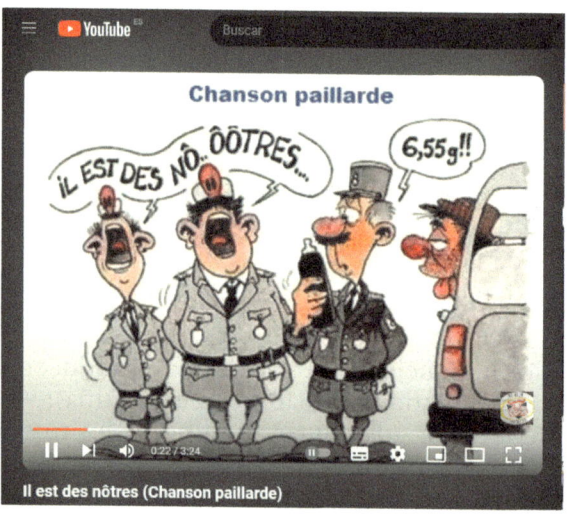

Il est des nôtres, il a bu son verre comme les autres [«Es de los nuestros, se ha bebido el vaso como los demás»].
Es una canción picante francesa que se canta en grupo, mientras el novato se integra en el grupo bebiendo un vaso de vino o licor.
Fuente: YouTube.

que conocemos como síndrome de abstinencia o «mono», se lo impide.

Las adicciones tienen un primer periodo de tolerancia, en el que el adicto debe consumir cada vez mayor cantidad de sustancia para que su efecto le resulte suficiente. En el alcoholismo, por ejemplo, hay personas que beben durante horas sin que muestren señales de embriaguez, algo que suelen comentar muy ufanos de su «resistencia», cuando, en realidad, están caminando por la senda de la tolerancia.

Tras un periodo de tiempo que depende de cada persona y de cada caso, llega la etapa de la intolerancia, en que cualquier cantidad de sustancia produce un gran efecto. En el alcoholismo, suele suceder que el enfermo se embriague con una cantidad mínima de alcohol.

La tolerancia puede ser:

- Aguda, cuando se abusa de la sustancia en una sola ocasión, como una fiesta.
- A medio plazo, cuando el consumo se convierte en un hábito.
- Aprendida, cuando el organismo, por ejemplo, el hígado, elimina los efectos de la sustancia y es preciso aumentar la dosis para conseguir la satisfacción[21].

16

¿Tienen cura las adicciones con sustancia?

Las adicciones requieren un tratamiento profesional médico y psicológico. El problema de las adicciones con sustancia, según el caso, puede ser el deterioro mental que conllevan, si la exposición ha sido muy larga o la persona carece de suficientes recursos para desadaptarse y readaptarse a vivir sin la droga.

---

21. «¿Qué es la tolerancia en las adicciones?», www.institutoeuropeoalfi. es/blog/que-es-tolerancia-adicciones.

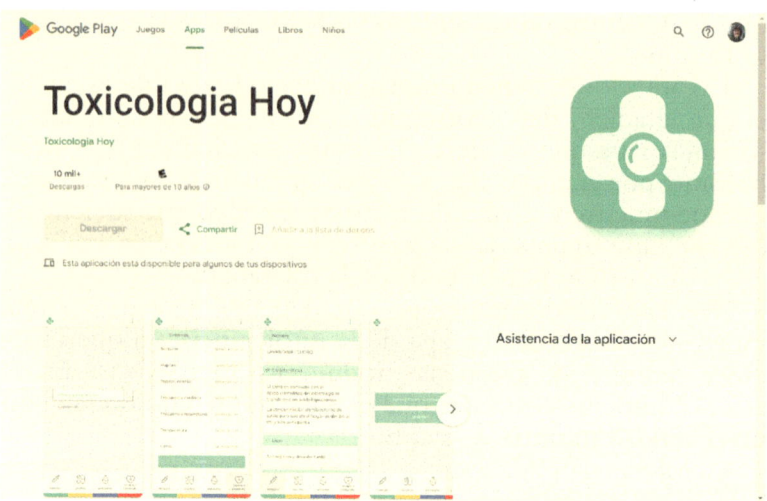

La aplicación Toxicología Hoy es gratuita y está disponible en Google Play.

Dos médicos toxicólogos, los doctores Carlos Damin y Francisco Dadic, han creado una utilísima herramienta, de gran rigor científico, con información médica precisa, rápida, fiable y gratuita. Se llama Toxicología Hoy y puede descargarse en el teléfono móvil desde Google Play.

Un documento importante para leer es el titulado *Principios de tratamientos para la drogadicción: Una guía basada en las investigaciones*, Instituto Nacional sobre el Abuso de Drogas, Departamento de Salud y Servicios Humanos de los EE.UU., que puede descargarse gratuitamente en español y en formato PDF en: www.nida.nih.gov/sites/default/files/podat-3rdEd-508-esp.pdf

También es recomendable la lectura del artículo «Aprender a regular las emociones negativas que llevan a alguien a tomar drogas es una clave para evitar su consumo y prevenir recaídas», en la dirección: www.psiqu.com/2-57511

17

¿Un trastorno mental se agrava con una adicción?

Se llama «trastorno dual» a la suma de una adicción y un trastorno mental. Según el artículo «Una definición estandarizada de los trastornos duales», publicado por la revista *IntraMed* el 12 de septiembre de 2023[22], más del 75 % de los trastornos psiquiátricos graves se producen junto a otros trastornos mentales, como los debidos al uso de sustancias y otras adicciones. Además, cerca del 70 % de las personas aquejadas por adicciones sufre, al mismo tiempo, algún trastorno mental.

Según el estudio National Epidemiological Survey on Alcohol and Related Conditions, el 96 % de los pacientes que padecen ludopatía sufren otros trastornos mentales, siendo la depresión uno de los más frecuentes. Y esto apunta a un desorden en la regulación de las emociones desde el punto de vista adaptativo.

Por ello, la psicoterapia puede ayudar a aprender a regular esas emociones negativas, como las frustraciones o la sensación de vacío que conducen a las drogas, para evitar las recaídas.

En 2018, se empezó a utilizar la terapia dialéctica-conductual, cuya base ha explicado el psicólogo clínico Iñaki Lorea, señalando que «es muy importante conocer, por una parte, qué es lo que la persona quiere mejorar en su vida e incluirlo como un pilar de la terapia; y por otra, encontrar la conexión entre el consumo de drogas y el alivio emocional que se pretende encontrar con las sustancias»[23].

La importancia de la familia en la prevención y cura de las adicciones se pone de relieve en el artículo «*Comunicación familiar y adicción*», del psicólogo Gilberto Espino González, publicado en www.psiquiatria.com el 15 de agosto de 2018. Se encuentra en la dirección: www.psiqu.com/1-9113

22. Szerman, N., Torrens, M., Maldonado, R., y colaboradores, en *Translational Psychiatry*, 12, 446, 2022.
23. www.psiqu.com/2-57511.

La Asociación Mundial de Trastornos Duales propone la adopción del término "trastorno dual" que, aunque sigue siendo arbitrario, ayudaría a armonizar varios esfuerzos clínicos y de investigación reuniendo una designación única, más precisa y menos estigmatizante.

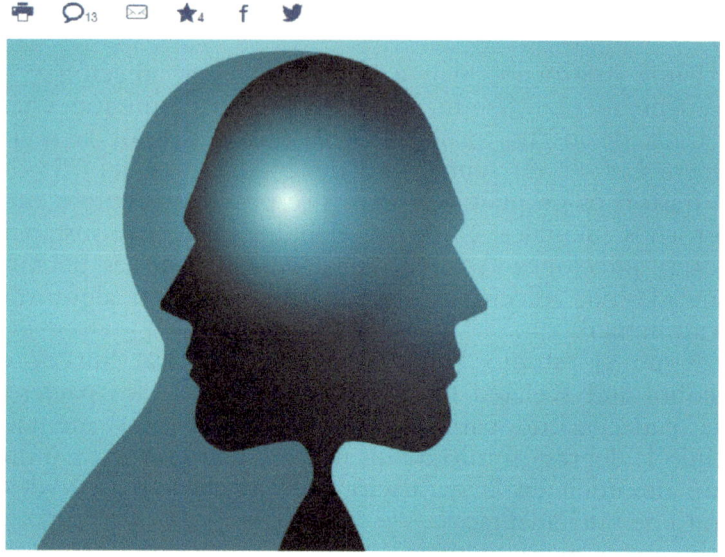

Autoría: Szerman, N., Torrens, M., Maldonado, R. y colaboradores Transl Psychiatry 12, 446 (2022)

Los trastornos duales señalan carencias para regular las emociones que genera el proceso de adaptación al entorno.

18

¿CUALQUIER DISPOSITIVO PUEDE PRODUCIR CIBERDEPENDENCIA?

En 2021, se dio el primer caso, en el mundo, de un menor que tuvo que ser hospitalizado durante dos meses por abusar de los videojuegos. La noticia se publicó en numerosos medios. Puede localizarse con el título «Estudian el primer caso clínico en el mundo de un menor que tuvo que ser hospitalizado por el abuso de videojuegos», en: www.psiqu. com/2-65521

Las tecnologías, especialmente las redes sociales, son adictivas porque ofrecen objetos placenteros como las respuestas inmediatas que llegan sin parar y sin esfuerzo, lo que supone una recompensa enorme con solamente tocar algunas teclas, hacer una foto o grabar un vídeo. La recompensa no solamente es emocional, sino física porque cada aviso o notificación de la llegada de un mensaje aporta un chute de dopamina.

Estas adicciones no precisan consumir sustancia alguna porque son actividades que el cerebro se encarga de recompensar suministrando dopamina u otra sustancia de la felicidad, cada vez en dosis más altas para que dicha recompensa sea efectiva. Dosis más altas suponen mayor frecuencia en el uso de telefonía móvil, en hacer compras, en jugar o en ver series televisivas.

¿A qué se llama adicción a internet?

En 2010, la adicción a internet fue definida como «la pérdida de control que genera la aparición de conductas adversas».

Los videojuegos y las redes sociales, ¿pueden ser también adictivos?

En 2018, la OMS incluyó el trastorno por videojuegos entre los trastornos mentales. Sin embargo, los videojuegos no son adictivos en sí mismos. Incluso, su uso adecuado puede aportar beneficios en el ámbito educativo o tener un uso terapéutico para algunos trastornos. Los perjuicios derivados de la adicción sobrevienen, como ya hemos dicho anteriormente, cuando el uso se convierte en abuso.

La adicción a las redes sociales es un trastorno que afecta especialmente a los jóvenes, porque la integración en un grupo viene a cumplir una de sus necesidades más importantes. Los jóvenes necesitan emanciparse de la tutela parental y acogerse a un grupo social, para establecer su identidad y su independencia como personas. Lo contrario, es decir, mantenerse apegados totalmente a los padres durante la adolescencia, puede ser un síntoma de alienación. Como siempre, nos referimos a actitudes exageradas.

El empleo de las redes sociales, como el de cualquier tecnología, se convierte en trastorno debido al abuso, como venimos diciendo. A esto puede contribuir un diseño llamado «*scroll* infinito» (desplazamiento infinito), que permite a

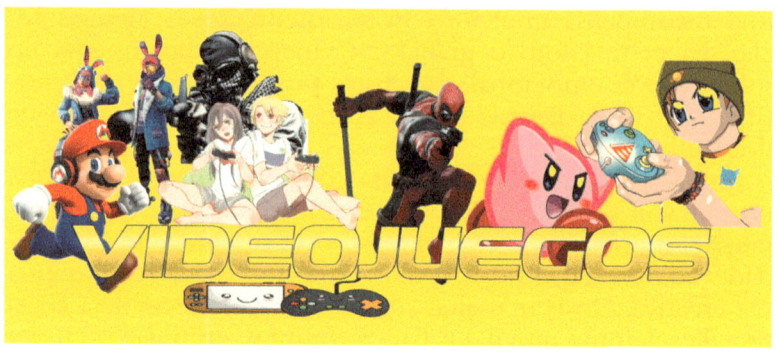

Los videojuegos, como tantas actividades cibernéticas, se convierten en adictivos cuando se pasa del uso al abuso.
Fuente: Wikimedia Commons.

los usuarios desplazarse hacia abajo en una página web, sin necesidad de utilizar el dedo ni el teclado. Por su capacidad adictiva, los profesionales de la clínica López Ibor han denominado a esta función «la cocaína conductual».

Los videojuegos no son nocivos por sí mismos. En el capítulo 13 hablaremos del uso terapéutico de videojuegos como *Dungeons & Dragons* (*Dragones y Mazmorras*).

19

¿Cómo sé si padezco adicción cibernética?

En una calle muy transitada de Madrid, una niñita de unos cuatro años se hallaba sola, en pie junto a una tienda. Un joven que la vio le preguntó: «¿Con quién estás?». Y, como la niña no contestaba, el joven repitió: «¿Con quién estás?».

En vista de que la niña seguía sin responder, el joven decidió entrar en la tienda por ver si encontraba alguna respuesta a aquella situación. Precisamente, poco después los periódicos dieron la noticia de que un pederasta había sido detenido, acusado de agresión sexual a varias niñas, en aquel mismo barrio[24].

---

24. www.lasexta.com/temas/pederasta_ciudad_lineal-1.

Nada más entrar en la tienda, el joven observó varios probadores de ropa, en uno de los cuales, con la cortina abierta, una joven miraba absorta su teléfono móvil. Era la madre de la niña.

No hace falta preguntarse si la madre de aquella niña padecía adicción cibernética. Había antepuesto la atención al teléfono móvil o a sus contenidos a la atención que debía prestar a su hija, especialmente en aquellas circunstancias de posible peligro.

El «Cuestionario Young, para detectar adicciones tecnológicas»[25] incluye los síntomas siguientes:

1. Preocuparse por la conexión a internet y pensar constantemente en la última conexión efectuada.

2. Preocuparse por estar en un lugar que no tenga conexión a internet.

3. Haber realizado esfuerzos sin éxito para disminuir el uso de internet.

4. Molestarse si alguien le recomienda dedicar menos tiempo a la tecnología.

5. Sufrir la pérdida de alguna relación de amor o amistad o un trabajo, a causa del abuso de internet.

6. Utilizar la red para evadirse de los problemas.

Un artículo titulado «¿Estoy enganchado a las redes sociales?», publicado por la revista *Eroski Consumer*[26], detalla algunos síntomas propios de la adicción a las redes sociales:

1. Necesidad de comprobar los mensajes recibidos, nada más levantarse y antes de acostarse.

2. Necesidad de verificar constantemente los perfiles, los estados, los *likes*, los comentarios, etc.

3. Mayor interés por las relaciones digitales que por la comunicación personal.

---

25. Martínez Esquinas, Lorena, «Los peligros para la salud que esconde la adicción tecnológica», en *Eroski Consumer*, 15 de julio de 2015.
26. Daniel Tejero, SophiaDigital, 13 de mayo de 2017.

4. Sufrir una crisis de ansiedad o una explosión de ira al comprobar que no hay cobertura o que el teléfono no funciona.

5. Necesidad de publicar varias veces al día.

Una de las señales de alarma que advierten de la adicción a las redes sociales es que pueden convertirse en reguladores del malestar emocional, es decir, que la persona que sufre un trastorno por adicción solamente puede regular su malestar emocional a través de las redes sociales, y no, como sería lo lógico, comunicándose directamente con personas de su entorno o con profesionales de la salud.

¿Son nocivas las pantallas?

La actividad de nuestros hijos en internet es un riesgo que necesita guía y control, para evitar usos inadecuados de contenidos que les causen trastornos alimentarios, que desvíen su sexualidad por caminos embarrados, que conviertan en ludopatía el juego o los videojuegos compartidos en «patios de recreo» digitales, porque la línea entre el mal uso, el abuso y la adicción es muy delgada y se quiebra sin que nos demos cuenta.

Una de las muchas costumbres que hemos adquirido desde que se inventó la televisión es comer delante de una pantalla, especialmente los niños, por aquello de que los dibujos animados los distraen mientras comen. Según reflejan algunos estudios, parece que el 91 % de los españoles lo hacemos.

A los adultos, cuando estamos solos, comer delante de una pantalla puede ayudarnos a comer despacio y a no engullir los alimentos a toda velocidad para correr a la siguiente actividad. Sin embargo, para los niños parece que resulta perjudicial porque, según también algunos estudios realizados entre niños de diez y doce años, comer ante una pantalla incrementa la masa corporal, es decir, conduce al sobrepeso o incluso a la obesidad, ya que no disfrutan de la comida, no aprecian sabores ni texturas, mastican peor y aumentan la ingesta sin enterarse. La alternativa más sana es comer en familia, si es posible, y conversar durante la comida, que tampoco viene mal para comunicarse.

Esto, sin contar el daño que causa el uso excesivo de las pantallas a nuestros ojos y a los de nuestros hijos. Es conveniente fijar y medir horarios y tareas, tiempo de pantalla, tiempo de juego y tiempo de trabajo, porque el mundo cibernético debe controlarse como se controla el mundo real. También es muy importante adecuarse al nivel de conocimiento tecnológico de los menores para evitar el desencuentro que se produce entre los padres analógicos y los hijos digitales.

Para nuestro asesoramiento como padres o educadores, contamos con INCIBE, que podemos encontrar en www.incibe.es/menores. El Centro de Seguridad en Internet para Menores de Edad en España ofrece una página web creada expresamente para asesorar a familias y educadores, y promover el uso seguro y responsable de internet y de la tecnología en general entre nuestros niños y nuestros adolescentes.

20

¿SE PUEDE ROMPER LA CIBERDEPENDENCIA?

El artículo anterior aporta también algunas pautas para romper la adicción a la tecnología:

1. Reconocer que se trata de una adicción. No es posible abordar una patología mental sin tener conciencia de que existe como tal.

2. Anular las notificaciones que son los estímulos que impulsan a continuar la relación de dependencia con la red social, la mensajería, etc.

3. Desconectar durante un tiempo. Desconectar supone ganar tiempo para pensar, para recuperar relaciones personales, tareas inconclusas, ejercicio físico y mil actividades abandonadas en pro de la actividad adictiva.

4. A la anterior decisión se añade la de conectarse exclusivamente durante el momento libremente elegido

del día. Pero solamente uno, porque esta decisión tiene por objetivo volver del abuso al uso.

5. El último recurso sería desinstalar la aplicación que causa dependencia o bloquear a las personas que la generan.

Estas pautas son efectivas cuando la ansiedad que genera la adicción es todavía controlable. Si no lo es, lo más directo y seguro es acudir a un psicólogo o al médico de atención primaria.

21

¿Por qué enganchan tanto las máquinas tragaperras?

La adicción se fortifica cuando los estímulos que llegan aportan refuerzos intermitentes, como los del juego o los de un amante inconstante, que son esos premios o esas caricias que esperamos ansiosamente y que, cuando ya hemos perdido la esperanza y decidimos abandonar, llegan súbitamente para hacernos retomar el interés y la ilusión de que vuelvan a venir y así hasta perder el tiempo, el dinero, el amor, el trabajo y el interés por la vida.

22

¿La ludopatía se cura?

A Lola nunca le gustaron el juego ni las apuestas. Jamás se interesó por las máquinas tragaperras ni por las partidas de cartas. Pero cuando perdió su trabajo en unos almacenes, en lugar de buscar un nuevo trabajo, aprovechó el subsidio de desempleo para empezar a jugar, primero, al bingo, y después, en una casa de apuestas de su barrio, con la esperanza de ganar un dinero que le permitiera no tener que volver a trabajar.

Aquella actividad se convirtió en el centro de su existencia, porque si ganaba algo, se animaba a continuar, y si perdía, se animaba a recuperar lo perdido.

Empezó perdiendo el dinero mensual que recibía del INEM, continuó perdiendo los ahorros que guardaba celosamente, siguió perdiendo el dinero que obtenía empeñando o vendiendo objetos suyos o de su familia, y terminó intentando conseguir una hipoteca sobre su vivienda, para seguir jugando.

Afortunadamente, su familia reaccionó primero con ira, pero después con solidaridad al entender que se trataba de un trastorno por juego de azar. La convencieron para acudir a un profesional. Su primera confesión fue explicar que ella no disfrutaba en absoluto con el juego ni con las apuestas, pero que le resultaba imposible renunciar a ello, porque sufría una ansiedad y una inquietud insoportables que solamente se aquietaban cuando iniciaba el bingo o las apuestas. Confesó su malestar, su sentimiento de culpa por todo lo perdido y la vergüenza que sentía ante su familia, aunque nada de ello había sido suficiente para apartarla de su adicción.

Las apuestas virtuales que ofrece internet han llegado a fomentar la ludopatía en numerosas personas, que se han visto incapaces de abandonar esa actividad. Para conseguirlo, la mejor solución es acudir a un psicólogo o al médico de atención primaria.

Para los jóvenes, Salud Madrid puso en marcha, en 2020, un programa del Instituto de Adicciones del Ayuntamiento de Madrid, para prevención e

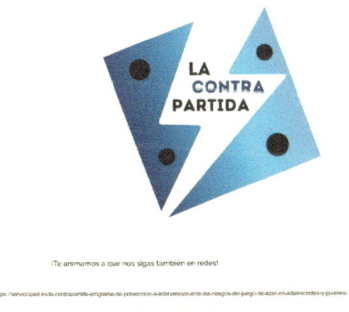

La Contrapartida[27]

---

27. www.serviciopad.es/la-contrapartida-programa-de-prevencion-e-intervencion-ante-los-riesgos-del-juego-de-azar-en-adolescentes-y-jovenes/.

intervención, llamado La Contrapartida. Ofrece un formulario de contacto en: www.serviciopad.es/contacto/

En cuanto al efecto sobre los adultos, sabemos que, el 15 de julio de 2022, más de diez millones de personas adultas habían solicitado ayuda por causa de problemas derivados del juego, en cualquiera de sus modalidades. La ludopatía es ya un importante problema de salud pública a nivel internacional y muchos países ofrecen ayuda para los problemas de juego, tanto profesional como no profesional, es decir, atención y programas de autoayuda[28].

---

28. www.psiqu.com/2-68074.

IV

TRASTORNOS QUE DESTRUYEN EL CONTROL DE LOS IMPULSOS Y DE LA CONDUCTA

23

¿POR QUÉ EL AGRESOR SE SERENA DESPUÉS DE AGREDIR?

Después de agredir con saña a su víctima, el agresor no abandonó la escena de la agresión, sino que se quedó junto a la víctima, tendida en el suelo e inconsciente, como si contemplase la obra de otra persona. Su actitud no reflejaba ni un atisbo de empatía, compasión o malestar.

Los trastornos que destruyen el control de los impulsos se entienden según diversas versiones. Una de ellas, muy comprensible, es la teoría del pluralismo mental, según la cual el cerebro posee diversos módulos o grupos neuronales encargados de analizar e interpretar la información que le llega. Una vez analizada e interpretada, una parte de la información se desactiva y pasa a la memoria, mientras que otra parte permanece activa. La parte que permanece activa forma lo que se llama «mente actual», la mente de ahora mismo, que ignora la información que no esté activa.

Pero la mente actual cambia según la información que se active en cada instante en la conciencia. En un momento dado, la persona es consciente de una información y no de otra.

Por eso, cuando un agresor agrede, un cleptómano roba, un pirómano incendia o un ludópata se juega el sueldo, su mente actual enferma no tiene en cuenta las otras mentes de momentos anteriores o posteriores. La única información activa es la necesidad de agredir, de robar, de incendiar o de jugar, ignorando la información desactivada del daño que esa conducta conlleva.

Esto supone que existe una mente dominante y otras mentes satélites. La mente dominante es la que contiene la información activa, la que predomina en ese momento, mientras que las mentes satélites contienen información inactiva. Si alguien aquejado de este trastorno sufre un ataque de ira, su mente dominante contendrá la información de esa ira y de la necesidad de aplacarla, mientras que las otras mentes satélites guardan información no activa del daño irreparable que va a producir la agresión.

Así, la mente agresiva, cleptómana, pirómana o ludópata se constituye en dominante y produce una tensión insoportable. Las otras mentes, las del sentido común, el deber, la honradez, la vergüenza, desaparecen ante la necesidad perentoria de agredir, de robar, de quemar o de jugar.

Después de la acción, llega la sensación de bienestar y la relajación, porque la tensión desaparece cuando el aquejado del trastorno agrede, roba, incendia o juega. A continuación, viene el arrepentimiento, cuando las mentes satélites se hacen con el dominio y empiezan los remordimientos o la sensación de culpabilidad, porque el agresor, el cleptómano, el pirómano o el ludópata toman conciencia de lo que han hecho y empiezan a preparar sus estrategias para no volver a agredir, a robar, a incendiar o a jugar.

Pero el trastorno continúa su acción perversa y, en otro momento, la mente actual agresiva, cleptómana, pirómana o ludópata interferirá y dominará a las otras mentes satélites[29].

---

29. Hormaechea, J. A., y Salgado, M., *La mente cleptómana: Una aproximación basada en la teoría del pluralismo mental.* I Congreso Virtual de Psiquiatría, 1 de febrero-15 de marzo de 2000, conferencia 53-CI-E.

Para el entorno de la persona aquejada por un trastorno del control de los impulsos, su conducta resulta incomprensible. Con frecuencia recibimos la noticia de un comportamiento de ese tipo, rodeada por las manifestaciones de sorpresa de sus familiares y amigos, con frases como: «No es así, no lo reconocemos». Es como si tuviera doble personalidad; pero no la tiene.

Como hemos visto, los trastornos por descontrol de los impulsos se caracterizan por una tensión que antecede a la acción y que quien padece el trastorno se siente incapaz de controlar; incluso, a veces es como si se convirtiera en otra persona que realiza actos, casi siempre imperdonables, pero que, después de cometerlos, se convierten en algo totalmente ajeno a la voluntad y al deseo de quien los ha cometido.

Los trastornos más conocidos son la piromanía, la ludopatía, la cleptomanía y las explosiones intermitentes de violencia. Todos ellos requieren tratamiento psiquiátrico y psicológico.

A veces, una persona que nunca ha mostrado impulsividad o mala educación se convierte en otra persona impulsiva y mal educada. Esto suele deberse al deterioro de algunos

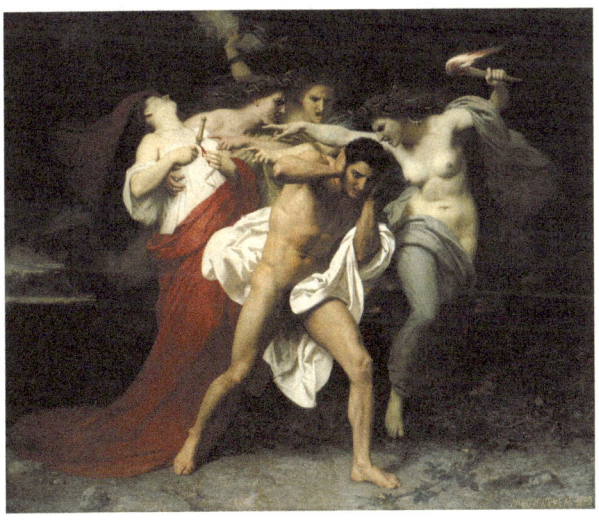

La teoría del pluralismo mental ofrece una explicación para los trastornos por descontrol de los impulsos. *Les remords*, William-Adolphe Bouguereau (1862), Museo Chrysler, Virginia, EE. UU.

circuitos neuronales relacionados con el control lógico y se observa con frecuencia en las demencias. Es habitual que la persona que ha sabido controlar su ira mediante la educación pierda ese control si llega a sufrir demencia, ya sea producida por el alcohol, por una droga o por senilidad.

«Mi abuelo fue siempre muy respetuoso y educado para con los demás. Pero, cuando cumplió los ochenta y dos años, empezó a cambiar. A la mínima ocasión, se peleaba con los vecinos, reñía a los dependientes de las tiendas y discutía con cualquiera que le llevara la contraria. Yendo por la calle, un día lo vi atravesar por en medio de un grupo de chicos, introduciendo agresivamente el bastón por delante para abrirse paso. Comoquiera que uno de los chicos protestara, se dirigió a él amenazándole con el bastón y gritando: "¡Gamberros! ¡Gamberros! ¡Gamberros!"».

Además de esto, ¿hay personalidades impulsivas?

Son personalidades que se caracterizan por su oposicionismo. Nunca están de acuerdo con los demás, se oponen, se irritan por cualquier cosa, discuten por nimiedades y con frecuencia tienden a la venganza de forma encubierta, porque son muy rencorosos. Hay casos en que puede tratarse de un mecanismo de defensa por temor a la autoridad y las normas y no encuentran otra forma de afrontarlo que no sea la continua protesta y el mal humor.

Ante una personalidad impulsiva, lo mejor es evitar enfrentamientos directos que den lugar a explosiones emocionales. Es importante ayudarles a que ellos mismos identifiquen los momentos en los que se producen esas explosiones, para que procuren controlarlos o, al menos, tomar conciencia de que están bajo los efectos de la explosión.

24

¿EL ODIO Y LA IRA SON LO MISMO?

El odio y la ira no son lo mismo. Su diferencia estriba en que la ira es una emoción «caliente», mientras que el odio es una emoción «fría». Eso significa que la ira es una explosión momentánea que llega y se va, porque su circuito neurológico no pasa por el control lógico de la mente, sino que nace en esa región de nuestro cerebro que se conoce como cerebro irracional.

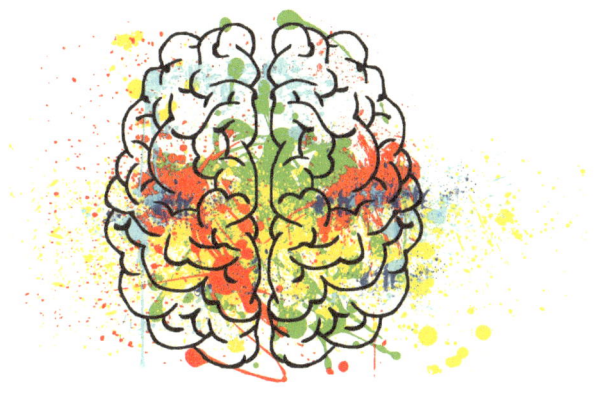

La ira y el odio recorren diferentes circuitos cerebrales.

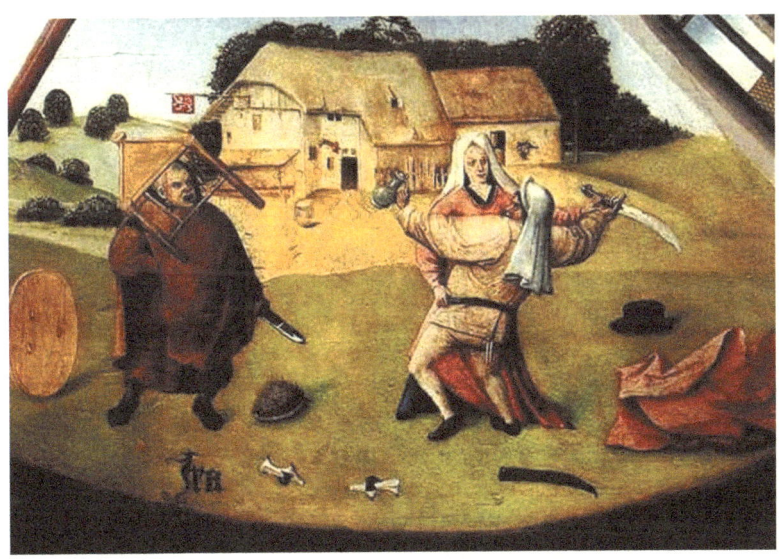

Así representó el Bosco el pecado capital de ira. *Mesa de los pecados capitales*. Museo del Prado.

Sin embargo, el odio es una emoción que pasa por el control lógico, porque en su gestión intervienen tanto el cerebro irracional como el cerebro racional.

La ira, como irracional, muestra señales biológicas, mientras que el odio, como racional, no advierte de su existencia. Cuando un agresor ataca movido por la ira, su rostro enrojece, sus manos se crispan, su vello se eriza, los músculos de sus brazos y de su torso se tensan y todo indica la proximidad del ataque. Esto permite al adversario prepararse para defenderse, para contraatacar o para racionalizar la conducta del agresor y calmar su ira.

Sin embargo, el ataque movido por el odio no manifiesta señales externas, sino que se produce de manera solapada, disimulada, con subterfugios, con pequeños detalles y, muchas veces, con una amable sonrisa.

25

¿LAS EXPLOSIONES DE VIOLENCIA SON UN TRASTORNO MENTAL?

Su nombre es trastorno explosivo intermitente y, según el *DSM-5*, consiste en arrebatos recurrentes en el comportamiento que reflejan una falta de control de los impulsos agresivos, manifestada por un ataque verbal o físico que cause lesiones a personas o animales, o bien daños o destrucción a una propiedad.

Estos arrebatos son siempre desproporcionados con respecto a la posible provocación que los cause (o se producen sin causa aparente alguna) y, además, no se pueden explicar por la existencia de otro trastorno, como una psicosis o una personalidad antisocial.

Para distinguir la violencia de la agresividad, veamos un ejemplo de la vida cotidiana. Una señora sale con su perro de paseo. Al llegar a una zona en que está permitido soltar a los perros no agresivos, le quita la correa para que el animal corra a su gusto. Entonces, llega un chico con otro perro al que también suelta. Los dos perros se acercan a olerse y dan vueltas uno en torno al otro.

De repente, el perro de la señora hace un movimiento que ella entiende como un posible ataque y corre a sujetarlo del collar, mientras el dueño del otro perro corre a ponerle la correa al suyo para alejarlo de la escena.

Al instante, los dos perros, hasta entonces más o menos tranquilos, se convierten en dos feroces enemigos que tratan de devorar al adversario.

La agresividad innata en los dos animales se ha convertido en violencia, en el mismo momento en que sus dueños han tratado de controlarlos privándolos de libertad de acción. La agresividad es un instinto básico del que la naturaleza nos provee para que podamos preservar nuestra integridad, pero, una vez coartada o reprimida, se convierte fácilmente en violencia que se puede descargar contra una persona, o bien desplazar sobre un objeto. Hay personas que rompen muebles, adornos o cualquier objeto para evitar agredir a otra persona en un momento de violencia descontrolada.

Por ejemplo, la película *Nijinsky*, sobre la biografía del célebre bailarín polaco Vaslav Nijinsky, muestra una escena en la que el bailarín recuerda que su hermano lo rompía todo, y lo recuerda llorando, después de haber destrozado él mismo su propia habitación tras un desengaño amoroso.

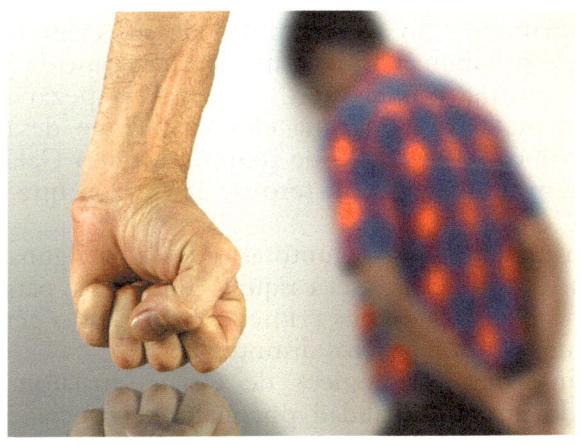

Las explosiones intermitentes de violencia obedecen
a un trastorno de los impulsos.

¿Qué es una personalidad antisocial?

El psiquiatra alemán Kurt Schneider llamó «psicópatas desalmados» a los que generalmente se llaman solamente «psicópatas» y cuyas hazañas perversas aparecen en las noticias. Se caracterizan por tener la afectividad embotada, es decir, por insensibilidad, especialmente ante otras personas. Son personas que carecen de compasión, de vergüenza, de arrepentimiento, de pundonor, es decir, no tienen conciencia moral, no han aprendido la norma social y no sienten culpabilidad al transgredirla. Eso significa que no son recuperables para la sociedad, porque no hay nada que los haga cambiar. Ni temor al castigo ni remordimientos. Además, tienen una percepción de la violencia diferente a la nuestra. Son casos sin solución, aunque, a veces, la psicoterapia de grupo puede conseguir alguna mejora en el control de sus impulsos.

Un ejemplo de este tipo de personalidades es el de Alfredo Galán, conocido como «el asesino de la baraja», que cometió seis crímenes en la Comunidad Autónoma de Madrid en 2003, dejando en algunos de ellos como señal una carta de la baraja española. Alfredo Galán se entregó espontáneamente a la policía y confesó sus crímenes, que estaban motivados, según dijo, por el deseo de demostrar que era capaz de matar, y que, para él, matar era fácil.

No solamente no se arrepintió de sus crímenes, sino que confesó haber elegido a una mujer como la primera víctima «porque por alguien tenía que empezar». Como no pudo matar a la víctima elegida porque desapareció de su campo de tiro antes de tiempo, Alfredo Galán mató sin contemplaciones al portero de la casa en que vivía la mujer.

Galán dejaba un naipe junto al cadáver de algunas de sus víctimas y, junto a otras, el casquillo de la bala, para que la policía no relacionase unos crímenes con otros o pensase en la existencia de dos asesinos distintos.

Los informes psicológicos de Galán señalaron que se trataba de una personalidad psicopática antisocial, que era plenamente consciente de las consecuencias de su conducta, que podía evitar esa conducta, pero que no deseaba hacerlo y que no sentía piedad ni remordimiento alguno por los crímenes cometidos[30].

La personalidad antisocial es un patrón de conducta en el que no existen las normas sociales ni la conciencia moral. Su origen es desconocido, aunque hay factores biológicos y genéticos que desempeñan un papel importante. El maltrato infantil es también una de sus posibles causas. Aunque se diagnostica a partir de los dieciocho años, siempre hay antecedentes de conducta antisocial que se ponen de manifiesto hacia los quince años, como tendencia a mentir, incapacidad para cumplir obligaciones o abuso de las drogas.

La personalidad antisocial presenta los síntomas siguientes:

- *Ausencia de empatía.* Es incapaz de ponerse en el lugar de los demás y de sentir lo que los demás sienten. Alfredo Galán ni siquiera pensó en el daño que iba a hacer.

- *Ausencia de miedo.* No siente temor ante las consecuencias de sus actos. Galán no temió el castigo ni cuando cometió sus crímenes ni cuando se entregó a la policía.

- *Ausencia de remordimiento.* No tiene sentimientos de culpa por lo que ha hecho o piensa hacer. Galán no se arrepintió del daño causado.

- *Autoestima distorsionada.* Se siente más fuerte y valioso de lo que es en realidad. Galán confesó haber matado para demostrar que era capaz de matar sin dificultades. También jugó con la policía dejando unas veces un naipe junto a la víctima y, otras, el casquillo de la bala disparada.

- *Búsqueda de sensaciones.* Al no sentir ansiedad ni culpa, necesita sentir algo fuerte que lo hiciera vibrar. Galán quiso probar lo que sentía matando a varias personas.

- *Deshumanización de la víctima.* No considera que la víctima sea una persona de su mismo grupo o condición, sino alguien ajeno, como un objeto sin derecho a piedad. Galán eligió a su primera víctima porque «por alguien tenía que empezar».

---

30. *¿Qué ha sido del «asesino de la baraja»? ¿Cuándo saldrá de prisión?*, en RTVE Play, Somos Documentales.

- *Distorsión de las consecuencias.* Al no sentir temor ni culpa, no percibe las malas consecuencias que tendrán sus actos. Galán nunca pensó que podría ir a prisión ni que tendría que enfrentarse a un juicio porque, antes de entregarse, destruyó las pruebas de su culpabilidad.

- *Egocentrismo.* Todo su amor se centra en su misma persona. Es incapaz de amar a otros. Galán subestimó a la policía y a la justicia, estableciendo con ellos un juego terrorífico.

- *Evitación de responsabilidad.* No se siente responsable de sus actos. Siempre son los otros los que tienen la culpa, aunque solo sea por estar ahí en el momento en que él decide hacer daño.

- *Extroversión.* No tiene mundo interior, toda su energía, sus vivencias y su mundo están volcados al exterior, de cara a los demás.

- *Impulsividad.* No controla sus impulsos porque no cree necesario ni importante hacerlo.

- *Inteligencia.* Posee una inteligencia bien desarrollada. Galán tuvo en jaque a la policía bastante tiempo hasta que, al comprender que nunca lo iban a encontrar, se entregó no sin haber antes destruido las pruebas para poderse confesar culpable y que no pudiesen probarlo. Es decir, después de tener en jaque a la policía pretendió hacer lo mismo con la justicia.

- *Motivación de autojustificación.* Justifica sus actos a su manera. Ya hemos dicho que perciben la violencia de manera diferente a como nosotros la percibimos.

- *Motivación por experimentar sensación de control/poder.* El juego de Galán con la policía y con la justicia es un claro exponente de esta motivación psicopática.

A una personalidad antisocial hay que ponerle límites muy claros y firmes desde el principio. Es importante no consentir en modo alguno que traspase esos límites, porque, una vez que pierda el respeto, ya no dará marcha atrás cuando compruebe que no pasa nada. Seguirá dando pasos hacia delante.

De nada sirve pensar en el arrepentimiento ni en la culpa, de modo que lo único que puede retener la conducta antisocial es la firmeza y la admiración. Es importante estimularlo para que desarrolle el control, la voluntad y la capacidad de esfuerzo, e insistir en que debe corregir cualquier desvío. También es positivo enseñarle a enjuiciar la realidad de manera correcta, sin creer que puede hacer su santa voluntad porque es invulnerable. Si se logra cierta adaptación social, se evitarán muchos problemas.

26

¿Tienen algo en común la piromanía y la cleptomanía?

Ambas tienen una raíz común, que es la alteración que impide resistir un impulso o una motivación para realizar un acto dañino. Es decir, ambas son trastornos por descontrol de los impulsos.

«La primera vez que robé fue en unos grandes almacenes. Estaba en la caja esperando a que me atendieran para pagar, pero nadie venía a cobrarme. Mientras esperaba, empecé a pensar en la posibilidad de marcharme sin pagar. Me pareció fácil, porque el objeto adquirido no tenía alarma. Además, mi conciencia se acalló inmediatamente con la idea de que se lo estaban mereciendo.

En pocos minutos, planifiqué la forma de salir con la compra en la mano, llegar al ascensor, bajar, atravesar la planta baja y salir a la calle. No iba a esconder el paquete, sino a mostrarlo a las claras, como retando a los empleados de aquella tienda donde había que esperar horas para pagar una compra. Si alguien me decía algo, le dispararía un discurso quejándome a voces de lo mal atendida que estaba la clientela.

Mientras preparaba mi plan, me invadió un enorme nerviosismo. Sentí un hormigueo y una desazón que se fueron convirtiendo en angustia, hasta que no pude soportarla y salí con el paquete en la mano y alcancé la calle. Nadie se dio cuenta. Sin correr, me alejé de la tienda y, cuando me vi a salvo, tuve una sensación de alivio y de triunfo. Lo había conseguido. Había robado un objeto y había quedado impune.

Al cabo de unos días, sentí la llamada del robo. Me atraía, me llamaba, me excitaba. Fui a otra tienda donde había visto a veces ropa sin alarma en los probadores. Aquella segunda vez, fui con la intención de probar suerte robando algo. Lo conseguí. Volví otra vez y otra y otra y otra, normalmente a tiendas distintas, grandes, y cambiando de barrio.

Un día me pillaron en una tienda nueva, pero llevaba dinero para pagar lo robado y llegué a un acuerdo con la encargada de la tienda. Juré no volver a robar nunca más.

Pero volví. La llamada me excitaba, me asediaba, me obligaba a volver. Me volvieron a sorprender y volví a jurar no hacerlo más. Hasta que pudo más la llamada a robar que el temor al mal rato».

En la cleptomanía, como en toda conducta, hay una finalidad. Aquí, la finalidad es el acto de robar en sí, no el objeto robado, que, generalmente, no suele tener gran importancia y, además, la persona tiene generalmente el dinero necesario para comprarlo.

Para el cleptómano, la tentación puede ser el escaparate de una tienda o simplemente pensar en una prenda en mitad del revoltillo de las rebajas o en un objeto solitario sobre un mostrador. Para el pirómano, la tentación puede ser la oportunidad que brinda la sequía, el bosque lleno de hojarasca y ramas secas, el crujido de la madera al quemarse, la rápida expansión del fuego.

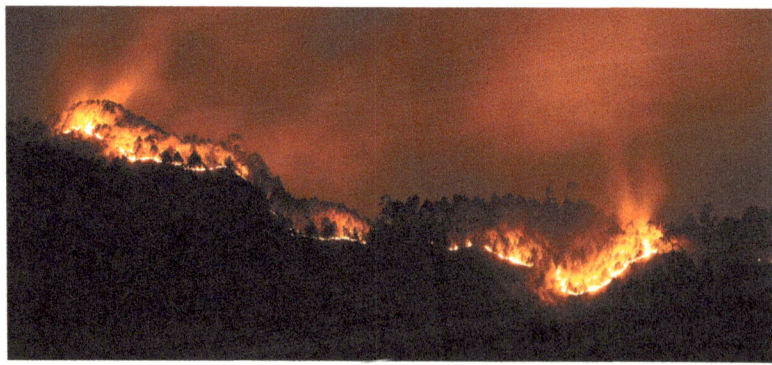

Al pirómano le tienta la idea de un gran incendio.

El origen de estas conductas se relaciona con un aprendizaje perverso, en que el sujeto recibe placer, alivio o bienestar, lo que significa que recibe un refuerzo después de cometer el acto y eso lo lleva a repetir. El refuerzo es el ingrediente que consolida las conductas adecuadas o inadecuadas.

27

¿Arrancarse el pelo es un hábito o un trastorno?

Cuando se trata de un hábito nocivo, que empieza por retorcer un mechón de pelo y termina por arrancarlo, sin que la persona apenas tome conciencia de lo que está haciendo, es un trastorno del control de los impulsos llamado tricotilomanía, similar al de morderse las uñas. Estas actitudes pueden iniciarse como hábitos y llegar a convertirse en trastornos cuando quien los sufre se hace daño físico, arrancándose grandes cantidades de pelo o destrozándose las uñas y haciendo sangrar sus dedos con sus propios dientes.

En la tricotilomanía, la persona cree ser la única que lo padece y casi nunca entiende que se trata de un trastorno mental, precisamente porque el ritual de tirar, enroscar, arrancar y llevarse a la boca el pelo surge a partir de una carga de ansiedad que se alivia al llevarlo a cabo.

La onicofagia o trastorno de morderse las uñas se inicia como el trastorno anterior, en un momento de estrés, que encuentra su alivio tras la acción.

Este tipo de trastornos, como la piromanía o la cleptomanía, requieren tratamiento psicológico y psiquiátrico. Hay algunos trucos para dejar de morderse las uñas, como los que aconseja la revista *Eroski Consumer*[31], algunos de los cuales son válidos para el trastorno de arrancarse el pelo:

- Tomar conciencia de la situación o situaciones que generan la necesidad de morderse las uñas.

---

31. María Huidobro, 13 de octubre 2021.

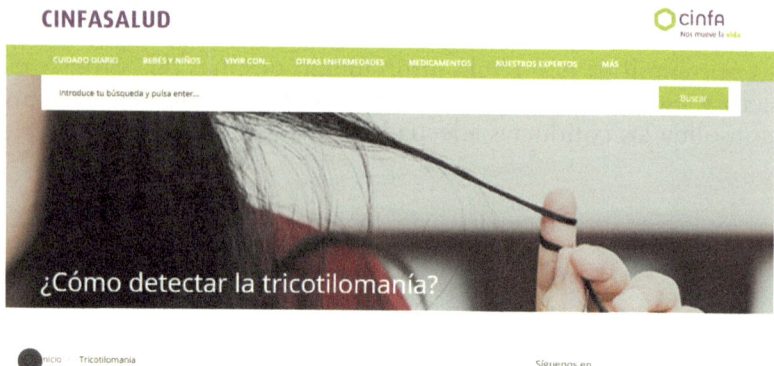

CINFASALUD

cinfa
Nos mueve la vida

| CUIDADO DIARIO | BEBÉS Y NIÑOS | VIVIR CON... | OTRAS ENFERMEDADES | MEDICAMENTOS | NUESTROS EXPERTOS | MÁS |

Introduce tu búsqueda y pulsa enter...

Buscar

Inicio | Tricotilomanía

Síguenos en

La tricotilomanía es un trastorno, no un vicio ni un hábito, y tiene tratamiento psiquiátrico y psicológico.
Fuente: Cinfa Salud.

- Utilizar vendajes, esparadrapo o tiritas como barrera entre las uñas y los dientes.
- Tener las manos siempre ocupadas.
- Mascar chicle o regaliz.
- Ponerse uñas postizas (o extensiones de pelo). Esto puede ser lo que lleve a concienciar el momento de morderse las uñas o arrancarse el pelo y asociar ese momento al impulso que lo acompaña hacia las uñas o el pelo.
- Aprender técnicas de autorregulación de las emociones que permitan detectar los factores que ponen en marcha el impulso descontrolado.

28

¿Hay tratamiento para el descontrol de los impulsos?

La impulsividad tiene tratamiento farmacológico, que puede incluir estabilizadores del humor. Cualquiera de sus variantes necesita ayuda profesional médica o psiquiátrica, porque todas tienen una raíz neurobiológica que no suele responder a tratamientos de psicoterapia, aunque se puede combinar con un método psicoterapéutico, para sumar el control cognitivo de la emoción al control neurobiológico del impulso.

V

TRASTORNOS DE LA ATENCIÓN Y LA MEMORIA

29

¿POR QUÉ RECORDAMOS UNAS COSAS SÍ Y OTRAS NO?

Visitamos, con gran interés, una exposición de objetos hallados en la tumba de un rey antiguo. Lo observamos todo con gran atención, leemos y conservamos todos los folletos explicativos, no perdemos palabra del vídeo que acompaña a la exposición, escuchamos con avidez la narración del guía o del audioguía y, al salir, compramos libros y objetos sobre la exposición. Al cabo de un tiempo, recordamos con deleite todo lo que vimos, escuchamos y aprendimos.

En otro ejemplo, nos enfrentamos a un examen y tenemos que aprender una materia sumamente aburrida, pero indispensable. Estudiamos con gran esfuerzo y tratamos de memorizar lo más posible. Llegamos al examen con la materia «prendida con alfileres», pero conseguimos aprobar. Una vez aprobado, olvidamos lo aprendido porque ya no resulta importante ni interesante.

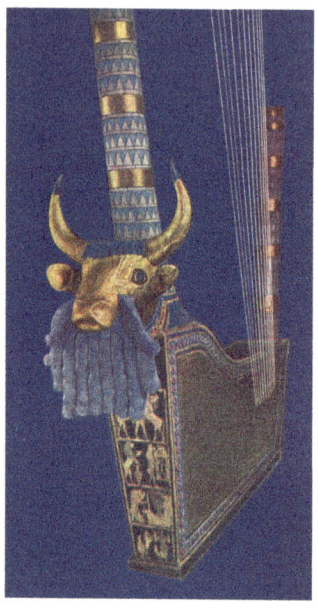

Recordamos situaciones que nos interesan y nos resultan placenteras, como una exposición de antigüedades. Arpa procedente de la tumba de la reina sumeria Shubad. Museo Británico.

¿Cómo se define la memoria?

La memoria es la capacidad de recordar información almacenada en el cerebro, ya sea hace muchos años o unos segundos antes.

Tenemos unas cien mil millones de neuronas. Cada neurona es capaz de relacionarse al menos con otras mil, estableciendo conexiones llamadas sinapsis. Las neuronas establecen continuamente conexiones sinápticas con otras neuronas para crear reflejos condicionados (como conducir un vehículo), pautas de aprendizaje (lugares y objetos que son peligrosos) y pautas de memoria (recuerdos). Se calcula que el cerebro establece entre ciento cincuenta y quinientas billones de conexiones, lo que lo convierte en una poderosa máquina para procesar y almacenar recuerdos.

Aníbal Puente Ferreras, catedrático de psicología de la Universidad Complutense de Madrid, compara el almacenamiento de la información de la memoria con una serie de cajas en las que el cerebro va almacenando las experiencias a medida que pasan por las diferentes etapas de procesamiento[32].

- La primera que recoge y analiza las experiencias es la memoria sensorial, la de los sentidos que participan en el proceso. Recordamos lo visto, lo oído, lo tocado, lo degustado, lo sentido, lo percibido, etc.

- La segunda es la memoria a corto plazo, a la que pasan los recuerdos procedentes de la memoria sensorial. Aquí se determina qué información se va a procesar y de qué manera. Así, hay experiencias que se olvidan y otras que se recuerdan, pero de distinta forma, según se procesen (veremos el olvido y los recuerdos falsos en este mismo capítulo).

- La tercera es la memoria a largo plazo, que recoge la información que ya ha creado una huella, la cual permitirá revivir las experiencias en forma de recuerdos. Aquí se almacenan recuerdos que persistirán indefinidamente; muchos de ellos hasta el fin de la vida, aunque, a veces, parezcan olvidados.

Para memorizar, el cerebro precisa un tiempo para que los circuitos reverberantes de la memoria fijen la pauta en la mente. Esto depende de la pauta que memorizar y de las circunstancias interna y externa del cerebro.

Por ello, para memorizar un texto, tenemos que leerlo y repetirlo hasta que los circuitos reverberantes de la memoria hagan su trabajo y fijen la información de forma duradera. Sin embargo, podemos recordar durante mucho tiempo un susto, un mal rato o una sensación maravillosa, sin necesidad de hacer un esfuerzo por recordarlo, porque el colorido emocional fija la pauta de memoria inmediatamente.

La memoria depende de varias funciones, empezando por la atención y terminando por el placer. Para memorizar

---

32. «La memoria: Una compleja entidad difícil de evaluar», en Fundación de Neuropsicología Clínica, www.fnc.org.ar.

algo, es preciso prestarle atención y, precisamente, prestamos atención a aquello que nos interesa o nos gusta, es decir, lo que recordamos con placer, porque nuestro cerebro lo reconoce como beneficioso y lo «archiva» en la memoria a largo plazo (ejemplo 5.1).

Sin embargo, si la situación u objeto no es interesante ni placentero, pero hacemos un esfuerzo por recordarlo, nuestro cerebro lo envía a la memoria a corto plazo y de ahí pasa a la pila de recuerdos olvidados, que se almacenan uno encima de otro o se pierden definitivamente (ejemplo 5.2).

Tenemos, pues, una memoria a corto plazo que almacena recuerdos cuya presencia permanece en la memoria menos de una hora y después se olvidan.

Y tenemos una memoria a largo plazo que fija los recuerdos en el cerebro durante un tiempo superior a una hora. La fijación puede ser incluso permanente, pues, aunque las experiencias se olviden, queda una huella para recuperarlas y extraerlas del olvido. Esa huella permite recuperar un aprendizaje que no se ha utilizado en mucho tiempo, como conducir un vehículo, practicar un deporte o cantar una canción aparentemente olvidada. Es como un hilo del que el cerebro tira para recuperar aquello que parecía olvidado, pero que nuestro cerebro almacenó en su día. Lo almacenó completo, como las acciones para conducir o para esquiar, o bien la letra y la melodía e incluso el tono y el acompañamiento de la canción.

La memoria tiene también un entramado lógico que utilizamos para conseguir retener frases, palabras, textos,

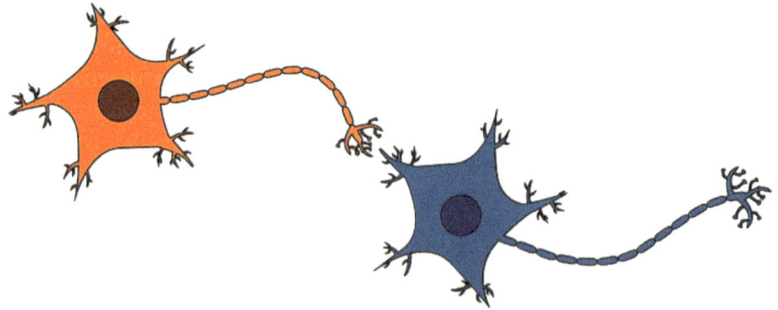

Dos neuronas estableciendo conexión sináptica.
Fuente: Dana Scarinci Zabaleta, Creative Commons, CC0 1.0 Universal Public Domain Dedication.

etc., mediante técnicas de memorización. Por ejemplo, se puede recordar una lista de personajes históricos manteniendo en la memoria las iniciales de sus nombres.

Por ejemplo, Felipe aprendió en el seminario un método mnemotécnico para recordar los primeros concilios ecuménicos de la Iglesia, aprendiendo la palabra «nicoecal»: Nicea, Corinto, Éfeso, Calcedonia.

Además, algunas situaciones son más fáciles de memorizar que otras, por ejemplo, cuando están envueltas en emociones o implican una tarea inconclusa. Es más difícil olvidar una experiencia emocional, como hemos dicho, o una tarea a inconclusa, como recoger un reloj que hemos llevado a arreglar.

30

¿ES CIERTO QUE SE PUEDEN HACER VARIAS COSAS A LA VEZ?

Nuestro cerebro no está preparado para hacer varias cosas a la vez.

Sin embargo, se dice que las mujeres pueden hacer más cosas a la vez que los hombres, debido a que tienen mayor número de conexiones entre los dos hemisferios cerebrales.

Llevar a cabo dos o más tareas a la vez solamente depende de la automatización de esas tareas. Cualquiera, sea hombre o mujer, puede conducir un coche y hablar con los compañeros de viaje o, como dice el refrán, «coser y cantar». Pero solamente se puede realizar una tarea prestándole toda la atención precisa.

Por ejemplo, estamos calculando lo que nos va a costar la hipoteca de la vivienda, según se comporten los tipos de interés, el tiempo y las demás variables, para decidir cómo plantear el asunto a nuestro banco. La luz y la temperatura de la estancia son agradables y se oye una música suave de fondo. Pero, si estamos calculando lo que nos va a costar la hipoteca de la vivienda, según se comporten los tipos de interés, el tiempo y las demás variables, para decidir cómo plantear el asunto a nuestro banco, y de repente se abre la puerta y entra alguien, dejamos de atender al trabajo que estábamos realizando y nos volvemos para ver quién entra.

Tenemos dos tipos de atención:

1. La *atención voluntaria* es la que nos permite concentrarnos en esa tarea importante que realizamos. Para ello, centramos el foco de la atención en el estímulo que nos interesa. Alrededor de ese estímulo, hay otros pequeños estímulos, como la temperatura, la luz o la música ambiental, que el foco de la atención atrae y absorbe para reforzarse con ellos. Y eso facilita la concentración.

2. La *atención involuntaria* es un reflejo instintivo al que el científico ruso Ivan Pavlov llamó «reflejo de qué pasa», que nos hace volver la mirada y el oído hacia un estímulo novedoso. Este reflejo, llamado reflejo de orientación, es imprescindible porque, sin él, podríamos perder la vida al no percibir un riesgo que se aproxime. Es un reflejo con el que nacemos, que conservamos siempre y que, en un momento dado, se convierte en investigación. En el segundo ejemplo, la atención involuntaria ha desviado hacia la puerta el interés de quien calculaba la hipoteca, porque se ha llevado consigo el foco de la atención.

Solamente tenemos un foco de la atención que es móvil y, por tanto, no podemos fijarlo en más de una tarea. Podemos realizar dos o más tareas, con dos condiciones:

1. Que solamente prestemos atención voluntaria a una de ellas y realicemos las demás de forma automática. Por ejemplo, ducharnos mientras ensayamos un discurso.

2. Que nuestra atención voluntaria viaje de una tarea a otra, consiguiendo cumplirlas todas a medias. Por ejemplo, ducharnos mientras oímos la radio y cantamos una canción.

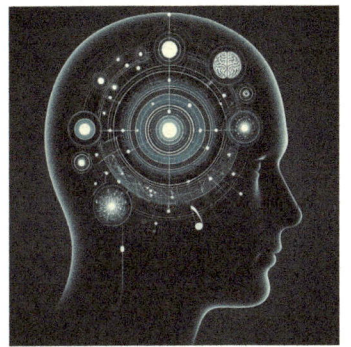

Sólo tenemos un foco de atención voluntaria que es móvil y que se refuerza con pequeños estímulos, como música ambiental, luz y temperatura agradable, asiento cómodo, etc. Este foco se desvía de su objeto si surge otro estímulo más grande o novedoso, como un ruido fuerte, una puerta que se abre o una llamada telefónica.

Si a la segunda condición añadimos ensayar el discurso, podemos asegurar que olvidaremos la mayor parte y que nuestra exposición será un desastre.

Nuestro cerebro no está preparado para realizar dos tareas al mismo tiempo, al menos, para realizarlas con resultados precisos. Por mucho que se haya dicho que el cerebro femenino es multitarea y el cerebro masculino es monotarea, no es lo mismo realizar dos tareas automáticas que prestar atención a dos situaciones o acciones al mismo tiempo.

Por ejemplo, leer y contestar mensajes, mantener una conversación con alguien presente y revisar noticias al mismo tiempo es una actividad múltiple que tiene un coste cognitivo, no solamente porque las tareas que realizamos no resultan tan completas o precisas como debieran, sino porque la memoria no almacena las experiencias en el lugar adecuado, sino en fragmentos desdibujados que después se mezclan para generar recuerdos falsos o desvirtuados.

En el caso que citamos al principio de conducir un vehículo y conversar al mismo tiempo con los compañeros de viaje, la atención voluntaria se reparte entre la conversación y la conducción, lo que supone un peligro si surge un obstáculo inesperado en el momento en que el foco de la atención está fijo en la conversación y no en la conducción.

31

¿Por qué las personas mayores recuerdan mejor lo antiguo que lo actual?

El olvido no es un proceso pasivo, sino activo. Los recuerdos que pasan al olvido se apilan uno sobre otro, de forma que los más antiguos quedan debajo y los más recientes van quedando encima. Pero ya sabemos que, en ese almacén, la huella de cada recuerdo nos permite tirar de un hilo y evocarlo.

Por ejemplo, no conseguía recordar la letra de una antigua canción que cantaba mi madre. Después de darle muchas vueltas, conseguí recordar algunas palabras sueltas. Empecé a canturrear las palabras que iba recordando y, poco a poco, la canción entera fue saliendo del olvido y volviendo a mi cabeza como si siempre hubiera estado ahí.

Al envejecer, el cerebro tiene más dificultades para almacenar pautas de memoria nueva, por lo que la pila de recuerdos se hace más pequeña y empiezan a aflorar los recuerdos antiguos que estaban debajo.

Existen numerosos recursos para ayudar a las personas mayores a mantener la capacidad de memorizar. Uno de ellos es al ejercicio físico, que genera sustancias químicas

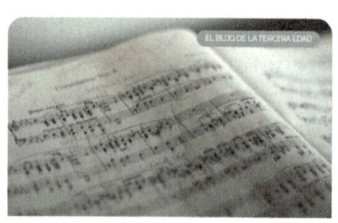

Los beneficios de la música en la tercera edad

Es un hecho que la música es, además de un placer, beneficiosa a cualquier edad. Recomendable incluso para los bebés en el vientre materno, la música acompaña durante toda la vida al ser humano.

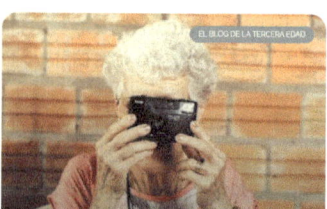

Pasos para solicitar ayudas de la ley de dependencia

La Ley de Dependencia se dispone en este país para ayudar a todas las personas que necesitan de otras para realizar actividades de la vida diaria.

El envejecimiento activo brinda salud prolongada para el cerebro de las personas mayores.
Fuente: Monte Salud.

que estimulan la supervivencia de las células cerebrales, esas que se pierden con el paso de los años y con la falta de ejercicio cerebral.

El cerebro es como los músculos, necesita ejercitarse para mantenerse activo. Por eso, es recomendable mantener actividades intelectuales durante toda la vida, que pueden ser juegos informáticos o juegos de mesa, como el ajedrez o las cartas. Tocar un instrumento, sobre todo si requiere utilizar ambas manos a la vez y de diferente forma, es un excelente ejercicio para mantener activos ambos hemisferios cerebrales.

32

La falta de memoria, ¿es síntoma de alzhéimer?

No necesariamente, aunque es conveniente hacer algunas pruebas para comprobar su causa, porque hay numerosos factores que pueden afectar a la memoria.

Uno de ellos puede ser, como hemos dicho, la atención. En muchas ocasiones, no escuchamos a quien nos habla porque estamos pensando en otra cosa y nuestro foco de atención está en otro lugar.

Últimamente se oye comentar que «alguien ha escuchado un ruido». En realidad, los ruidos no se escuchan, sino que se oyen. No conviene confundir «oír» con «escuchar». Oír es un acto involuntario que puede activar la atención involuntaria, mientras que escuchar es siempre un acto voluntario que requiere atención voluntaria. Se puede oír sin escuchar o escuchar sin oír.

Por ejemplo, en el interior de una vivienda, suena un golpe terrible. Una de las personas que la habitan «oye» el ruido y rápidamente tiende el oído para «escuchar» lo que pueda haberlo provocado. Otra de las personas hace caso omiso del ruido que ha «oído» y sigue «escuchando» la radio. Otra de las personas tiene problemas de audición y presta atención para «escuchar» lo que sucede, pero no consigue «oír» nada.

En otro ejemplo, dos personas hablan a dúo durante horas y mantienen un diálogo de sordos. Cada uno oye al otro como un ruido al que no presta atención. Cualquier día, una de ellas mencionará lo que dijo en aquella ocasión y la otra no recordará absolutamente nada. Ambas lo imputarán a falta de memoria, no a falta de atención voluntaria.

Por último, en un grupo de personas, solamente uno de los participantes puede tener la palabra, solicitando previamente el turno. Uno habla y los demás oyen sus palabras como un ruido, sin prestar atención y sin enterarse de lo que dice porque cada uno está pensando en lo que va a decir cuando le toque el turno. Es decir, uno habla y todos oyen, pero nadie escucha. Esto se pone de manifiesto cuando uno de los participantes levanta la mano y solicita la vez para hablar. El moderador del grupo le da la palabra con la condición de que, antes de hablar, resuma lo que ha dicho el participante anterior. El resultado es que no ha memorizado el discurso del anterior. Todos coinciden en culpar a la falta de memoria lo que se debe a falta de atención voluntaria.

Una prueba sencilla de memoria auditiva, que puede hacer cualquiera, es la siguiente:

1. Pida a alguien que escriba una lista de siete números o escríbala usted, pero guárdela un tiempo para olvidarla.

2. Pida a alguien que lea los dos primeros números. Repítalos. Recuerde prestar la máxima atención.

3. A continuación, repita los tres primeros números que le leerán, y así sucesivamente hasta completar la serie.

   a) Si no consigue recordar la serie completa, pase al siguiente ejercicio que se plantea.

   b) Si ha conseguido recordar la serie completa, continúe.

4. Repita el ejercicio, pero repitiendo en orden inverso los números que escuche.

Este otro ejercicio sirve para comprobar la memoria auditiva, que puede ser igual, superior o inferior a la memoria visual:

1. Escriba o pida que le escriban una nueva serie de siete números.

2. Lea los dos primeros números, sin ver los siguientes.

3. Tápelos y repítalos.

4. Continúe hasta leer y repetir la serie completa.

5. Si lo consigue, vuelva al inicio, lea los números y después repítalos en orden inverso.

¿Por qué olvidamos?

Los recuerdos almacenados en la memoria no son permanentes, debido a que se alojan en un tejido cerebral que se modifica con frecuencia, porque algunas neuronas mueren y otras pierden su conexión con la neurona siguiente, lo que impide transmitir la información. Eso supone perder el acceso a esa información.

Según el neurocientífico ruso Endel Tulving, la pérdida de determinada información no es siempre igual, sino que, en ocasiones, hay dificultades para recuperar la información en un momento determinado, pero se termina por recuperarla; en otros casos, no es posible recuperar el recuerdo, porque ha desaparecido la huella que conducía hasta el almacén de memoria en que se encontraba esa información. La huella de memoria va decayendo a medida que pasa el tiempo, lo que dificulta recordar la información memorizada.

El citado autor califica estos dos procesos como accesibilidad y disponibilidad: un recuerdo puede parecer perdido por no contar con una clave de recuperación adecuada capaz de evocarlo. Esto sería la inaccesibilidad de la información en el momento de recuperarlo, pero no necesariamente supondría una pérdida de disponibilidad, porque se podría recuperar en otro momento[33].

---

33. Andrea, C., «Qué es el olvido y por qué nos olvidamos de cosas importantes?», *Psicología y Mente*, 2 de noviembre de 2016.

Además de todos los tipos, factores y funciones de memoria que hemos comentado, tenemos también memoria visual, memoria auditiva, memoria táctil, memoria fotográfica, etc., según los sentidos o los sensores de nuestro organismo implicados en la captación de la experiencia u objeto a memorizar.

Por ejemplo, en un hospital psiquiátrico de Madrid, el médico pasaba revista diaria a los pacientes de una unidad psiquiátrica. Su visita terminaba enviando a algunos de ellos a un lugar de actividad terapéutica. A Juan, lo enviaba siempre al taller de flores, porque a Juan le gustaban las flores y hacer flores de papel, de paja o de otros materiales daba buenos resultados para su salud mental.

Llegó un día en que Juan dejó de seguir las instrucciones del médico:

—Juan, estás muy bien. Ahora ve al taller a hacer flores y pasarás un buen rato.

—Sí, doctor. Allá voy.

Pero no iba.

El médico llamó al psicólogo del hospital y le encargó que averiguase por qué Juan había dejado de asistir al taller de flores, aunque nunca se negaba a ello.

El psicólogo le aplicó una prueba de memoria visual. Le dio a leer un texto y luego le pidió que lo repitiese de memoria. Juan lo repitió sin problemas.

Luego le aplicó una prueba de memoria auditiva. Leyó un texto en voz alta y pidió a Juan que lo repitiese. Juan no recordaba ni una sola palabra.

El caso de Juan se debía a un trastorno de la memoria auditiva, pero no de la memoria en su totalidad, porque su memoria visual funcionaba perfectamente. El psicólogo aconsejó dar siempre a Juan las instrucciones por escrito.

En 2023, una noticia médica publicada en *IntraMed* afirmó que el estrés afecta a la capacidad de las personas para aprender cosas nuevas y que eso tiene que ver, muy posiblemente, con el aumento de problemas de memoria que sufren los jóvenes, cuyas consultas sobre problemas de memoria se ha disparado, especialmente entre los veinte y los treinta años[34].

---

34. De Masi, Victoria, «Aumentan los problemas de memoria en los jóvenes», en *IntraMed*, 29 de marzo de 2023.

El estrés llega a crear «lagunas mentales» en los jóvenes que se enfrentan a una agenda de actividades casi imposible de llevar a cabo. Esta agenda, que incluye «[...] estudiar y trabajar. Mantener el propio hogar o ayudar a la familia. Cuidar a la pareja y a los amigos. Proyectar un futuro mejor y, mientras, surfear el presente», ha sido hasta ahora un problema que afectaba a los adultos, pero el mundo actual lo ha adelantado hasta los jóvenes, que tienen que preocuparse de su futuro cuando todavía quedan muchos años para alcanzarlo.

En cuanto a su tratamiento, depende de un buen diagnóstico que explique el porqué de la pérdida de memoria. La autora de este artículo anota algunos consejos encaminados a mantener el cerebro saludable y reducir el riesgo de padecer deterioro cognitivo, como incorporar a la dieta alimentos variados con bajo contenido de grasas, hacer actividad física diariamente, vigilar la presión sanguínea, y evitar el tabaco y el alcohol.

La revista *Psiquiatria.com* publicó un estudio, realizado en 2021, que señaló que los problemas de memoria de muchos adultos jóvenes sanos no se relacionan con la atención, sino con un incremento de la ansiedad, es decir, con el estrés[35].

¿Cómo recordamos?

La creación de huellas de memoria se llama consolidación y se produce de dos maneras distintas:

- *Consolidación sináptica:* se debe a que la huella de la experiencia vivida necesita tiempo para consolidarse, que pueden ser horas o incluso días, porque precisa realizar ciertos cambios en las conexiones entre neuronas. Por eso, el recuerdo corre el riesgo de desaparecer hasta que se haya producido esa consolidación.

- *Consolidación sistemática:* se produce entre la corteza cerebral y el hipocampo (una estructura cerebral, una de cuyas funciones es recuperar recuerdos), haciendo reverberar la información hasta que se independiza del hipocampo, lo que convierte a la memoria

---

35. www.psiqu.com/2-64380.

inestable en permanente, es decir, en memoria a largo plazo.

¿Qué es el mal de Alzheimer?

«Mi abuela era viuda y vivía sola. Solía llamarnos casi todos los días, pero un día, cuando andaba por los sesenta años, empezó a llamarnos no solamente todos los días, sino varias veces al día. Mi madre se ponía nerviosa, porque aquellas llamadas interrumpían su trabajo de casa, mientras mi abuela llamaba una y otra vez preguntando como si nunca hubiera llamado: "¿cómo estáis?".

Llegó un día en que llegó a telefonearnos diez veces en una misma mañana. Entonces, mi madre no pudo soportarlo más. Me llevó consigo a casa de la abuela, para preguntarle qué le sucedía, por qué llamaba tantas veces para lo mismo y por qué no la dejaba trabajar en paz.

Mi abuela nos recibió con una gran alegría, como si hiciera siglos que no sabía de nosotras. Mi madre la empezó a reconvenir, porque su insistencia se hacía insufrible. Mi abuela la miró confusa y su cara reflejó estupor. No entendía lo que pasaba, no entendía por qué mi madre estaba tan furiosa. Ella no había hecho nada más que lo habitual, llamarnos para interesarse por nuestra salud y por los estudios de mis hermanos. Mi madre se lo explicó de mil maneras, pero mi abuela seguía sin entender. Mi madre insistía en que nos había llamado diez veces aquella mañana y mi abuela la seguía mirando con perplejidad, sin entenderlo. Ella no había llamado; quizá, una sola vez.

Cuando mis padres comprendieron que mi abuela no podía seguir viviendo sola, porque no solamente olvidaba las cosas, sino que se perdía por la calle y se desorientaba en su misma casa, la trajeron a vivir con nosotros y la instalaron en mi misma habitación. Allí asistí a vivencias que nada tenían que ver con las nuestras, porque mi abuela hablaba con personas a las que yo no veía, discutía con gente que no estaba allí y hacía cosas que a mí me parecían muy raras.

Un día la sorprendí diciéndole a mi abuelo (que había muerto hacía mucho) que se estuviera quieto, porque estaba yo delante y los iba a ver. Otras veces cantaba a grito pelado durante toda la noche, sin dejar dormir a la familia ni a los vecinos.

Con todas aquellas cosas, mis padres empezaron a discutir, porque mi padre veía que mi madre se pasaba el día atendiendo a mi abuela y le restaba atención a él, y mi madre se desesperaba al ver que la abuela no hacía el menor caso de sus reconvenciones ni de sus súplicas y continuaba viviendo aquel mundo extraño aparte del nuestro, en el que ninguno de nosotros tenía cabida. Mi padre exigía atención de mi madre y mi madre se encontraba entre dos fuerzas opuestas y excluyentes: su madre y su marido.

Cuando supieron que mi abuela había sacado todo su dinero del banco para entregárselo a un extraño, decidieron trasladarla a una residencia, pero a las públicas era prácticamente imposible acceder y las privadas eran carísimas. Además, mi madre creía que en las residencias privadas no atendían bien a los enfermos y que el lugar ideal era una residencia pública. Finalmente, la consiguió y en mi casa volvió a haber paz, aunque las relaciones familiares quedaron afectadas por aquel periodo de infierno».

El mal de Alzheimer recibe su nombre de Alois Alzheimer, el neuropsiquiatra alemán que lo describió en 1906. Se trata de una demencia degenerativa y profunda que se presenta entre los sesenta y cinco y los setenta años, preferentemente en mujeres. También puede aparecer antes de los sesenta años, incluso a partir de los cuarenta, sobre todo cuando hay antecedentes familiares. Cuando el alzhéimer aparece antes de los sesenta y cinco años, el pronóstico es peor, porque la enfermedad cursa más rápidamente y el deterioro se centra en las funciones psíquicas relacionadas con el habla, la lectura, la escritura o con la realización de tareas. Cuando aparece a partir de los sesenta y cinco o setenta años, el curso es más lento y el deterioro es global, es decir, se deterioran todas las funciones psíquicas de la misma forma.

Los síntomas son los siguientes:

• Pérdida de la memoria reciente. El enfermo empieza a sufrir incapacidad para almacenar recuerdos, como sucede en las demás demencias.

- Pérdida de la concentración. El enfermo no puede concentrar su atención voluntaria y se distrae constantemente.

- Dificultad progresiva para comprender y para expresarse. Esta dificultad aparece lentamente, va aumentando con el tiempo y va acompañada de trastornos para realizar tareas normales.

- Ansiedad o depresión. El enfermo se da cuenta de su menoscabo y se muestra ansioso o deprimido. Pueden presentarse rasgos psicóticos, como alucinaciones o delirios, así como alteraciones de la personalidad.

- La enfermedad progresa hacia el estado vegetativo, en que el paciente pierde la capacidad de hablar, de moverse y de percibir.

Esta demencia es, como hemos dicho, progresiva y recorre tres etapas o estadios que tienen las características siguientes:

1.° En el primer estadio, el enfermo empieza olvidando cosas, sufre cambios bruscos de humor y, a veces, tiene dificultad para utilizar el lenguaje, no siendo capaz de nombrar objetos o personas o de decir lo que desea, porque «no le salen las palabras». A pesar de estos síntomas, el enfermo es capaz de continuar con su vida normal, aunque tiene dificultades para realizar sus tareas habituales más complejas, como gestionar su casa o resolver asuntos con los bancos.

2.° En el segundo estadio, los síntomas anteriores se agravan. Los olvidos se convierten en incapacidad para mantener recuerdos recientes en la memoria y la dificultad para emplear el lenguaje llega a empobrecer su capacidad de comunicación. Las palabras ya no es que no le salgan, sino que le faltan. Las dificultades para desarrollar tareas se convierten en imposibilidad para manejar objetos, y el enfermo ya no es capaz de seguir con la vida diaria que venía haciendo. Necesita ayuda, porque en esta etapa descuida su higiene personal, pierde la inhibición sexual, se pierde cuando sale a la calle, puede desarrollar una conducta agresiva y apenas puede comer sin asistencia.

3.º En el tercer estadio, puede conservar la memoria emocional, es decir, acordarse de lo que le gusta y de lo que no le gusta, de las personas que ama o que desconoce. Su humor se convierte en imprevisible, puede pasar de la risa al llanto o llorar cuando se espera que ría. Deja de comprender lo que le dicen y su habla se limita a balbuceos casi siempre incomprensibles. En esta etapa, tiene dificultades para tragar, no controla sus esfínteres y no puede hacer prácticamente nada. La muerte suele producirse entre los cuatro y los diez años tras iniciarse la enfermedad y sobrevenir por alguna causa distinta, por ejemplo, neumonía.

33

¿POR QUÉ RECORDAMOS COSAS QUE NUNCA HAN SUCEDIDO?

También contamos con una memoria objetiva y una memoria subjetiva. Ambas se diferencian en la precisión con que recordamos una experiencia objetiva, frente a lo que creemos que recordamos y que es la memoria subjetiva.

La memoria objetiva permite recuperar los recuerdos acompañados de datos precisos como dónde, cómo o con quién, mientras que la memoria subjetiva genera una sensación de revivir el recuerdo.

La memoria subjetiva puede, por tanto, aportar recuerdos que no se correspondan con precisión con la experiencia recordada, y eso significa tener un recuerdo falso.

El área de la memoria de nuestro cerebro contiene dos circuitos que se encargan de relacionar recuerdos de sucesos que tuvieron lugar en momentos cercanos en el tiempo o en el espacio, con lo que se logra un nexo entre lugares y sucesos.

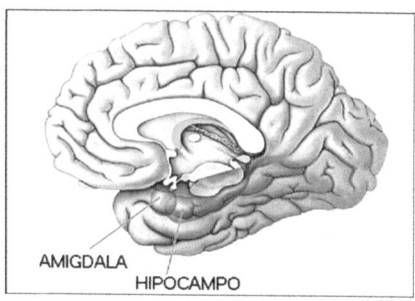

AMIGDALA
HIPOCAMPO

Las «neuronas de lugar» del hipocampo evocan recuerdos de
experiencias vividas en un lugar determinado.

Esto se debe a unas neuronas del hipocampo llamadas
«neuronas de lugar», que están especializadas en hacer sur-
gir recuerdos cuando nos encontramos en un lugar en el
que hayamos tenido una experiencia de cierta importancia,
ya se trate de una experiencia placentera o displacentera.

La utilidad de este recurso es que, si la experiencia
fue triste o peligrosa, el recuerdo puede suscitar temor y
ayudarnos a protegernos contra la posible amenaza que
pudiera repetirse, poniendo en marcha una respuesta defensiva[36].

«Hacía tiempo que mi abuelo había perdido la memoria.
Un día, cuando atravesaba el pueblo, la puerta del corral
de un vecino estaba mal cerrada y el perro salió ladrando
furiosamente, lo que asustó mucho a mi abuelo, aunque el
animal no le hizo daño alguno. Desde entonces, cada vez
que se acercaba al corral de aquel vecino, mi abuelo se daba
la vuelta y torcía por otra calle, aunque el perro nunca más
salió a ladrarle».

Pero nuestro cerebro también tiene zonas capaces de
producir recuerdos falsos, lo que significa que podemos
recordar situaciones que nunca se han producido como
si hubieran sido reales. Esto se aprecia cuando alguien insiste en decir que hemos dicho o hecho algo que nunca
hicimos ni dijimos, pero esa persona trata de recordárnoslo
como si fuese real. No está mintiendo, está fabulando, pero
no lo hace conscientemente, sino que su cerebro no está

---

36. «Dos circuitos cerebrales implicados en la memoria colaboran para
unir recuerdos y provocar temor», www.psiqu.com/2-38123.

utilizando el hipocampo para recordar, sino empleando circuitos nerviosos conectados con otras áreas cerebrales que, a diferencia del hipocampo, generan recuerdos falsos[37]. De algún modo, esa persona se está adueñando de recuerdos que no son suyos, sino nuestros.

Esto quiere decir que nuestro cerebro es capaz de albergar recuerdos verdaderos o falsos, según la estructura cerebral que intervenga en su formación, puesto que esas diferentes estructuras cerebrales procesan distintas funciones cognitivas.

La psicóloga estadounidense Elizabeth Loftus ha investigado los errores de la memoria humana y los achaca a que nuestras experiencias no se graban completas en nuestra mente, sino que se almacenan en numerosos pequeños fragmentos que, al cabo del tiempo, se pueden recombinar de distinta forma a como ocurrieron los hechos en su día. Por tanto, no es posible «rebobinar» nuestro pasado como si fuera una cinta magnética, y esto plantea un problema para distinguir un recuerdo falso de uno real, sobre todo a la hora de tomar una decisión o de testificar en un juicio.

34
LA COSTUMBRE DE MENTIR, ¿SE DEBE A ALGÚN TRASTORNO MENTAL?

La costumbre de mentir se puede deber al fenómeno que hemos explicado anteriormente sobre los recuerdos falsos. En este mundo digital que vivimos, no es difícil confundir experiencias vividas realmente con experiencias recibidas de las redes sociales y mezclar recuerdos de algo que nos sucedió con algo que sucedió a algún usuario de una red social que frecuentamos y en la que centramos la atención voluntaria.

Las mentiras pueden, por tanto, proceder del hecho de que la percepción no es un proceso pasivo, sino activo, y

---

37. «La sustancia blanca del cerebro determina la tendencia a generar recuerdos falsos», en Jano.es, 8 de julio de 2009.

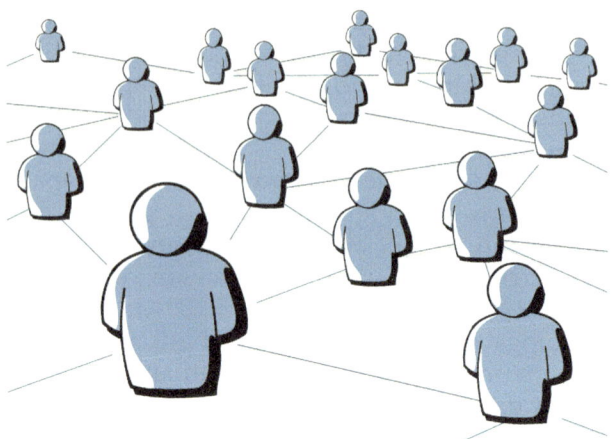

No es difícil confundir una experiencia propia con otra
transmitida desde una red social frecuentada.
Fuente: OpenClipart-Vectors en Pixabay.

en ella intervienen nuestras creencias. Es fácil entender esto si pensamos en la forma tan diferente en que distintas personas perciben la misma situación, por ejemplo, política, religiosa, social, histórica o, incluso, deportiva.

Cuando las señales de una situación vivida llegan a nuestro cerebro, pueden tropezar precisamente con creencias arraigadas y entran en conflicto si van en contra de nuestros intereses, de nuestro bienestar o de nuestras ideas.

El cerebro humano no está preparado para la incertidumbre, sino para la seguridad. Por tanto, no busca verdades, sino certidumbre. Eso hace que nuestro sentido común nos haga dar por verdaderas algunas de nuestras creencias, sin someterlas a análisis ni a juicio, porque lo que le importa es la seguridad en lo que sabemos o creemos, aunque carezca de fundamentos.

Y eso nos lleva a una reflexión del doctor Enrique Trigueros de la Vega y es que muchas cosas aceptadas como verdades ahora son las mentiras del mañana[38].

Existe también la mentira llamada patológica, pero no está reconocida como trastorno. Un estudio realizado entre

---

38. Comentario al artículo «¿Por qué podemos ver lo falso como verdadero?», en *IntraMed Psicología*, 18 de febrero de 2023.

enero y octubre de 2019[39] llevó a la definición de mentira patológica como una entidad diagnóstica. El resultado del estudio señaló que los participantes autoidentificados como mentirosos patológicos, que decían numerosas mentiras diarias y durante al menos sesenta días, sufrían mayor malestar, angustia y peligro de deterioro de su funcionamiento que los que no se identificaron como mentirosos patológicos.

La mentira patológica, según estos autores, parecía ser compulsiva, con mentiras surgidas de una mentira inicial y sin razón aparente.

35

NO RECORDAR UNA PALABRA CON FRECUENCIA, ¿ES UN SÍNTOMA DE TRASTORNO DE MEMORIA?

—¿Cómo se llamaba aquella película de guerra, en la que trabajaba... ¡Ay! Ese actor que es americano, pero que siempre hace de alemán...
—Ni idea.
—Sí, hombre, el que hizo... ¡Qué lata! Aquella película con Steve McQueen, en la que se escapaban de un campo de concentración alemán...
—¡Ah, sí! *La gran... escapada, huida... La gran...*
—¿Te acuerdas de cuando hablábamos seguido?
—¿Es una broma?
No es necesariamente un síntoma, sino un fenómeno llamado «la punta de la lengua» o «lo tengo en la punta de la lengua», que afecta a muchas personas, especialmente a partir de los sesenta años o mucho antes, y que se llama así por esa sensación de tener en la punta de la lengua una palabra, un nombre, el título de un libro u otra cosa y no ser capaz de recordarlo. Empieza produciéndose con escasa frecuencia, dos o tres veces a la semana, para aumentar a medida que se van cumpliendo años.

---

39. Curtis, Drew A., y Hart, Christian L., «Pathological Lying: Theory, Research, and Practice», *Psychiatric Research and Clinical Practice*.

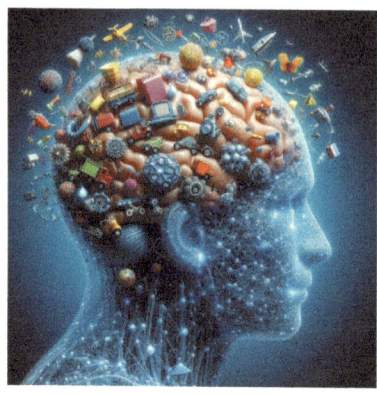

El exceso de datos que acuden al cerebro para buscar una palabra o un nombre entran en competencia y bloquean el acceso.

Esta incapacidad se asocia a ciertos elementos competidores, nombres de ciudades, de personas o de objetos, que acuden en tropel a la mente y bloquean el acceso a la palabra que queremos recuperar, porque entran en competencia con ella y pugnan por abrirse paso hasta la conciencia.

Por eso, el mismo hecho de esforzarnos por recordar utilizando una lista de palabras o de nombres solamente sirve para bloquear más el acceso a la palabra buscada. Tampoco vale el intento de «no pensar en nada», porque la mente siempre tiene células activas y lo más probable es que esas células nos lleven de nuevo a las palabras competidoras. Lo más adecuado es abandonar la búsqueda y pensar en cualquier otra cosa para liberar el acceso, porque, en cualquier otro momento, el nombre de la persona o la ciudad buscada aparecerá nítidamente en nuestra conciencia.

El budismo Zen explica este fenómeno con una frase muy certera: «No lo busques: huirá de ti».

Y la costumbre de algunas personas de rezarle a san Antonio para recordar lo olvidado da tiempo al cerebro para buscarlo y eliminar los recuerdos que entran en competencia y bloquean el acceso.

Las investigaciones del lingüista Jean Aitchison, publicadas en su libro *Words in the Mind*[40], ofrecen una explicación

---

40. Wiley-Blackwell, Londres, 1987.

de este fenómeno, basada en la posición que nuestro cerebro asigna a las palabras que aprendemos. No las organiza en listas, sino en redes, de ahí que resulte innecesario buscar en una lista la palabra olvidada[41].

El cerebro forma esas redes con hilos que crea con nuestras experiencias y almacena cada palabra nueva «colgada» de la red de palabras ya existentes en nuestra memoria, que tengan similar sonido, significado, connotación cultural, etc. Eso significa que cuantas más palabras aprendamos, más posibilidades tendremos de salir del paso cuando, cumplida cierta edad, no consigamos recordar una palabra concreta.

Por eso, al tratar de recordar el título de la película *La gran evasión* del ejemplo, surge un enorme listado de palabras que tienen un significado similar, como «escapada» y «huida», similar sonido «camión» o similar connotación cultural de cada uno «libertad».

Por eso, también, las personas que pierden la memoria a causa de una demencia, como la demencia senil, por ejemplo, a veces utilizan una palabra inadecuada para referirse a algo que nada tiene que ver, pero que es una de las palabras que su cerebro evoca por su similitud de sonido, cultural, etc., pero no de significado. Las demencias dañan las células del control lógico y la persona no controla si la palabra es adecuada o no. Sin embargo, la persona del ejemplo no padece demencia alguna, controla la lógica de las palabras que su cerebro evoca y dice «escapada» y «huida», pero calla las ilógicas «camión» y «libertad».

36

¿Es lo mismo el TDAH que la hiperactividad en los niños?

«Como te iba diciendo, el día que me encontré con Carlos en la tienda, ¿te das cuenta de que aquel nos está mirando?

---

41. Horno, Mamen, «Lo tengo en la punta de la lengua, cómo y dónde almacenamos las palabras», en LetrasLibres, 2 de octubre de 2019.

Yo creo que lo conozco. A lo mejor no recuerdas quién es Carlos. ¡Anda! Ya no nos mira, no era el que yo creía. A la que viene por ahí sí que la conozco. ¡Buenas tardes! ¡Cuánto tiempo! No pensaba que me iba a encontrar allí con Carlos. ¡Me alegro de verte! ¿Dónde te has comprado ese reloj? A ver si viene el camarero».

El trastorno de déficit de atención e hiperactividad (TDAH) impide a la persona, niño o adulto, dejar de pensar un solo instante, porque su pensamiento funciona a una velocidad desmesurada y se dispara de un objeto a otro. Esta fuga de ideas impide centrar la atención en un asunto determinado.

Esa falta de capacidad para centrar el foco de la atención resulta en una pérdida de detalles que hacen que quien lo sufre se comporte como si sufriera un despiste continuo.

Es imprescindible recurrir a la ayuda médica para tratar este trastorno, que puede llegar a paralizar al paciente, a causa de la ansiedad, el malestar y la frustración de no poder concentrarse en una sola cosa y del cansancio físico y mental que conlleva. A esto hay que sumar la incomprensión escolar, laboral y social del entorno. Por eso es tan importante detectar y tratar este trastorno en la infancia, porque tiene graves secuelas en la vida adulta.

Conviene distinguir el síndrome de déficit de atención con hiperactividad de ciertos estados anímicos del niño que pueden ser puramente psicológicos, como estados de ansiedad provocados por diversas causas que pueden generar esa necesidad continua de moverse y hablar y que le impiden centrar la atención voluntaria. Para poder hablar de este síndrome, es necesario que se den tres síntomas:

1. *Falta de atención continuada.* Es decir, no casos aislados o momentos de falta de atención.

2. *Exceso de actividad motora.* No se trata de que el niño esté pasando una crisis de ansiedad, sino que no sea capaz de controlar su motricidad.

3. *Impulsividad.* Descontrol frecuente o continuo de sus impulsos.

La hiperactividad e impulsividad de los niños manifiesta las siguientes conductas:

- Se mueve en exceso.
- Se levanta con frecuencia cuando debería permanecer sentado.
- Corre o salta en exceso en momentos inadecuados.
- Suele tener dificultades para sentarse a jugar con tranquilidad.
- Da la impresión de tener un motor.
- Suele hablar excesivamente y responde a las preguntas antes de planteárselas.
- Encuentra dificultades para esperar su turno. Necesita adelantarse.
- Suele inmiscuirse en las actividades de otros.

VI

TRASTORNOS DE ANSIEDAD Y ESTRÉS

37

¿HAY VARIAS CLASES DE MIEDO O SOLO MIEDO?

El miedo es el sentimiento que invade la mente frente a un peligro. En primer lugar, hay que saber que el miedo es un instinto imprescindible para la integridad del organismo. Un ser que no sienta miedo ante una situación desconocida está en peligro de muerte y, si no dispone de los mecanismos instintivos que disparen en él una reacción de temor, su vida no tiene valor.

Cuando se habla de heroísmo no se habla de ausencia de miedo, sino de valor para sobreponerse al miedo, lo cual es una reacción válida, frente a la ausencia de miedo, que es inválida o, cuando menos, peligrosa.

Las respuestas al miedo son la huida y el ataque, es decir, escapar del objeto que produce temor o luchar contra él. Cualquiera de esas dos reacciones es natural, está determinada por el instinto de conservación y depende de las circunstancias de la situación, del sujeto que recibe la amenaza o de la amenaza en sí. Cuando la huida es imposible, lo normal es

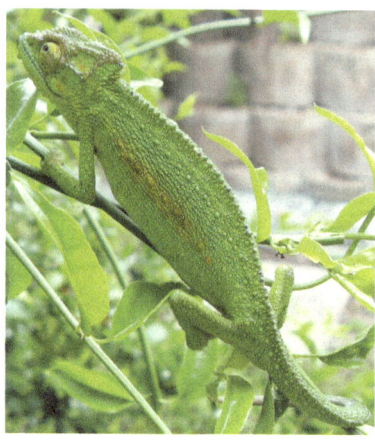

La congelación es un mecanismo de defensa para confundirse con el entorno.
Fuente: Wikimedia Commons.

que el sujeto reaccione atacando, porque es la única opción que le queda para salvaguardar su integridad.

Ante el miedo, la reacción sana es proporcionada al peligro, pero también puede haber una reacción insana, desproporcionada.

A veces, vemos en una película que un personaje se queda inmóvil ante el ataque inminente de un enemigo. Su inmovilidad, que se conoce como «congelación», es una reacción catatónica al pánico, similar a la de los animales que tratan de confundirse con el entorno para pasar desapercibidos, transformándose en hoja entre la hojarasca o cambiando de color, como el camaleón.

El miedo se presenta de varias formas:

- El miedo innato a estímulos potencial o ancestralmente peligrosos, como los animales salvajes o la oscuridad.

- El miedo aprendido a estímulos peligrosos, pero inicialmente desconocidos, como el miedo a un enchufe o a los cables eléctricos, algo que es preciso enseñar a los niños o a alguien que nunca haya visto un enchufe o un cable.

- El miedo mágico, que se produce ante objetos o situaciones inocuas, pero que suscitan terror en la mente de una persona, como sucede con las fobias. El miedo a un ratón o a una araña son mágicos, a menos que haya peligro cierto de transmisión de enfermedades.

- Los miedos preparados son miedos arquetípicos heredados de nuestros antepasados, para quienes ciertos estímulos suponían una amenaza, como una serpiente, un cuchillo o un lugar muy elevado y desprotegido, que puede producir vértigo.

- Una versión mayor del miedo es el pánico, cuando el objeto que provoca ansiedad produce una reacción de miedo exagerada. Un ejemplo es el pánico que a veces nos produce una situación ya vivida como dolorosa o perversa, por ejemplo, haber sufrido un asalto, una agresión o haber presenciado una catástrofe en

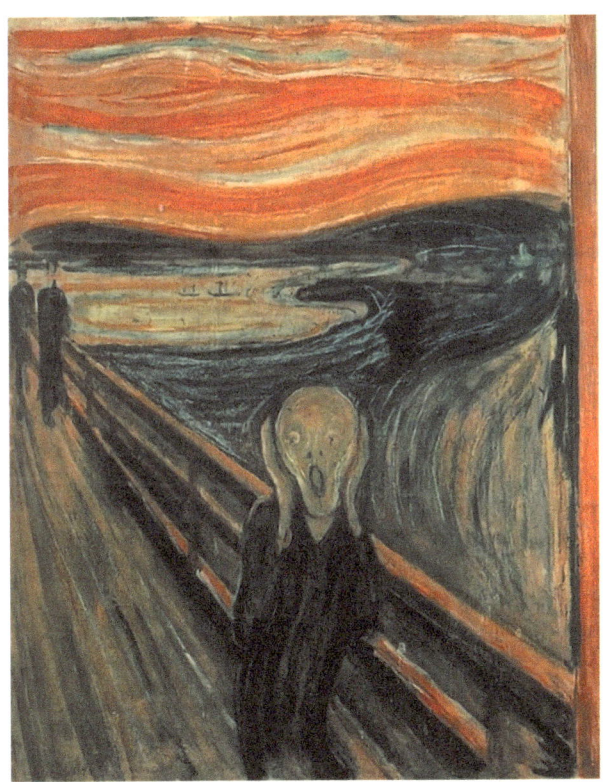

El grito de Munch expresa el miedo, la incertidumbre y el malestar de su tiempo. Museo de Munch, Oslo.

un lugar visitado. La experiencia desagradable puede quedar asociada a ese lugar, aunque es posible que no vuelva a repetirse, pero la persona que ha sufrido el sobresalto puede guardar ese recuerdo y sentir ansiedad solamente ante la idea de volver a visitarlo, con la seguridad de que algo terrible ha de suceder. Esto puede ser un síntoma de trastorno de estrés postraumático.

• El miedo recreativo es el que experimentamos al ver una película o al escuchar o leer un relato de terror, lo que nos produce una mezcla de temor-placer, porque une el sentimiento innato del miedo a un escenario irreal totalmente controlable.

38

¿Cómo se puede reconocer una crisis de ansiedad?

El miedo se convierte en ansiedad cuando se percibe como un temor incontrolable, flotante y sin un objeto concreto que lo produzca y no existe una amenaza real.

La diferencia entre el miedo y la ansiedad es que, en el miedo, el cerebro genera una respuesta coordinada entre varias áreas cerebrales que preparan al organismo para defender su integridad de una amenaza o un ataque, mientras que, en la ansiedad, son tantas las áreas cerebrales que se activan, que se llega a perder la coordinación entre ellas, y de ahí la dificultad para intelectualizarla y controlarla.

Los estados de miedo se producen cuando hay un peligro real e inminente; sin embargo, los estados de ansiedad se dan cuando la amenaza es posible, pero no hay certeza de que se produzca.

La crisis de ansiedad o ataque de pánico es un episodio de miedo o malestar intensos, acompañado de, al menos, cuatro de los síntomas siguientes:

• Palpitaciones.
• Temblores.

- Sudores.
- Dificultad para respirar.
- Opresión en el pecho.
- Náuseas o molestias abdominales.
- Mareo.
- Hormigueo o entumecimiento.
- Escalofríos o sofocos.
- Temor a descontrolarse.
- Miedo a morir o a enloquecer.

En los niños, la crisis de ansiedad presenta los síntomas siguientes:

- Incremento de la frecuencia cardiaca.
- Sudoración o escalofrío.
- Temblores.
- Sensación de falta de aire y dificultad para respirar o sensación de ahogo.
- Molestias o dolor en el pecho.
- Náuseas.
- Mareo o sensación de inestabilidad.
- La sensación de que el mundo es irreal.

En estos casos, los expertos recomiendan las siguientes pautas[42], que son también adecuadas para adultos y personas mayores:

- Hacer comprender al niño de qué se trata.
- Mantener la calma.
- No restarle importancia.
- Recordarle que es una crisis con una duración limitada y que se pasa.
- Si se conocen, practicar alguna técnica de relajación.

---

42. www.psicologosanimae.com/crisis-de-ansiedad-en-ninos-como-actuar.

- Tratar de distraerle para que no se centre exclusivamente en su malestar. A veces, una canción adecuada consigue el efecto relajante deseado.
- Cuando pase la crisis, ayudarle a evitar el miedo a una nueva crisis.
- Siempre es necesario recabar ayuda profesional.

39

¿QUÉ HACER Y QUÉ NO HACER ANTE UNA CRISIS DE ANSIEDAD?

Una crisis de ansiedad se puede presentar ante cualquier situación estresante, como una separación, un viaje, una desgracia, un problema laboral, una fobia, etc.

No hay que restarle importancia como «cosa de nervios», ni algo que «se pasará cuando» ocurra determinada circunstancia. Tampoco hay que perder la calma ni tratar de sosegar a la persona con abrazos o caricias, sino con palabras o actos tranquilizantes. Es importante avisar al 112 o al teléfono de urgencias que corresponda.

Los trastornos de ansiedad o pánico requieren tratamiento, porque hay un ciclo del pánico que es preciso romper. Este ciclo se inicia al reponerse de un ataque, con el temor a que se produzca un nuevo ataque, lo cual genera ansiedad, que va en aumento hasta que realmente se produce el ataque temido.

Los expertos señalan que es preciso establecer un diagnóstico diferencial porque estos trastornos son distintos en cada caso y obedecen a diferentes causas. Se evalúan generalmente de forma ambulatoria, a menos que haya riesgo de suicidio o se presenten síntomas graves. Los tratamientos que aplicar se basan en psicoterapia cognitiva conductual que permita a los pacientes enfrentarse a las situaciones que generan su malestar, combinadas con terapias farmacológicas. Lo indispensable, por tanto, es acudir al médico de atención primaria, quien valorará el trastorno y remitirá al paciente al especialista adecuado.

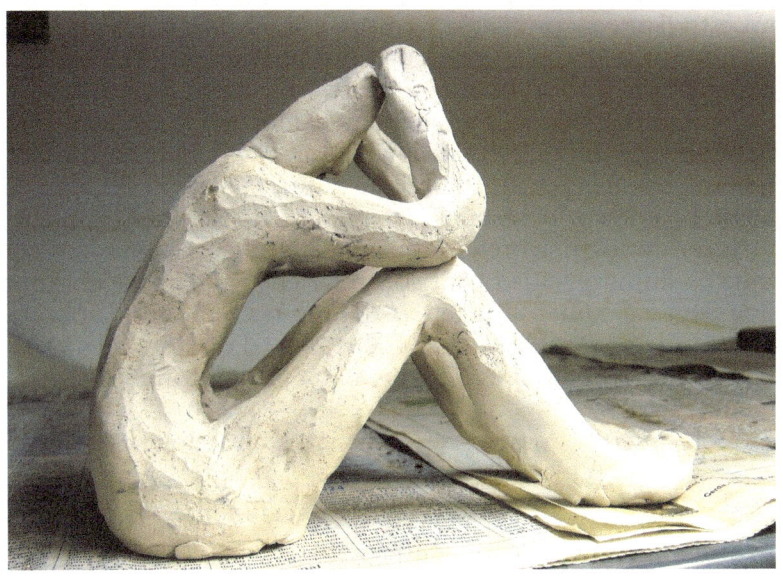

La ansiedad es un trastorno que requiere tratamiento profesional.

¿Cómo se reconoce la ansiedad generalizada?

El trastorno de ansiedad generalizada se caracteriza por un nivel de ansiedad muy elevado y una preocupación excesiva que el enfermo siente como algo incontrolable. Este trastorno puede ser sumamente grave, hasta el punto de dar lugar al suicidio o a la incapacitación. La conducta suicida se produce cuando se aúnan la desesperanza y la desolación. La desesperanza es un componente de la depresión, mientras que la desolación es un componente de la ansiedad.

En cuanto a la discapacitación, la ansiedad generalizada puede llegar a producir un deterioro de la calidad de vida de quien la sufre y su impacto sobre la vida familiar, laboral y social es muy importante.

Hay casos leves de ansiedad generalizada en personas sanas preocupadas o con tendencia a la preocupación. Pero la gravedad empieza en el momento en que esa preocupación interfiere en la vida cotidiana de la persona, porque le impide mantener una estabilidad en la pareja y en el trabajo.

Ante todo, conviene distinguir el trastorno de ansiedad generalizada de la tendencia a la preocupación. Por ejemplo, un estudiante se preocupa siempre por aprobar o quien emprende un negocio se preocupa por el éxito. En la ansiedad generalizada, el estudiante sufre terriblemente antes de los exámenes por miedo a suspender, cuando en la realidad obtiene buenas notas; y quien inicia el negocio padece grandes preocupaciones por su inminente ruina, cuando todo apunta a que las cosas saldrán bien.

Uno de los mayores problemas que experimenta la persona es su incapacidad para controlar esa preocupación, aunque llegue a tomar conciencia de que no tiene fundamento, pero no le es posible evitar la sensación de fracaso, el temor y la angustia. Suele presentar los siguientes síntomas:

- Inquietud. A veces se verbaliza como «tengo los nervios de punta».
- Cansancio. La persona se fatiga fácilmente.
- Dificultad para concentrarse.
- Irritabilidad.
- Dolores de cabeza y a veces temblores producidos por tensión muscular. Contracturas musculares.
- Dificultad para conciliar el sueño. La persona tarda en dormirse, se despierta con angustia y no logra volver a dormir o duerme menos de lo necesario.
- Sudoración, palpitaciones, dificultades respiratorias.
- Náuseas, vómitos, diarreas, dolores intestinales.

Cuando la ansiedad se presenta de forma continuada e impide el desarrollo normal de la vida cotidiana del enfermo, es preciso acudir al médico. Es una reacción psicológica y fisiológica, por lo que los tratamientos combinados para este trastorno suelen dar buenos resultados. Puede ser conveniente una terapia combinada de medicamentos, junto con una psicoterapia adecuada que modifique la postura del enfermo frente a las situaciones que generan ansiedad.

40

LA ANSIEDAD Y EL ESTRÉS, ¿PUEDEN SER POSITIVOS?

La ansiedad es un síntoma y no una enfermedad; es un síntoma como el dolor, una señal que el organismo nos envía como un aviso de que se está produciendo algún proceso patológico en nuestro interior.

Pero, igual que hay un colesterol «bueno» y un colesterol «malo», hay una ansiedad y un estrés que son positivos y una ansiedad y un estrés que son negativos. De la misma forma que en el colesterol, todo depende del efecto que produzcan en el organismo.

- La ansiedad y el estrés son positivos cuando se convierten en motivación para impulsar a la persona a lograr una meta beneficiosa, como conseguir un puesto de trabajo, aprobar una oposición o lograr una conferencia brillante.
- La ansiedad y el estrés son negativos cuando se convierten en crisis de pánico, en malestar, en fobia, en dolor o en sufrimiento.

41

¿EL ESTRÉS POSTRAUMÁTICO SE ORIGINA EN LA GUERRA?

Durante la guerra de secesión de Estados Unidos (1861-1865), unos doscientos mil soldados de la Unión fueron internados en prisiones sudistas, donde se convirtieron en cadáveres andantes que terminaban muriendo de escorbuto, de diarrea y de estrés[43]. Años después, un grupo de investigadoras de la Universidad de California en Los Ángeles averiguaron lo que sucedió y supieron qué fue de aquellos

---

43. Dora Costa, economista de la Universidad de California y principal autora de este estudio.

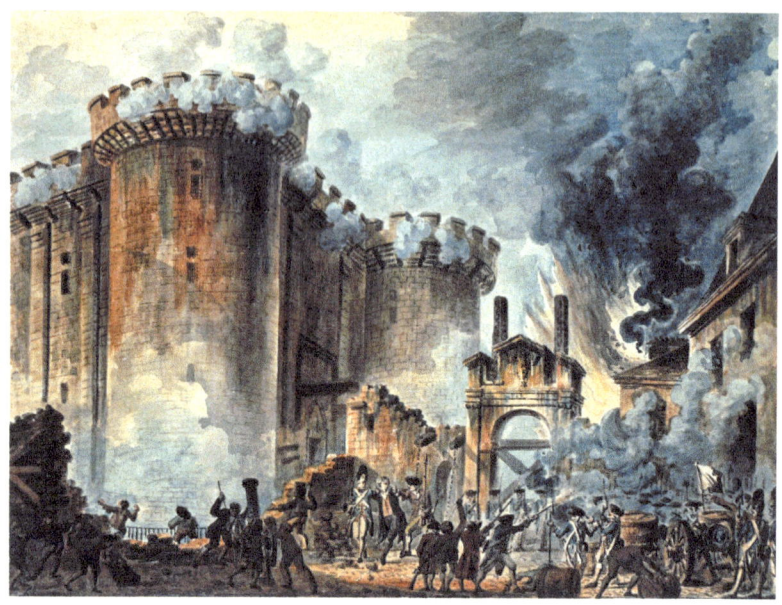

La guerra es productora de estrés postraumático. *La toma de la Bastilla,* Jean-Pierre Houël, Biblioteca Nacional de Francia.

hombres, después de que salieran de los campos de concentración.

La investigación y el análisis de los datos obtenidos dieron como resultado que los hijos pueden heredar el sufrimiento de sus padres, porque, de alguna forma, queda grabado en su ADN. Los hijos de los soldados que padecieron internamiento vivieron menos que los hijos de los soldados que no fueron prisioneros e, incluso, menos que sus propios hermanos nacidos antes de la guerra.

Según el estudio publicado por *IntraMed*[44], los descendientes de los soldados que sufrieron prisión durante la guerra de secesión de los Estados Unidos vivieron menos que los demás soldados. Las condiciones fueron tan duras que el 40 % de los prisioneros no pudo sobrevivir.

El estudio se llevó a cabo controlando diversos factores, como las condiciones socioeconómicas, el origen, la fecha

---

44. «Los hijos heredan el sufrimiento de los padres», 29 de octubre de 2018.

de alistamiento o el estado de salud previo al internamiento en el campo de concentración.

A continuación, se comparó la longevidad de los hijos de los soldados que sufrieron prisión con la de los hijos de los soldados que no fueron prisioneros. El resultado fue que, en iguales circunstancias y a la misma edad, los primeros tenían el doble de probabilidades de haber muerto. Otro de los datos que corrobora la tesis de la base epigenética (estudio de los cambios que activan o desactivan genes, que vimos en el capítulo 1) es que, en una misma familia, los hijos del soldado prisionero que nacieron después de que el padre sobreviviera tenían más probabilidades de morir antes que sus hermanos nacidos antes de la guerra, cuando alcanzaran la misma edad.

El dolor físico y el dolor psicológico, es decir, el estrés, sufridos por los padres se trasladaron a los hijos en forma de otro tipo de padecimientos que acortó su esperanza de vida. Sin embargo, esta herencia parece que iba ligada al sexo, como sucede con la hemofilia, que solamente la transmiten las mujeres y que solamente la padecen los varones. Una investigadora de la Universidad de Estocolmo que participó en este estudio comprobó que las hijas de los soldados prisioneros en los campos de concentración vivieron tantos años como los hijos varones de los soldados que se libraron de la prisión.

Ni las autoras del estudio ni los expertos consultados posteriormente tuvieron la certeza del porqué de esta discriminación por sexos. La única forma posible de averiguarlo podría ser el análisis de los datos de la tercera generación, de los nietos y nietas de soldados prisioneros. Una investigación que está en curso.

Según un estudio publicado en la revista científica *NeuroImage*, cuando el miedo proviene de un riesgo que amenaza la vida, puede llegar a convertirse en estrés postraumático originado a causa de una situación gravemente dolorosa, crítica o peligrosa, como una guerra, un ataque, una violación, la muerte violenta de un ser querido o, como por desgracia muchas personas sufrieron, durante una pandemia como la de la covid-19.

El miedo genera vulnerabilidad a la ansiedad en el cerebro de quien lo sufre, de forma que las experiencias terroríficas

Hipótesis epigenética de la transmisión del trauma

Los descendientes de prisioneros de la Guerra de Secesión americana vivieron menos que los del resto de soldados

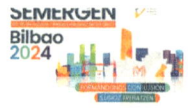

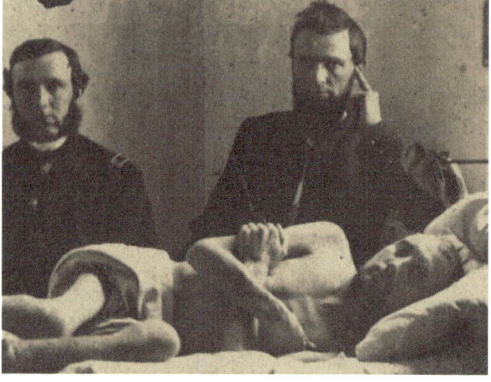

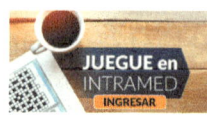

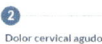

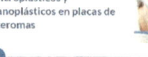
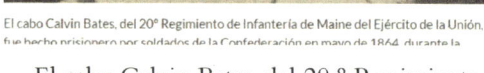
El cabo Calvin Bates, del 20º Regimiento de Infantería de Maine del Ejército de la Unión, fue hecho prisionero por soldados de la Confederación en mayo de 1864, durante la

El cabo Calvin Bates, del 20.º Regimiento de Infantería de Maine del Ejército de la Unión, fue hecho prisionero por soldados de la Confederación en mayo de 1864, durante la guerra de secesión. Apenas estuvo cuatro meses en el campo de prisioneros de Andersonville (Georgia), pero salió de allí demacrado, enfermo, con los dos pies amputados y un intenso sufrimiento en su mirada[45].

se transforman en ansiedad, debido a que el miedo anula el gen que transporta la serotonina, un neurotransmisor que tiene la función de controlar las emociones.

Este estudio permitió averiguar que la actividad cerebral es diferente en una respuesta al miedo cuando hay ansiedad o estrés. Como hemos dicho, la ansiedad lleva la actividad neuronal a numerosas zonas cerebrales y eso hace que el cerebro pierda la coordinación entre sus regiones, lo que lo incapacita para controlar la situación de miedo.

Por eso, en el estrés que se produce después de una situación traumática, el llamado estrés postraumático, la mente del enfermo le hace revivir la situación de terror, y puede

---

45. www.intramed.net/contenidover.asp?contenidoid=93306.

incluso revivirla con alucinaciones visuales y auditivas relacionadas con el trauma sufrido[46].

El exceso de respuestas del cerebro a situaciones nocivas tiene efecto acumulativo. El neuroendocrinólogo norteamericano Bruce S. McEwen, en su artículo «El cerebro y el estrés», publicado por la revista *IntraMed* el 30 de marzo de 2018, afirma que, después de una experiencia estresante, no es posible volver el reloj hacia atrás. Por ello, se puede hablar de recuperación, pero no de reversión del daño producido.

Esto se explica porque, aunque el enfermo tenga capacidad para volver a la estabilidad psíquica después de un proceso estresante, la respuesta de su organismo a ese factor estresante puede alterar el funcionamiento del organismo y hacer que su capacidad de recuperar la estabilidad sea menor que la previa, lo que da lugar al miedo persistente que caracteriza este trastorno. Sucede en casos de estrés de alta intensidad y, además, crónico, repetitivo, pero no en casos de estrés de baja intensidad que el paciente puede solucionar por sí mismo.

El estrés postraumático se manifiesta con síntomas como la reviviscencia, que es un regreso emocional a la situación traumática vivida, que se vuelve a vivenciar con todo el dolor que en su momento produjo. Se da, por ejemplo, en víctimas de violencia, especialmente de género o violencia intrafamiliar, pues viven una larga situación similar al estado de guerra.

Otro de los síntomas del estrés postraumático es la evasión, que es una huida de las situaciones que pueden recordar lo anteriormente vivido con dolor y con angustia. Y otro síntoma es la hipervigilancia, la compulsión a vigilar constantemente la posibilidad de que vuelva a producirse la situación traumática.

A esto hay que sumar los pensamientos, los recuerdos, los posibles remordimientos y sentimientos de culpa derivados de la situación causante del trauma.

---

46. www.psiqu.com/2-62324.

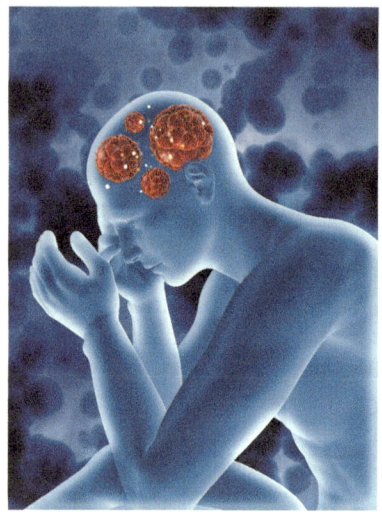

El estrés postraumático
deja graves secuelas físicas y
psicológicas.

42

¿Hay tratamientos para al estrés?

Según el doctor Daniel López Rosetti, especialista en medicina del estrés[47], nuestro cerebro no es capaz de distinguir un desastre imaginario de uno real. Por ello, el tratamiento del estrés debe hacerse en términos médicos, psicológicos y filosóficos, porque es preciso entender el estrés como sufrimiento. El aspecto filosófico del tratamiento aporta «la frontera final para vivir lo mejor posible».

Señala que, «hoy, el estrés crónico, el sufrimiento crónico, es un estado de inflamación crónica de bajo grado que condiciona un sinnúmero de condiciones», como accidentes cardiovasculares que pueden explicarse con factores psicosociales, porque, hasta que llega a producirse el evento cardiovascular, la persona con estrés está sufriendo.

---

47. Abud, Celina, entrevista publicada por *IntraMed* el 3 de abril de 2024.

De hecho, el estrés psicosocial es un grave factor de riesgo común para sufrir un accidente cerebrovascular (ataque cerebral) o un infarto de miocardio. Por tanto, es imprescindible mantener el control médico del riesgo que supone la exposición a estrés continuado, para prever y evitar una consecuencia desastrosa.

Junto con el tratamiento farmacológico, el tratamiento psicológico es muy útil para cambiar las perspectivas personales que desembocan en frustración y descontento, ya que ambos factores generan altas dosis de ansiedad. La psicoterapia es importante también para crear o activar habilidades de afrontamiento que permitan responder adecuadamente a la situación generadora de estrés. Para reducir la ansiedad y el estrés, también resultan útiles algunos recursos como el yoga o la meditación *mindfulness*.

Un nuevo método que se ha analizado y ha dado resultados positivos para el tratamiento del estrés es la «autoayuda guiada centrada en el trauma». Se trata de un tratamiento psicológico aplicado por un terapeuta, que reduce los síntomas del estrés postraumático, así como los síntomas ansiosos y depresivos que lo acompañan[48].

¿Qué papel desempeñan las expectativas en estos trastornos?

Las expectativas son ideas preconcebidas o ideas derivadas de la propia experiencia, como sucede a veces cuando el padre o la madre esperan del hijo o la hija que cumpla un papel ya asignado según sus creencias o sus experiencias: «Mi hijo será lo que yo no pude ser. Mi hija llegará adonde yo no pude llegar».

Las expectativas condicionan las relaciones humanas no solamente con otras personas, sino con animales o incluso con seres inanimados, porque el deseo por obtener algo que nos gusta o nos interesa desvirtúa la realidad, oculta las sombras, y muestra únicamente el lado luminoso de la persona, del asunto o del objeto. Aquí nace lo que en la terminología de la venta se denomina «angustia poscompra», el malestar de

---

48. «Intervenciones guiadas de autoayuda centradas en el trauma para el trastorno de estrés postraumático», en www.psiqu.com/2-67800.

haber adquirido algo que puede no cumplir las expectativas del comprador.

Dicen los expertos en *marketing* que las grandes expectativas nos tienden una trampa, ya que nos obligan a elevar el listón de nuestras experiencias para que la realidad nos resulte satisfactoria[49]. Su consejo es que conviene aprender a tener confianza en las personas, asuntos u objetos de los que esperamos algo, pero sin crear expectativas concretas. El último eslabón de esta cadena de aprendizaje podría ser aprender a aceptar a los demás como son, con sus virtudes y sus defectos. Y aprender a aceptar los objetos que nos decepcionan tratando de extraer de ellos lo mejor que tengan.

¿Es verdad que hay una hormona de la ansiedad?

Nuestro organismo segrega un hormona que nos protege de la ansiedad[50]. Los investigadores del Consejo Superior de Investigaciones Científicas (CSIC) en el Instituto Cajal utilizaron técnicas de ingeniería genética para demostrar la relación entre una hormona que genera nuestro cuerpo y el control de la ansiedad y el estrés. Los resultados demostraron que la adrenomedulina protege el cerebro de la ansiedad y del estrés, y puesto que el cerebro humano la produce, su existencia supone una capacidad innata para tolerar situaciones generadoras de ansiedad, sin sufrir síntomas graves.

Pero este hallazgo no es todavía una solución para quienes sufren trastornos por ansiedad o estrés, aunque es un paso adelante en el conocimiento de nuestras defensas innatas. Además, permite analizar las diferencias que se aprecian en la respuesta de distintas personas ante una misma situación que, para algunas, genera ansiedad y desbordamiento de angustia y, para otras, se queda en un simple susto. Esto permite entender la diferencia entre la preocupación normal y la preocupación excesiva.

¿Cómo evitar la preocupación excesiva?

La palabra «preocupación» conlleva el prefijo de algo que aún no ha sucedido: -*pre*. Vivimos un tiempo en el que

---

49. www.psiqu.com/2-63834.
50. López, Ángeles, «Un gen que protege de la ansiedad y el estrés», en *IntraMed*, 19 de agosto de 2008.

las noticias que llegan no hacen más que preocuparnos y perturbar nuestro bienestar, si es que lo hemos conseguido. Además, nuestra conciencia nos permite prever el futuro, planificarlo y prepararnos para él, es decir, imaginar soluciones para situaciones que no solamente no se dan en el presente, sino que ni siquiera se sabe si algún día se van a producir.

La preocupación se presenta acompañando a la ansiedad y es la ansiedad la que nos llena la mente de ideas o imágenes negativas que pueden llegar a convertirse en catastróficas, porque la ansiedad no entiende de realidades, sino que crece y se retroalimenta para invadir nuestro mundo de sensaciones angustiosas que, en numerosas ocasiones, nunca llegan a suceder.

Los psicólogos Matthew Whalley y Hardeep Kaur, autores de la guía *Cómo vivir con la ansiedad y la preocupación en medio de una incertidumbre global*, dividen las preocupaciones en dos grandes tipos: las que corresponden a problemas reales y las que corresponden a problemas hipotéticos.

La guía elaborada por los citados autores incluye un árbol de decisiones que se inicia identificando el asunto de la preocupación: «¿Qué me preocupa?». Continúa analizando las posibilidades de solucionar el asunto: «¿Puedo hacer algo por solucionarlo?».

Los expertos ofrecen una serie de recomendaciones para abordar el estado de ansiedad que generan las preocupaciones, es decir, cuando las preocupaciones no se limitan a mantenernos alerta en busca de una solución o un remedio, sino cuando se convierten en un problema psicológico que puede degenerar en un trastorno de ansiedad:

- Ante todo, conviene tener en cuenta que el 90% de todo aquello que un día nos preocupó no se cumplió, no sucedió o, si sucedió, no fue tan grave ni tan doloroso.
- Mantener un equilibrio conseguido a base de no renunciar a las actividades que producen placer y bienestar, actividades que procuran distracción y mantienen la mente y el cuerpo activos, para evitar caer en la inacción que se llenaría de pesadumbre, malestar y angustia.

- Aprender a distinguir la preocupación real de la hipotética. Analizar cuidadosamente la situación que genera preocupación y separar lo real, lo que realmente sucede, de lo imaginario, lo que prevemos que va a suceder pero que ni ha sucedido ni hay indicios objetivos de que vaya a suceder.
- Procurar retrasar las preocupaciones para el momento en que realmente sea necesario ocuparse de ellas.
- Practicar el método de meditación *mindfulness*, que es muy eficaz para controlar las emociones y el malestar de las preocupaciones.

¿Existe un trastorno de ansiedad social?

Es un trastorno en el que la persona anticipa una acogida negativa por parte de un grupo social y se carga de ansiedad y malestar. El temor al rechazo, a la burla o a la humillación puede fundarse en una situación previamente vivida o no.
Presenta los síntomas siguientes:

- Ansiedad intensa ante una o más situaciones sociales, que anticipa, y en las que ha de someterse al juicio de otros, como mantener una conversación o una reunión con desconocidos, actuar ante otros, etc. El miedo escénico es un ejemplo.
- Evitar las situaciones sociales o soportarlas con temor o ansiedad intensos.
- La ansiedad o el temor son desproporcionados a la amenaza que plantea la situación social.
- La ansiedad, el temor o la evitación son persistentes y duran al menos seis meses.
- La ansiedad, el temor o la evitación causan malestar y deterioro en lo social, laboral

> La realidad virtual inmersiva es una tecnología que sumerge al sujeto en un mundo artificial creado por un sistema informático. Se utiliza desde hace mucho tiempo en el aprendizaje de profesiones como la de piloto o submarinista. En el caso de la ansiedad social, puede llegar a ser útil para que el paciente aprenda a controlar su ansiedad, gradualmente, mientras se va sumergiendo en una situación social ficticia.

y otros aspectos importantes del funcionamiento de la persona.

- La ansiedad, el miedo o la evitación no se pueden atribuir a los efectos fisiológicos del empleo de sustancias ni a otra afección médica.

- Tampoco se pueden atribuir a afecciones como enfermedad de Parkinson, obesidad o desfiguración debida a quemaduras u otras lesiones.

- Si la ansiedad o el miedo solamente se presentan a la hora de hablar o actuar en público, el trastorno es ansiedad de actuación o pánico escénico.

El tratamiento efectivo es la psicoterapia cognitiva conductual y, para las personas que no acceden a someterse a ella, existe un tratamiento farmacológico muy eficaz. Los profesionales de atención primaria deben ser el primer paso para abordar este sufrimiento, que puede derivar en una depresión grave.

Un tratamiento novedoso es la terapia de realidad virtual inmersiva, aunque todavía está en investigación y se aplica solamente en determinados casos.

43

¿Es útil razonar el terror a los ratones o el pánico a volar?

En un tren de media distancia, una mujer necesitó ir al lavabo. La puerta estaba cerrada y ella esperó a que saliera el usuario. Se abrió la puerta y salió otra mujer. La que esperaba, miró al interior de la cabina y exclamó: «¡Ay! Este tipo de baños me dan una claustrofobia tremenda. No puedo entrar porque, en cuanto que se cierre la puerta, me pongo a morir». La mujer que salía se ofreció a quedar en pie, manteniendo la puerta abierta, mientras la fóbica utilizaba el servicio, para evitar que la vieran desde fuera o que ella sufriera una crisis.

El psicólogo alemán Gustav Jung dijo que lo que negamos nos somete, pero que lo que aceptamos nos transforma. Por eso, las estrategias de afrontamiento para el miedo, la ansiedad y el estrés son de gran utilidad. Pero eso significa pasar por la consulta del psicólogo.

Por otro lado, como tantas otras fobias, el terror a los ratones o el pánico a volar son formas de miedo mágico o preparado que mayor ansiedad generan.

Las fobias son trastornos de ansiedad que generan un terror desproporcionado e irracional ante un objeto o situación objetivamente inocuo o escasamente peligroso.

Las fobias son inaccesibles a la lógica porque quien las sufre sabe sobradamente que su miedo es absurdo, pero le es imposible enfrentarse a él, ya que la carga de ansiedad que le produce el objeto fóbico se convierte en crisis de pánico insoportable. Estas crisis tienen un nombre muy adecuado, que es «episodio de angustia fóbica», en el que el paciente sufre un ataque de pánico, a veces de enormes dimensiones, ante la sola idea de encontrarse con un ratón o de subir a un avión.

Una fobia extendida y poco conocida, que se da con mayor frecuencia en niños, es la fagogobia o miedo persistente a tragar. No se trata de un trastorno de la conducta alimentaria. En ocasiones, se produce por una situación traumática previa de atragantamiento, aunque no necesariamente haya existido esa situación en la realidad, sino que es un temor que se da en la mente del fóbico. Los niños lo suelen verbalizar como que no pueden comer, no que no quieran comer. Los adultos lo suelen verbalizan como miedo a atragantarse, sin que haya experiencia previa alguna.

Si las fobias son miedos, ¿las respuestas son las mismas que al miedo?

Así es. La respuesta a una fobia puede ser de huida o ataque. La persona que se niega a tomar un avión porque tiene fobia a volar está respondiendo con huida al objeto fóbico. La persona que mata a un insecto o a un ratoncillo inofensivo que le produce fobia está respondiendo con ataque.

Otra fobia que nos han traído las redes sociales es la llamada «fobia al selfi». Es una fobia a la propia imagen, cuando no concuerda con la imagen ideal que hemos creado para

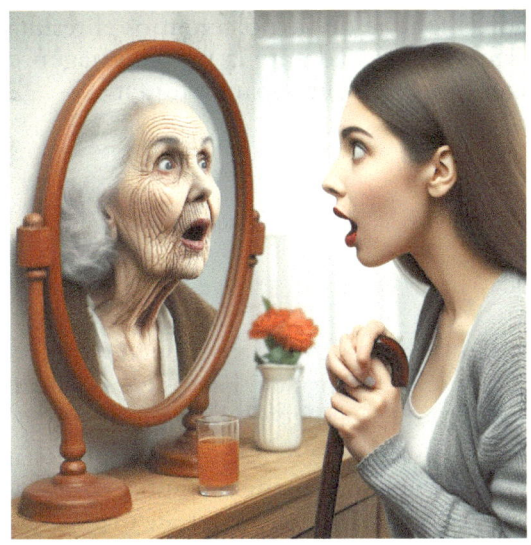

El vasallaje que a veces imponen las redes
sociales ha generado un nuevo trastorno de
fobia a la propia imagen, la fobia al selfi.

que la red social nos acepte como miembro con todos los
honores.

Esta fobia se construye a partir de un proceso que empieza por achacar un valor de fetiche a los *influencers* que gobiernan la moda en las redes sociales, o bien a quien quiera que maneje los hilos del «me gusta» y «no me gusta».

El siguiente paso consiste en utilizar los recursos tecnológicos de tratamiento de imágenes para crear un yo virtual perfecto o cuasiperfecto, es decir, que cumpla todos los requisitos para recibir numerosos «me gusta» o «me encanta» de los colegas o del *influencer* de turno.

Una vez conseguido el yo virtual ideal, el conflicto se presenta al comprobar que el yo real no tiene nada que ver con ese yo virtual y que la imagen ideal está muy lejos de la imagen real.

La ansiedad que genera el rechazo a la propia imagen tiene el nombre de dismorfofobia, es decir, fobia a la propia forma física y tiene numerosos orígenes como la baja autoestima o el autoconcepto negativo. Si les sumamos la dependencia que genera la demanda implacable de la moda impuesta por el fetiche de turno, tenemos el resultado que es la fobia al selfi, la ansiedad ante la propia imagen comparada con la imagen imprescindible para triunfar.

44

¿CÓMO SÉ QUE LO MÍO ES UNA FOBIA Y NO MIEDO?

- El miedo se puede explicar, se puede intelectualizar, se puede, sobre todo, afrontar. Es posible conocer su origen y el proceso que ha seguido para producir ese temor.
- La fobia no se puede explicar, no se puede intelectualizar, no se puede, en manera alguna, afrontar. Es imposible o poco probable conocer su origen y el proceso que ha seguido para producir ese temor.

45

¿QUÉ HACER Y QUÉ NO HACER ANTE UNA FOBIA INFANTIL?

Ante una fobia, infantil o adulta, no hay explicación ni razonamiento ni lógica alguna que sirva para algo. Por tanto, lo primero que hay que hacer ante una fobia es evitarle a quien la sufre enfrentarse al objeto fóbico, en ocasiones, ni siquiera mencionarlo. Lo segundo es pedir ayuda psicológica, porque hay varios métodos para el tratamiento de las fobias.

En cuanto al tratamiento psicológico, el control de una fobia se consigue algunas veces aumentando paulatinamente la exposición al agente fóbico, enseñando previamente al fóbico a controlar su ansiedad, paso a paso, y siempre sin forzar lo más mínimo su aceptación de acercarse al objeto fóbico. Aquí se tiene en cuenta el principio de que «no es no», porque forzar la exposición del fóbico al objeto que le aterra solamente conseguirá producirle una crisis de pánico y la pérdida total del resultado terapéutico.

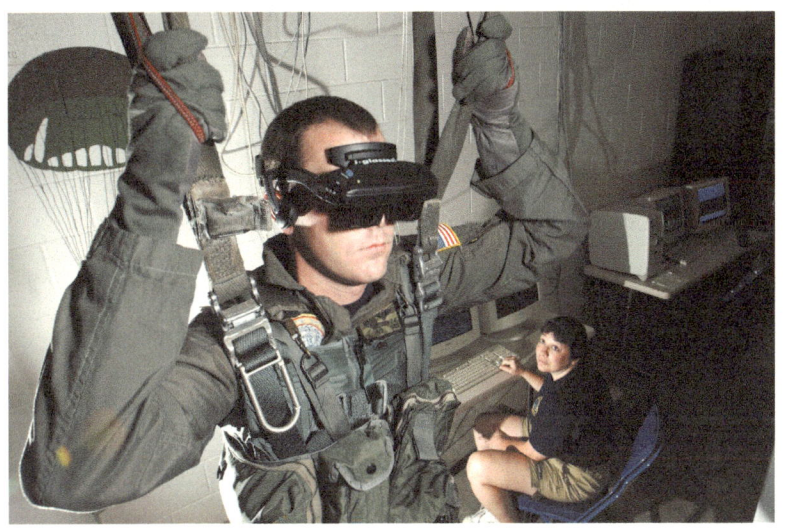

La realidad virtual sumerge al sujeto en un mundo ficticio creado
por ordenador y es una herramienta novedosa para el tratamiento de
situaciones que generan ansiedad.
Fuente: Wikimedia Commons.

La realidad virtual inmersiva puede ser un tratamiento
eficaz, siempre y cuando el caso lo requiera y el paciente
lo tolere, precisamente porque permite acercar gradualmente al paciente a su objeto fóbico, a medida que va siendo
capaz de controlar la ansiedad que le produce y ese objeto
fóbico puede ser más controlable y accesible utilizando esta
tecnología. Por ejemplo, para tratar la fobia a los perros, se ha
utilizado frecuentemente un perro que se va aproximando
gradualmente al paciente, a medida que este va controlando
su ansiedad y admite que el animal se le acerque. En la etapa
final, el paciente permite que el perro se eche sobre él.

El tratamiento puede también ser multidisciplinar: psicoterapia y psicofármacos si es necesario. Si se trata de un niño, es
muy importante que participen el entorno escolar y familiar.

VII

TRASTORNOS OBSESIVOS Y OBSESIVO-COMPULSIVOS

46

¿UNA OBSESIÓN ES LO MISMO QUE UNA COMPULSIÓN?

En 1962, se proyectó en España la película *Obsesión*, de Roger Corman. Su argumento, que generó más de una obsesión entre los espectadores, y más de una crisis de pánico ante la idea de sufrir un ataque de catalepsia y ser enterrado vivo, era el siguiente:

Al exhumar los restos mortales de un hombre, el cadáver apareció con un aspecto terrorífico. El interior de la tapa del ataúd estaba manchado de sangre y las manos del cadáver estaban destrozadas. Todo apuntaba a que lo habían enterrado vivo tras sufrir un ataque de catalepsia, un estado patológico en que el paciente permanece vivo y consciente, pero no puede exteriorizar signo alguno de vida.

Uno de los testigos de aquella espantosa escena se obsesionó con la posibilidad de sufrir un caso similar y organizó toda su vida en torno a su obsesión. Se hizo construir una cripta en la que colocó un ataúd equipado con resortes para poderlo abrir desde el interior e hizo saber a todo el mundo que su voluntad era ser enterrado en aquel lugar. Pasaba el día dándole vueltas al tema y siempre descubría la posibilidad de un fallo que le impidiera salir del féretro o que alguien omitiera su voluntad de enterrarle allí. Tras ello, revisaba los sistemas, corregía los posibles fallos, reconstruía el invento y urdía nuevas formas de hacer cumplir su voluntad. En cada ocasión en que descubría la posibilidad de ser enterrado vivo, la aterradora imagen del cadáver volvía vívida a su mente.

La palabra «obsesión» procede el latín *obsidere*, que significa «sitiar», porque la persona que sufre obsesiones se encuentra en estado de sitio.

Es frecuente oír esta palabra en boca de alguien que no padece ansiedad ni malestar alguno, sino que, simplemente, piensa continuamente en algo o necesita actuar de determinada manera. Recordemos que el diagnóstico de trastorno mental requiere que el malestar interfiera en la vida normal y haga padecer a quien lo sufre o a su entorno. Si no se da este padecimiento, no se trata de un trastorno, sino de una forma de ser o de la reacción a una situación temporal, por ejemplo, darles mil vueltas a las consabidas preguntas al salir de casa: «¿He cerrado bien los grifos? ¿No me habré dejado el gas abierto? ¿Llevo las llaves? Algo se me olvida, seguro».

La obsesión se conoce también como *folie du doute*, la enfermedad de la duda, la duda enloquecedora que a veces se presenta acompañada de ideas absurdas, pero imposibles de eludir, llamadas ideas de contraste, como esas ideas que surgen en el momento más inoportuno y que nos hacen padecer ante la sola posibilidad de llevarlas a cabo, como cantar o reír en voz alta en un funeral.

Sin embargo, quien sufre un trastorno obsesivo no consigue rechazar esas ideas, que llegan a producirle gran ansiedad. En otros casos, la obsesión se presenta para evitar una decisión que supone una carga de angustia. Se presenta con mucha frecuencia en casos de ruptura amorosa.

En una pareja, uno de sus miembros toma conciencia de que el otro no lo quiere o no le quiere bien, porque la relación es causa continua de disgustos, polémicas y malestares. Incluso se da cuenta de que lo somete a un trato degradante y le hace sufrir continuamente. Entonces determina romper la relación. Pero, en el mismo instante en que llega a esa determinación, la carga de angustia se hace insostenible. Solo pensar en vivir sin su pareja le parece insufrible y, sin embargo, tiene que romper.

En ese momento acude la obsesión como un mecanismo para eliminar la angustia que se le produce y se plantea la posibilidad de desdecirse: «¿Por qué ahora? ¿No podría darle otra oportunidad? Tal vez, si hablásemos, podríamos llegar a un acuerdo».

Con ello, esa persona da marcha atrás en su decisión y la relación continúa como estaba, porque ni el acuerdo funciona ni la oportunidad sirve para nada. Cada vez que se plantea la ruptura, la obsesión le presenta otro planteamiento, incluso la posibilidad de que la culpa sea suya y no de la pareja, lo que incluye la búsqueda obsesiva del acto culpable: «¿Qué hice para que las cosas se deteriorasen de tal manera?». Y así, vuelta a lo mismo, sin que el sufriente sea capaz de romper el círculo vicioso de la obsesión.

En cuanto a la compulsión, que muchas veces acompaña a la obsesión, es un impulso irrefrenable de realizar actos o, incluso, rituales que, aunque ilógicos y absurdos, no se puede evitar llevar a cabo. Como en el caso de la obsesión, la compulsión puede darse a pequeña escala, sin que interfiera en la vida normal ni perjudique a persona alguna, como el típico ejemplo de no pisar las líneas que separan las baldosas del suelo de la calle, la necesidad de mirar debajo de la cama antes de acostarse, aun sabiendo positivamente que nada sucede por pisar la raya y que nada va a encontrar debajo de la cama; la compulsión incita al acto, aunque puede evitarse con cierto esfuerzo de voluntad.

La compulsión se convierte en un trastorno cuando quien la padece no es capaz de evitar los rituales que ejecuta, porque, si lo intenta, le sobreviene una carga de ansiedad acompañada de la sensación irracional de que se producirá una situación calamitosa o desastrosa.

Por ejemplo, Francisco sale de su casa, si no todas las noches, sí con mucha frecuencia. Sale solo, sin compañía alguna y, si alguien se ofrece a acompañarle, lo rechaza. Su itinerario es casi siempre el mismo. De contenedor en contenedor, recorre distintas calles de su barrio y va recogiendo todo tipo de objetos. Muebles rotos, objetos averiados, bolsas de ropa

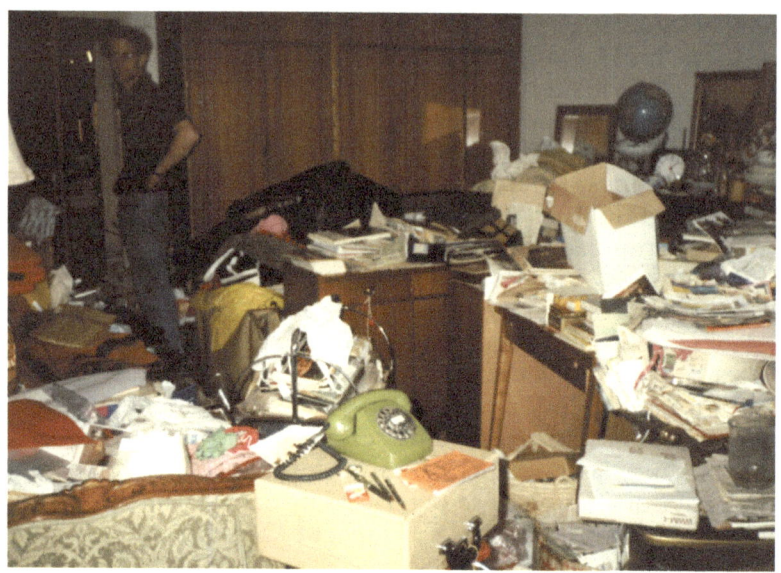

El trastorno por acumulación reduce la calidad de vida y pone en peligro la vivienda y las relaciones personales y sociales de quien lo padece.
Fuente: Wikimedia Commons.

usada, maderas, cualquier cosa puede ser objeto de deseo para él. Lo lleva a su casa y lo deja en cualquier lugar de la vivienda, que presenta un desorden caótico.

Francisco padece un trastorno por acumulación que se conoce como el síndrome de Diógenes. Una compulsión que reduce la calidad de vida de quien la padece y, si vive en familia, es causa de numerosos conflictos. Los afectados por este trastorno no revelan sus dificultades cuando se les pregunta ni buscan ayuda ni hablan de ello. El estigma social y la vergüenza son la barrera que les impide solicitar ayuda o participar su malestar. Pero, con frecuencia, este trastorno se pone de manifiesto cuando el paciente acude a consultar otro malestar y el profesional detecta la compulsión que padece, uno de cuyos síntomas es, junto con la acumulación, la negativa a deshacerse de lo acumulado.

¿Es lo mismo el anancasticismo que la personalidad obsesiva o el trastorno?

La personalidad obsesiva u obsesivo-compulsiva, también llamada personalidad anancástica (del griego *anankè*, que significa «destino»), tiende a sufrir trastornos obsesivos o compulsivos, aunque no ha de sufrirlos necesariamente.

La personalidad anancástica es una forma de ser, no un trastorno, al menos hasta el momento en que los síntomas se agraven. La personalidad obsesiva u obsesivo-compulsiva tiene las siguientes características:

- Son ordenados, meticulosos y perfeccionistas.
- Suelen ser inseguros, lo que los conduce a la continua repetición y comprobación de acciones para paliar su ansiedad.
- Son rígidos. Se aferran a convencionalismos sociales y cualquier transgresión les molesta. Son exigentes y críticos.
- Son pesimistas. Necesitan tenerlo todo previsto por si algo sale mal.
- Necesitan controlarlo todo, investigan y buscan minuciosamente.
- Las responsabilidades les producen malestar. Pero, en el trabajo, son minuciosos y perfeccionistas.

La diferencia entre la personalidad y el trastorno obsesivo-compulsivo es que el trastorno tiene como base la ansiedad, mientras que la personalidad tendente a la obsesión o compulsión es, cuando llega a la gravedad que lo identifica, un trastorno de la personalidad.

¿Estos trastornos se agravan a causa del abuso de la tecnología?

La tecnología facilita o agrava algunos de estos trastornos, siempre, como venimos repitiendo, que el usuario pase del uso al abuso.

La hipocondría es un trastorno por ansiedad centrado en la salud, que llega a obsesionar a quien lo sufre por

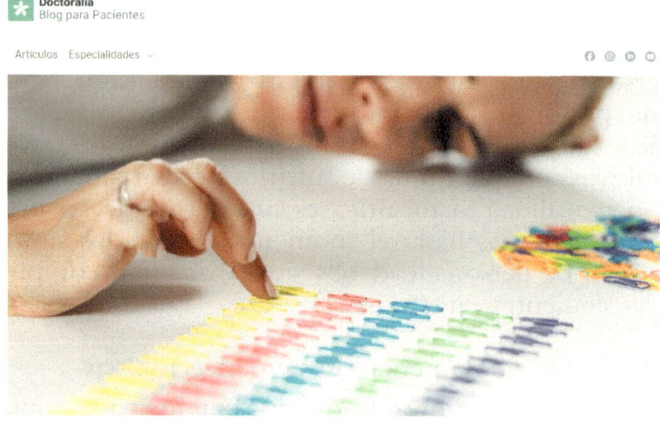

Las emociones como el afecto, la ternura y el cariño, son emociones que les son más difíciles de experimentar

¿Qué es un trastorno obsesivo-compulsivo de la personalidad?

Es un patrón general de **preocupación por el orden, el perfeccionismo, y el control mental e interpersonal**, a expensas de la flexibilidad, la espontaneidad y la eficiencia, que empieza

La web Doctoralia.es ofrece, además de orientación y ayuda, un blog para el paciente de trastorno obsesivo-compulsivo.

comprobar si su salud está en buen estado y a temer constantemente un contagio, una recaída o una enfermedad. Cuando se agrava, la persona sufre en gran manera creyendo padecer una o más enfermedades graves y busca remedios en todas partes.

Sin embargo, esa creencia puede no ser tan real, porque, si preguntamos a un hipocondriaco si sabe que todas sus patologías están en su mente, puede responder que sí lo sabe, pero que para él siguen siendo reales. Es «su» realidad.

Por ejemplo, un hombre de mediana edad solía acudir a la farmacia de su barrio para pedir placebos. Alguien le preguntó que para qué quería los placebos si sabía de sobra que no eran más que azúcar. Y él respondió con toda la calma del mundo: «Como soy hipocondriaco, los tomo para quitarme los síntomas de las enfermedades que creo padecer».

Si a la hipocondría le sumamos la facilidad que ofrece internet para consultar síntomas, enfermedades y remedios, encontramos un nuevo trastorno que se llama cibercondría, y que es precisamente esa búsqueda que llega a la obsesión y que se realiza con una gran carga de angustia que, a veces, llega a situaciones peligrosas con el autodiagnóstico y la consecuente o no automedicación, a lo que se llega cuando se sustituyen las consultas al médico por consultas al doctor Google.

Otros trastornos que se generan por la inadecuada utilización de la tecnología son la nomofobia y el síndrome FOMO (siglas de una expresión inglesa que significa «miedo a perderse algo»). En síntesis, ambos son pánico irracional a perder el teléfono móvil o a permanecer sin conexión por falta de cobertura, de batería, etc., y, con ello, la posibilidad de perderse algún evento acaecido en línea, en alguna red social o advertido en algún mensaje. Esto lleva a la necesidad de mantenerse constantemente en conexión, vigilando cada pocos minutos

Los placebos son falsos medicamentos, generalmente cápsulas rellenas de azúcar, que se utilizan para probar los efectos de medicamentos nuevos, en las primeras fases de la investigación. Se administran placebos a un grupo de pacientes que han aceptado previamente someterse a la prueba, y el medicamento real se administra a otro grupo de pacientes, sin que ninguno de ellos sepa si lo ingerido es medicamento o placebo. Si los resultados son idénticos tanto para los pacientes que han ingerido placebos como para los que han ingerido el medicamento real, la investigación no pasa a la siguiente fase, al comprobarse su ineficacia.

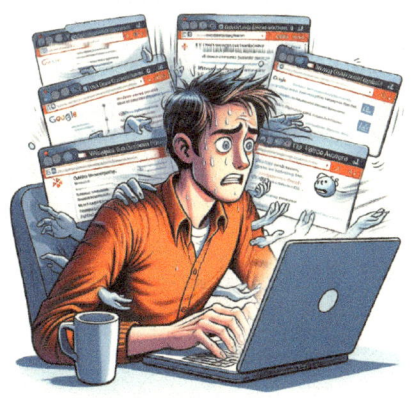

La búsqueda obsesiva de síntomas en internet es un trastorno mental.

los posibles mensajes, llamadas, comentarios, avisos, envíos y reenvíos.

Son variantes de un trastorno obsesivo-compulsivo y su terapéutica es siempre profesional, multidisciplinar o solamente psicológica, según cada caso. En el capítulo dedicado a la adicción, mencionamos la dependencia que generan internet y los dispositivos móviles. A partir de esa dependencia se pueden llegar a producir trastornos de tipo obsesivo como:

- Búsqueda de enfermedades.
- Angustia ante la pérdida del teléfono.
- Angustia ante la ausencia de conexión.
- Compulsión a mirar los mensajes y comprobar el perfil cada cinco minutos por miedo a perder alguna información.

El trastorno que conduce a la conexión constante con el mundo irreal de internet tiene diversas consecuencias, sobre todo, el aislamiento del mundo real y de los afectos y

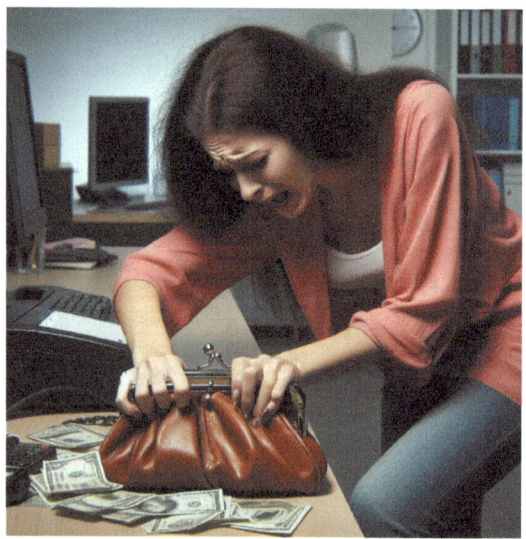

El pánico irracional a perder el teléfono móvil
es también un trastorno obsesivo.

apegos reales, ya sean familiares, laborales, escolares o sociales, porque todo ello interfiere en la relación patológica del enfermo con su entorno digital, que requiere una estrecha y constante comunicación para participar exhaustivamente de las experiencias de los miembros del grupo. Este trastorno ha sido calificado como un fenómeno agobiante, creciente y perturbador.

¿Cómo contribuyen las redes sociales a generar trastornos mentales?

Las redes sociales, no solamente las que se forman en el mundo digital, sino las de carne y hueso que toda la vida se han formado en el mundo real, tienen una capacidad casi ilimitada para alienar a sus miembros, que deben someterse a determinadas actividades, rituales o modelos de comportamiento para conseguir ser aceptados.

Anteriormente comentamos que la adaptación a esas normas grupales ha de ser proporcionada porque, si es desproporcionada, la adaptación es alienante, ya que el sujeto renuncia a su individualidad, a su identidad y a sus criterios y creencias personales para adoptar ciegamente la realidad (ficticia o no) que el grupo, sea entorno o red social, de carne y hueso o virtual, le obliga a adoptar, para permitir su adhesión. Y eso las convierte en dispositivos para la alienación.

Actualmente, las redes sociales pueden comportarse de forma amistosa, ofreciendo empatía y solidaridad a aquellos de sus miembros que las necesiten. Pero también pueden tratarlos como a vasallos que han de someterse a sus normas, bajo pena de expulsión y menosprecio, lo que también las hace actuar como dispositivos para la alienación, que funcionan cuando las personas que alienar son débiles o tienen una autoestima y un autoconcepto bajos y pobres.

> Una de las noticias de sociedad que nos llega con cierta frecuencia trata de las novatadas vejatorias a que los alumnos de universidades y colegios mayores someten a los recién llegados[51].

---

51. «"Novato, celibato": Siete investigadas por novatadas vejatorias en Madrid», *El Plural*, 11 de octubre de 2023.

Los grupos exclusivos siempre han obligado a los nuevos miembros a someterse a rituales más o menos vejatorios o incluso peligrosos para admitirlos como «suyos».

¿Cómo se llevan a cabo los retos virales?

Más allá de las novatadas, las redes sociales promueven desafíos a los que los jóvenes se someten movidos por la competitividad y la necesidad de aceptación y aplauso. Son juegos aparentemente inocentes y amistosos, en los que los concursantes son nominados cuando aceptan participar, y consisten en una actividad desafiante que conlleva una puntuación, a veces fija y a veces variable, según el grado de logro del participante.

Estos retos virales que demandan las redes sociales son, con frecuencia, peligrosos o ridículos, pero imprescindibles para ser acogido por el grupo y sentirse héroe, porque lo

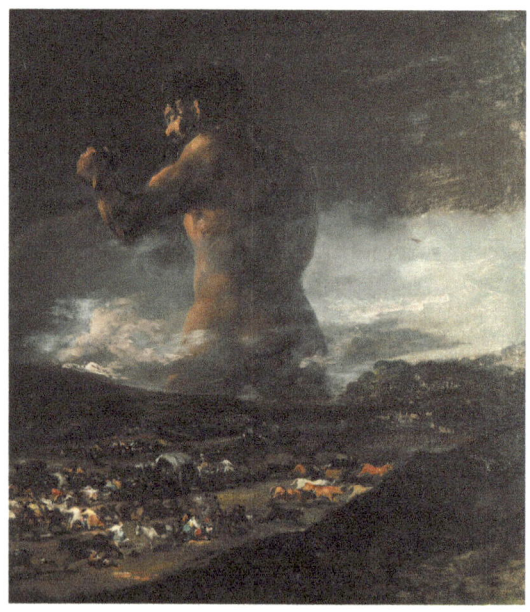

Las redes sociales de ahora y de siempre son poderosas frente a los seres minúsculos que las siguen o las temen. *El Coloso*, Goya, Museo del Prado, Madrid.

contrario, la no acogida, supone sentirse minúsculo y cobarde ante un poderoso gigante.

Por ejemplo, «es guay, mola, esto es lo que hacemos» son palabras claves para atraer a los participantes a un reto viral promovido por una red social.

Hay retos virales que pueden ser beneficiosos, como los juegos encaminados a mejorar algunas capacidades físicas o intelectuales, pero también sabemos de otros retos que fomentan la delgadez, el envenenamiento con productos químicos, el riesgo con selfis peligrosos o la estupidez, con actos ridículos o tan perversos como desaparecer de casa durante cuarenta y ocho horas.

Estos retos conceden puntos a quienes los superan, lo que aumenta la competitividad, la adicción, la obsesión por alcanzarlos y, además, el riesgo. Por ejemplo, el reto de las cuarenta y ocho horas fuera de casa concede mayor número de puntos si la familia o el vecindario organizan una búsqueda y muchos más puntos si se produce una alarma por desaparición.

En julio de 2021, un artículo publicado en la revista *Psiquiatria.com* denunció el tremendo incremento de autolesiones sufridas por menores, ligadas al aumento del uso de redes sociales, lo que también se había convertido en el mayor motivo de consulta psicológica que exponen a los menores «[…] a ser visibles ante muchas personas, contenidos y comportamientos, sin conocer la manera de afrontar toda esa información o las relaciones sociales más allá de la pantalla»[53].

Es recomendable visitar el blog Gaptain[52], que ofrece información y orientación sobre este tipo de actividades.

Estas situaciones requieren, cada vez más, el control parental para los menores y, ante todo, una educación adecuada que les enseñe a alcanzar el nivel adecuado de autocrítica para aplicar filtros lógicos a las actividades y juegos de internet.

---

52. www.gaptain.com/blog/author/gaptain.
53. www.psiqu.com/3-156.

47

Comprobar por sistema si la luz está apagada, ¿es trastorno o hábito?

En principio, es un hábito que puede denotar una personalidad tendente a obsesiones, pero puede convertirse en trastorno, como ya dijimos, en el momento en que interfiera en la vida normal de la persona o de las personas de su entorno; o bien si el intento de dejar de hacerlo genera ansiedad y malestar.

48

¿Por qué hay tanta gente que no está conforme con su imagen?

Ya hemos hablado de la dismorfofobia, el trastorno dismórfico corporal que genera el rechazo a la propia imagen, a la propia forma física y que tiene numerosos orígenes, como la baja autoestima o el autoconcepto negativo.

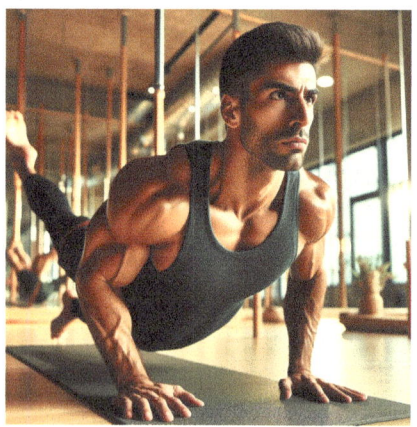

La vigorexia es un complejo de Adonis que lleva a la obsesión por mantener un cuerpo perfecto y joven.

Un trastorno que se genera a partir de esa necesidad insoslayable de poseer un cuerpo perfecto y eternamente joven es el complejo de Adonis llamado vigorexia, que lleva a la obsesión y a la compulsión por los ejercicios gimnásticos sin tregua. El riesgo no es solo el trastorno obsesivo-compulsivo, sino las posibles enfermedades cardiovasculares, lesiones hepáticas, disfunciones eréctiles, atrofia testicular y cáncer de próstata que puede generar[54].

49

¿Es patológica la moda de comer sano o mantenerse joven?

Desde que vivimos juntos, mi mujer vigila con gran atención la forma en que preparo los alimentos cuando me toca cocinar. Nunca me deja ir solo al súper, alegando que esas cosas tenemos que hacerlas juntos, lo cual me agradaba mucho al principio, aunque siempre era ella quien elegía los alimentos después de leer y releer la composición y la información de la etiqueta.

Hace algún tiempo que me empezó a agobiar su excesivo control sobre todo lo que comemos, aunque nunca me atreví a contrariarla porque me parece una costumbre suya encaminada a preservar nuestra salud. Hasta que un día la sorprendí fumando en la terraza: «Llevo tiempo intentando dejarlo, pero no lo consigo», me dijo moviendo la cabeza con resignación.

El interés por comer sano y cuidar del propio organismo es loable y práctico, pero, a veces, se puede convertir en una obsesión patológica por los alimentos biológicamente puros, excluyendo de la dieta alimentos que se consideran impuros por incluir sustancias artificiales, como herbicidas o conservantes. Las personas que padecen este trastorno alimentario se preocupan excesivamente por la forma en que se han elaborado los alimentos, las técnicas o métodos empleados.

---

54. www.psiqu.com/1-3974.

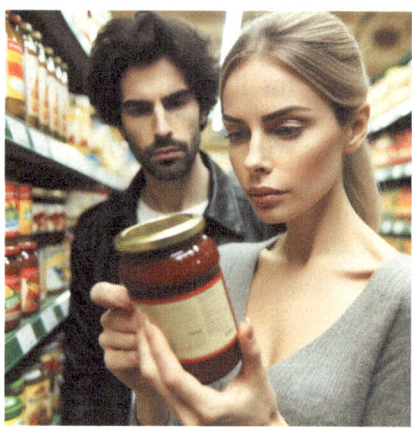

La ortorexia es la obsesión enfermiza
por la salud y los alimentos «sanos».

Al convertirse en obsesión, esta preocupación puede conducir a la pérdida de relaciones sociales y a insatisfacción afectiva[55].

Varios estudios realizados con alumnos de la facultad de Enfermería de Ciudad Real arrojaron un resultado curioso y paradójico, porque las personas que fumaban tenían la misma propensión a sufrir ortorexia que las que no fumaban. Es decir, la obsesión por la alimentación perfectamente sana no excluía la posibilidad de sufrir tabaquismo, lo que indica que el concepto de sano es subjetivo, como hemos visto en el ejemplo anterior.

50

LAS MANÍAS DE LOS NIÑOS, ¿PUEDEN CONVERTIRSE EN TRASTORNOS OBSESIVOS?

Las manías y las supersticiones de los niños suelen desaparecer a medida que crecen, que estudian y que tienen experiencias,

---

55. Parra Fernández, L., *et al.*, «Trastornos infantiles y de la adolescencia», *Revista de Patología Dual*, vol. 3, n.º 3, 20 de diciembre de 2016.

pero, algunas veces, pueden llegar a convertirse en obsesiones o en trastorno obsesivo-compulsivo al llegar a adultos.

Nuestro cerebro tiene regiones cerebrales que contienen patrones de conexión, los cuales podrían asociarse a esos síntomas que aparecen en la infancia y que luego pueden evolucionar hacia obsesiones o trastornos.

Pero la señal clara de esa posibilidad es, como ya venimos señalando y como afirman los especialistas, que tales manías lleguen a interferir en la vida cotidiana del niño y le impidan llevar una vida normal. Esto, como ya hemos repetido, ha de ser la alarma que advierta de que hay un proceso patológico en marcha. Precisamente, eso es lo que puede diferenciar las supersticiones o manías normales de un niño de un síntoma de trastorno.

El doctor Carles Soriano Más, del Departamento de Psicología Social y Psicología Cuantitativa de la Universitat de Barcelona, explica cómo pueden detectarse estas manías cuando son conductas «estereotipadas e inflexibles» que un niño realiza cada día en determinadas situaciones y cuando es difícil convencerle de que no lo haga, porque «[…] si lo intentamos, le generará ansiedad o malestar, ya que asociará el hecho de no poderlo hacer con el temor a consecuencias desagradables o incluso catastróficas»[56].

51

¿ES UN TRASTORNO OBSESIONARSE POR LA PERFECCIÓN?

El perfeccionismo es una utopía porque la perfección objetiva no existe. Sin embargo, aunque no aparece en el *DSM-5* como trastorno, el perfeccionismo es un rasgo predominante en el trastorno de la personalidad obsesivo-compulsiva, que se manifiesta en cuatro o más de los siguientes síntomas:

• Preocupación por los detalles, las normas, las listas, el orden, la organización o los programas, hasta el punto

---

56. www.psiqu.com/2-63209.

de que descuida el objetivo principal de la actividad.

- Tendencia al perfeccionismo que interfiere con la terminación de las tareas (incapacidad de completar un proyecto porque no se cumplen sus propios estándares, que son demasiado estrictos).

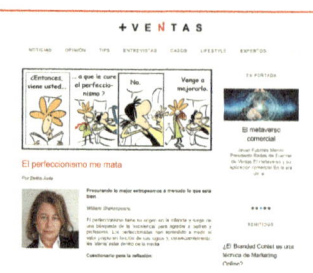

El perfeccionismo es una de las características de la personalidad obsesivo-compulsiva.

- Dedicación excesiva al trabajo y la productividad que excluye las actividades de ocio y los amigos (lo que no se explica por una necesidad económica manifiesta).

- Excesiva conciencia, escrupulosidad e inflexibilidad en materia de moralidad, ética o valores (que no se explica por una identificación cultural o religiosa).

- Incapaz de deshacerse de objetos deteriorados o inútiles, aunque no tengan valor sentimental.

- Escasa disposición a delegar tareas o trabajo a menos que los demás se sometan exactamente a su manera de hacer las cosas.

- Avaricia consigo mismo y hacia los demás, al considerar el dinero como algo que se ha de acumular para catástrofes futuras.

- Rigidez y obstinación.

52

LA NECESIDAD EXAGERADA DE COMPRAR, LIMPIAR U ORDENAR, ¿ES PATOLÓGICA?

Una amiga me pidió un día que la acompañase a unos grandes almacenes, para que la aconsejase respecto a un ordenador que se quería comprar. Por el camino, me di cuenta de que no necesitaba un ordenador para nada, porque ya tenía uno y no lo había utilizado jamás. A medida que hablábamos sobre ello, observé que hablaba de las muchas visitas que hacía a aquella tienda, a la que mencionaba como si fuera su lugar habitual de entretenimiento.

—¿Para qué compras tantas cosas? —le pregunté.

—Me entretiene y me relaja mucho comprar —respondió con la mayor calma del mundo.

—Pero será tu ruina. Todos los objetos que compras son carísimos —le dije con cierta cautela.

—¡No! —Se echó a reír—. Lo bueno que tiene esta cadena de tiendas es que todo se puede devolver al día siguiente y no ponen pegas.

Cuando se trata de un trastorno, la compulsión puede llegar a tales extremos que impida a la persona vivir una vida normal, por ejemplo, comprar constantemente cosas que no se necesitan, acumular objetos hasta el punto de poner en peligro la seguridad de su vivienda por riesgo de incendio. Otras veces, la persona necesita mantener un orden y una limpieza absolutas y no puede presenciar la menor trasgresión sin sufrir una crisis. Eso le impide invitar a sus amigos a disfrutar de su casa, porque está pendiente de sus movimientos por temor a que ensucien o arruguen algo.

Ante todo, hay que saber que la obsesión y la compulsión no se someten a la lógica, al razonamiento ni a las prohibiciones. Si se trata de una personalidad obsesiva u obsesivo-compulsiva, lo mejor es tratar de entenderla, respetar sus «manías» y su sistema de organización, sin burlarse ni tratar de cambiar sus costumbres. Aunque no es fácil cambiarles el humor, sí es posible tratar de insuflarles alegría y optimismo, intentar desdramatizar las situaciones que les producen angustia y no ponerlos en evidencia, que es algo que no soportan.

Si los síntomas aumentan y se presentan obsesiones, compulsiones y malestar que mortifican a la persona o a quienes conviven con ella, hay que buscar ayuda profesional.

El tratamiento recomendado para los trastornos obsesivo-compulsivos (TOC) es siempre farmacológico, junto con psicoterapia cognitiva conductual.

Existen tratamientos excelentes para romper el círculo vicioso de la obsesión y para paliar la necesidad de realizar esos rituales propios de la compulsión, como limpiar las gafas o el borde del vaso constantemente, u otros más comprometidos, como las compulsiones sexuales, la cleptomanía, la compra compulsiva o la compulsión a autolesionarse, como en la tricotilomanía, una forma de compulsión que incita a arrancarse mechones de cabello y que vimos anteriormente.

Los síntomas suelen remitir con la farmacoterapia y psicoterapia conductista combinadas, muchas veces acompañadas de hipnoterapia. A veces, en casos graves, hay que recurrir a la psicocirugía.

El primer estudio para crear un modelo que permitiera predecir a largo plazo la evolución de los pacientes de trastornos obsesivo-compulsivos fue impulsado por la Unidad de TOC del Servicio de Psiquiatría del Hospital Universitario de Bellvitge. Se trata de un modelo de aprendizaje automático, *machine learning*, que recoge las variables clínicas y el rendimiento neuropsicológico de los pacientes. El aprendizaje auto-

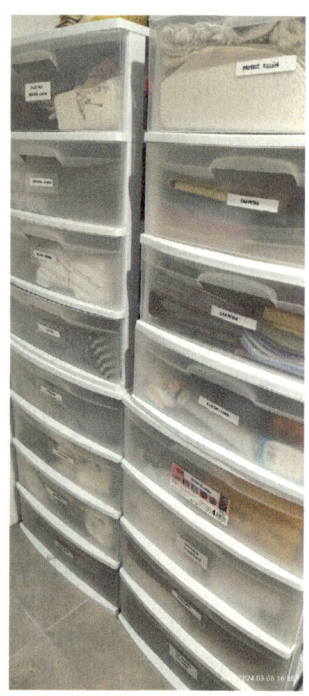

El orden es una virtud en su medida adecuada. Desmedido, puede convertirse en un trastorno obsesivo.

mático ya se viene empleando para predecir la remisión de los síntomas o los intentos de suicidio[57].

La página Psicología-Online ofrece consejos muy prácticos para ayudar a las personas que sufren obsesión.

En la página Psicología-Online se puede consultar un artículo titulado «Cómo dejar de pensar en algo que te atormenta», escribiendo ese título en la casilla de búsquedas.
Hay otros artículos interesantes, por ejemplo, «Cómo superar la obsesión por la limpieza», un «Test de orden y limpieza» o «Cómo ayudar a una persona con TOC».

57. www.psiqu.com/2-72995.

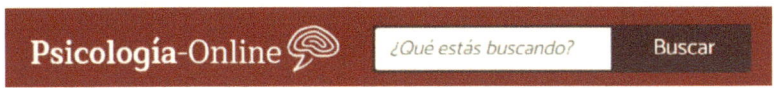

La casilla de búsquedas de Psicología-Online en la que se pueden localizar numerosos artículos de gran utilidad, escribiendo el título o las palabras claves y pulsando la lupa.

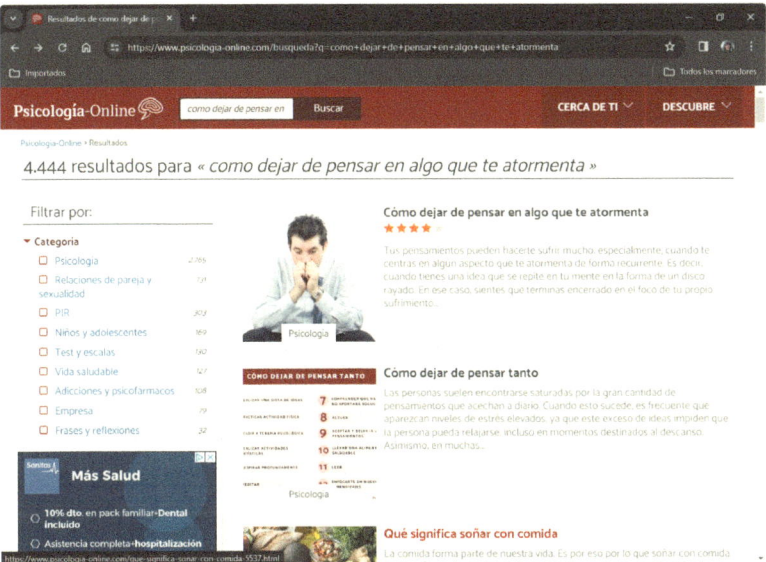

La página Psicología-Online ofrece información y recomendaciones para librarse de los pensamientos obsesivos.

Recomiendan contarlo a alguien, ponerlo por escrito, ponerse en movimiento, analizar el caso y, si es necesario, reparar el daño causado.

VIII

TRASTORNO BIPOLAR Y TRASTORNO DEPRESIVO

53

¿QUÉ SIGNIFICA SER BIPOLAR?

Ser bipolar significa vivir alternando constantemente una etapa de depresión o disforia seguida de otra de manía o euforia. Ambos estados se suceden sin orden ni concierto y sin poder prever cuándo termina uno y empieza el otro. Son ciclos que pueden formar parte de una personalidad constitucionalmente anómala, o bien constituir una enfermedad más o menos grave.

Las personas bipolares presentan las características siguientes:

- Son inestables emocionalmente. Pasan súbitamente de la tristeza a la alegría sin causa visible. Cuando se espera verlos rientes, aparecen deprimidos y angustiados y, cuando se espera que se echen a llorar ante una mala noticia, se lo toman a broma.

- Pasan de devorar el mundo a no servir para nada. Su inestabilidad afecta también a su autoestima y al concepto que tienen de sí mismos. Lo mismo se sienten lo mejor del mundo que se perciben como un despojo.

- Pasan, sin motivo, de sentirse fuertes, capaces de hacer cualquier cosa, optimistas y arrolladores a sentirse débiles, pesimistas e incapaces de realizar una tarea. No es posible mantener con ellos proyectos estables ni comprometerse a actividades duraderas.

- Pueden arriesgarse en proyectos descabellados o dejar de lado actividades que se desarrollaban normalmente. Es peligroso dejarles tomar decisiones de cierta importancia.

Cuando es grave y supone riesgos, el trastorno bipolar precisa someterse a un tratamiento médico de por vida, para mantener bajo control las alteraciones del ánimo. Los riesgos son, en la fase de depresión, el suicidio y, en la fase de manía, embarcarse en cualquier actividad descabellada que cueste la ruina, la salud, la libertad o la vida al enfermo o a otros. En la fase eufórica, el enfermo vive una fiesta continua, pero esa fiesta no existe más que en su humor.

Los familiares y amigos pueden colaborar para mejorar su estado. Una de las funciones de la familia es conseguir que el enfermo siga el tratamiento prescrito por el médico. A veces, no es fácil, porque el enfermo, si está en fase depresiva, lo ve todo negro, quiere morir y no tiene interés por el tratamiento, y, si está en fase maniaca, lo ve todo rosa y no encuentra necesario tomar fármaco alguno, porque se encuentra perfectamente. Entre el 25 y el 50 % de los pacientes bipolares que reciben tratamiento psicofarmacológico no cumplen con el régimen terapéutico.

Además del tratamiento psicofarmacológico, es necesario aplicar un tratamiento psicológico que modifique la conducta del enfermo para que no haya recaídas. La terapia cognitivo-conductual va encaminada a modificar no solo la conducta, sino los conceptos y percepciones del paciente.

Hay programas terapéuticos que incluyen la formación de los enfermos y familiares en las particularidades de la enfermedad y en la necesidad y funciones del tratamiento. También enseñan a identificar los síntomas tempranos para

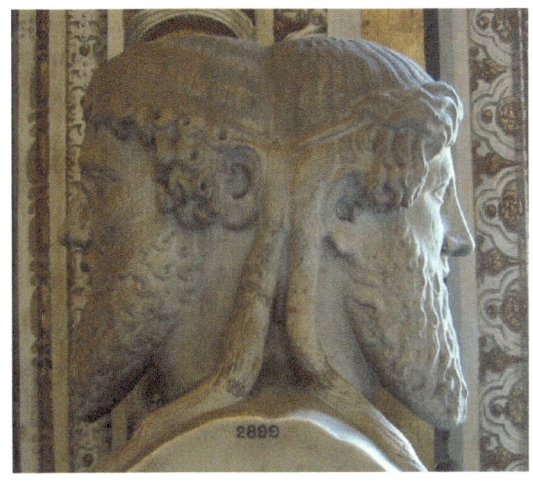

Jano, el dios romano de las dos caras que
simboliza la doble naturaleza. Museos Vaticanos.

atajarlos antes de que avancen. La psicoterapia enseña a los
enfermos a hacer frente a las situaciones que generan sus
crisis y muestra a las familias la mejor manera de ayudar al
tratamiento.

¿La personalidad inestable es lo mismo que el trastorno bipolar?

Hemos dicho que la personalidad es una forma de ser, no un
trastorno, al menos hasta el momento en que los síntomas se
agraven.

La personalidad ciclotímica o inestable se caracteriza por
sufrir lo que el psiquiatra alemán Kurt Schneider llamó «bo-
rrascas depresivas», que aparecen y desaparecen inesperadamente. Unos días reaccionan con gran intensidad al menor
estímulo, y otros días soportan cualquier presión. Esto se
debe a que su afectividad está alterada y no reacciona adecuadamente a los estímulos.

Son tan inestables que es difícil saber cómo van a responder a una situación. Su ánimo se modifica según un
ciclo particular, por eso se llaman ciclotímicos o cicloides,
alternando la euforia con la disforia. Pueden igualmente
derrochar dinero a manos llenas para resarcirse de «los malos

167

ratos que da la vida», que deprimirse profundamente por cualquier minucia. Unas veces, aparecen optimistas y llenos de euforia y energía y, otras, francamente abatidos sin ganas de nada, pesimistas y preocupados.

Por ejemplo, Antonio trabajaba en una empresa que funcionaba bastante bien, pero él siempre se estaba quejando. Se aburría, estaba harto de tener que acudir cada día al trabajo, de aguantar a la gente; deseaba establecerse por su cuenta, pero no sabía cómo. Además, no tenía compañera y, sin amor, no encontraba motivación para vivir.

Consultó con su amigo Carlos y este, después de analizar los recursos de que Antonio disponía, se ofreció a ayudarle: «Ya verás, te proporcionaré contactos para que trabajes como dibujante o ilustrador».

Para empezar, Antonio pidió un crédito bancario que avaló Carlos, aunque no de muy buen grado. Eso le permitiría resistir un tiempo hasta que tuviera bastantes ingresos, porque ya se había despedido de la empresa. Comenzó a trabajar realizando diseño de portadas e ilustraciones para una editorial. Al poco tiempo, se dio cuenta de que ganaba mucho más dinero que como empleado de la empresa. Hizo balance de sus posibilidades y alquiló un piso mucho más caro que el que tenía antes. Tomó una asistenta y, en poco tiempo, había duplicado sus gastos fijos.

Cuando las cosas empezaron a ir algo peor, porque la editorial no le daba suficiente trabajo para tantos gastos, recurrió a Carlos y este pudo conseguirle más contactos. Pero no fructificaron, porque Antonio no se entendió con sus interlocutores tan bien como se entendía con el interlocutor de la primera editorial. Realizó media docena de dibujos y no obtuvo más.

Volvió a recurrir a Carlos y este intentó de nuevo encontrarle otros clientes. Le sugirió que pusiese anuncios, que escribiese o utilizase internet, pero, cada vez que le proponía algo así, Antonio negaba tristemente con la cabeza y contestaba que él no valía para vender sus servicios, que solo valía para realizar los trabajos que le dieran. Compadecido, Carlos insistió con sus contactos, pero no le fue posible encontrar nada nuevo para su amigo.

Antonio siguió trabajando para la editorial. Su situación económica no era boyante, porque sus gastos seguían sobrepasando sus ingresos, y Carlos temía que no pudiera pagar el crédito bancario.

Durante el verano, Antonio tuvo una racha de suerte y, además de seguir ganando dinero con su trabajo, recibió una pequeña herencia que no esperaba. Todo fue alegría. Conoció a una chica que le entusiasmó y la invitó a un viaje, en el que gastaron casi todo el importe de la herencia.

Cuando Carlos volvió de sus vacaciones, Antonio le contó lo de su herencia. Carlos pensó que ahora podría pagar el crédito y tranquilizarse, pero enseguida supo que Antonio había dilapidado el dinero y que ya no le quedaba casi nada. Afortunadamente, seguía trabajando y tenía el amor de su chica.

Un día, la editorial le dio una mala noticia. Habían decidido cerrar la colección de la que Antonio era ilustrador y no podrían darle más trabajo, porque las restantes colecciones tenían sus ilustradores fijos.

Angustiado, Antonio recurrió una vez más a Carlos y este trató de ayudarle de nuevo. Habló con la editorial, probó otras editoriales, llamó a empresas que conocía, pero todo fue en vano. Mientras, Antonio siguió sintiéndose triste, pero no cambió su forma de vida. Siguió saliendo con la chica que le gustaba, pero con menos frecuencia y empezó a tontear con otra, que, afortunadamente, no le hizo caso.

Cuando se quedó sin trabajo y sin ingresos, su chica, harta de verse en segundo plano y de oírle quejarse continuamente, lo abandonó; el casero, cansado de fiarle, le conminó a abandonar el piso; y la asistenta, al ver que no le era fácil cobrar, se despidió. Antonio buscó un piso barato y se encerró en él. A partir de entonces, vivió entre suciedad y miseria, sin limpiar su casa ni bañarse, deprimido y triste, en espera de que las cosas mejoraran y viviendo de prestado.

Carlos tuvo que hacer frente al crédito y, por ello, Antonio perdió también su amistad. Al cabo de algún tiempo, pudo volver a su antigua empresa, porque sus compañeros le informaron de una vacante. Pero pronto su vida volvió a la monotonía y a la desmotivación anteriores.

Las personas inestables atraen porque tocan nuestra fibra sensible y nos impelen a ayudarlas y a protegerlas. Eso es lo que le sucedió a Carlos con Antonio. Pero el caso fue que Antonio nunca se ayudó a sí mismo y siempre esperó que

Carlos lo hiciera por él. Sus periodos de tristeza y pesimismo daban paso a picos de alegría y optimismo desproporcionados, en los que gastaba todo el dinero que le hubiera servido de haber sido capaz de mantener una vida más estable. En cuanto a Carlos, su fallo estuvo en avalarle el crédito y en ayudarle en todo momento, porque Antonio aprendió a depender de él y, cuando ya no pudo obtener su ayuda, se sumió en la depresión.

Antonio es una mezcla de personalidad insegura y lábil, con ciclos de euforia y disforia. Siempre fue así y siempre será así, con sus altibajos. Carlos creyó poder ayudarle y lo hizo, pero siempre a sus propias expensas. Cuando se trata de ayudar a una de estas personas, hay que tener claros los límites.

Dice un proverbio chino que si salvas la vida a un semejante, adquieres la obligación de seguirle salvando toda la vida. A propósito de esto, José Mallorquí contaba la anécdota siguiente: Un hombre pasaba por la bahía de San Francisco y vio a un chino ahogándose y pidiendo socorro. Indignado al ver que nadie le prestaba auxilio, el hombre se tiró al agua y salvó al chino. Al día siguiente, el chino se presentó en su casa con su familia, sonriendo servicialmente y haciendo reverencias. El hombre consideró excesivo lo que creyó una muestra de agradecimiento, pero pronto supo la verdad. Había contraído la obligación de mantener de por vida al chino y a su familia. Desde entonces, dejó de prestar atención a los gritos de otros chinos que se ahogaban sospechosamente en la bahía.

Para tratar con una de estas personalidades, lo mejor es intentar compensar sus periodos de tristeza con optimismo y sus periodos de euforia con sensatez, para darles mayor estabilidad. Si han de tomar una decisión importante, conviene intentar convencerles de que mediten sus actos, para que no se precipiten y cometan una locura en un momento eufórico, como Antonio, que se gastó todo el dinero en invitar a una chica, y dejó de pagar el crédito al banco. Se pueden discutir suavemente sus puntos de vista, tanto en un sentido como en otro, para intentar aportarles algo más de realismo. Ni la vida es tan malvada como la ven en sus momentos de pesimismo, ni tan bondadosa como la ven en los de optimismo.

¿Qué es la hipertimia?

La hipertimia es un aumento excesivo del estado emocional que se observa, sobre todo, en la fase maniaca de los trastornos bipolares. El paciente se siente alegre, optimista, satisfecho de sí mismo y del entorno, pero este sentimiento no va ligado, normalmente, a situaciones reales que lo justifiquen y, en el caso de que lo sean, la intensidad de la reacción es desproporcionada a la situación.

Una de las características de la hipertimia es la necesidad de hacer numerosas cosas y no dejar ni un momento libre al día. Algunas personas hipertímicas tienen el síndrome que popularmente se llama «de la agenda repleta». No es un trastorno ni un problema, a menos que, como ya sabemos, interfiera en la vida de la persona o haga sufrir a alguien.

54

¿LA DEPRESIÓN ES LO MISMO QUE EL DUELO?

Hay que distinguir el duelo o la aflicción de la depresión. El duelo y la aflicción son prácticamente lo mismo y son reacciones proporcionadas a una pérdida dolorosa, mientras que la depresión es una reacción desproporcionada.

El duelo y la aflicción son, en general, la reacción ante la pérdida de algo amado, ya sea una persona, un animal o una abstracción, como un ideal o un proyecto de vida. A veces, surge la depresión en lugar de la aflicción. Sin embargo, la aflicción no se somete a tratamiento médico, por considerar que desaparecerá tras un periodo de tiempo, mientras que la depresión sí se trata.

El duelo y la aflicción son procesos de un análisis de la realidad que demuestra que el objeto amado no existe ya. Si es una persona que ha fallecido, el duelo termina por confirmar su desaparición. Si es un amor que se ha ido, el duelo termina por aceptar que no va a volver. Si es un proyecto, el duelo ayuda a asumir su pérdida. En estos casos, la aceptación de la pérdida permite iniciar su sustitución por otra persona

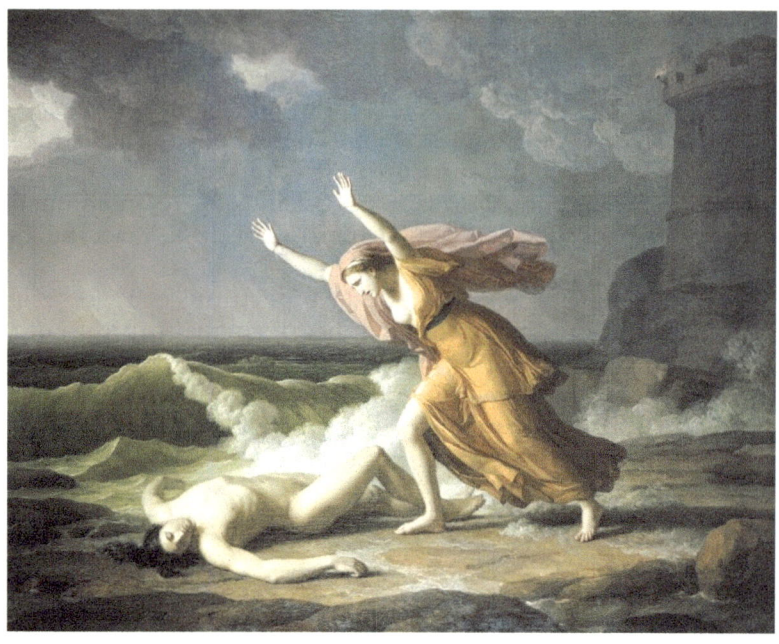

El duelo y la aflicción son conductas de ajuste para adaptarse a la realidad de la pérdida de un objeto amado. *Héro y Leandro*, Jean Joseph Taillasson (1798). Museo de Bellas Artes, Burdeos.

o por otro objeto. En el caso de un animal, esa sustitución puede ser inmediata y surtir un gran efecto positivo.

55

EL DESCONSUELO Y LA DESESPERANZA, ¿SON TRASTORNOS MENTALES?

El desconsuelo, la desolación y la desesperanza no son trastornos en sí, sino componentes de diversos trastornos como la ansiedad y la depresión. La desesperanza, como hemos dicho en el epígrafe de la ansiedad generalizada, es un componente de la depresión, mientras que la desolación es un componente de la ansiedad. La desesperanza y la desolación se unen muchas veces para dar lugar a la conducta suicida.

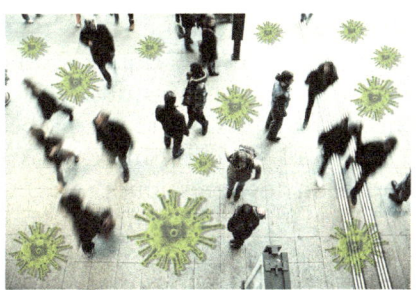

La soledad se percibe a pesar de vivir
en medio de una muchedumbre.

La desolación es uno de los sentimientos más dolorosos
que existen. Con frecuencia se asocia o se confunde con la
soledad, con la que nada tiene que ver. La soledad no tiene
por qué ser negativa si es elegida o nos llevamos bien con
nosotros mismos. Si no es así, la soledad se puede volver intolerable porque estamos con nosotros mismos, con alguien
a quien no amamos o no toleramos. Y entonces sobreviene
la desolación, el desconsuelo, el abandono, y se hace presente
la ansiedad.

La desolación puede llegar sin soledad, pero siempre con
ansiedad, porque es uno de sus componentes. Porque la
desolación depende de la soledad que percibimos, aunque
vivamos rodeados de personas e incluso abrumados por la
muchedumbre.

Por tanto, esa falta de consuelo y esa sensación de abandono proceden de una soledad que no es vivida, sino percibida,
porque la muchedumbre que nos rodea nos ha abandonado
psicológica o afectivamente, aunque continúe agobiándonos
con su existencia.

56

¿Es posible liberarse del sentimiento de culpa?

La pérdida del paraíso es el mito que mejor ha explicado el
sentimiento de culpa, un sentimiento universal, pues aparece
en la mayoría de las culturas.

En el mito de Adán y Eva que narra el *Génesis*, la serpiente tentadora no les prometió riquezas, amor, ni felicidad a cambio de su transgresión, sino que les prometió lo único de lo que no disfrutaban: sabiduría. Saber distinguir el bien del mal. Comer el fruto prohibido los convertiría en seres sapientes y no en los seres ignorantes e ingenuos que eran, tan solo preocupados por comer, procrear y descansar a resguardo. Su oferta resultó imposible de rechazar: «Seréis como dioses».

Al caer en la tentación, recibieron el castigo a su transgresión: la conciencia. Un nuevo recurso que les permitiría elegir entre el bien y el mal, sopesando previamente los pros y los contras; construir en su mente las cosas antes de construirlas con las manos; prever el futuro y prepararse para él; adueñarse de su destino. Además, obtuvieron el inmenso poder del raciocinio, la capacidad de pensar, de anticipar, de analizar y, con él, el control lógico, el dispositivo que permite fiscalizar la conducta y domeñar las emociones.

Con esto, fueron como dioses. Se distinguieron de los animales al no funcionar a base de pautas instintivas, sino de aprender e imaginar de forma ilimitada.

Lo que no les advirtió la serpiente tentadora fue que, con la conciencia, nacería en ellos un sentimiento desconocido hasta entonces, un sentimiento que surgiría de su interior, desde las profundidades de sus mentes inocentes e ingenuas hasta entonces, pero ahora conscientes y sabias: la culpa, el remordimiento, el malestar que roe en el insomnio y que tortura en la vigilia. El *Génesis* lo verbaliza así: «Se vieron desnudos y sintieron vergüenza». Mientras que fueron animales, no supieron que estaban desnudos y, por tanto, no se avergonzaron de ello. Pero la conciencia los convirtió de homínidos en *Homo sapiens sapiens* y les hizo mirarse y mirar a su alrededor con malestar, con vergüenza, con temor.

Expulsados para siempre del paraíso, supieron lo que era el frío, el dolor del parto, la preocupación por el futuro, el remordimiento, el sufrimiento ante la pérdida de un objeto amado y disfrutado como fue el paraíso. Tuvieron la certeza de que su destino irrevocable sería la muerte. Y supieron lo que es la culpabilidad por la pérdida del objeto, la ansiedad, la angustia flotante, el miedo mágico, la preocupación y la depresión. Porque, con la conciencia fisiológica, la que se

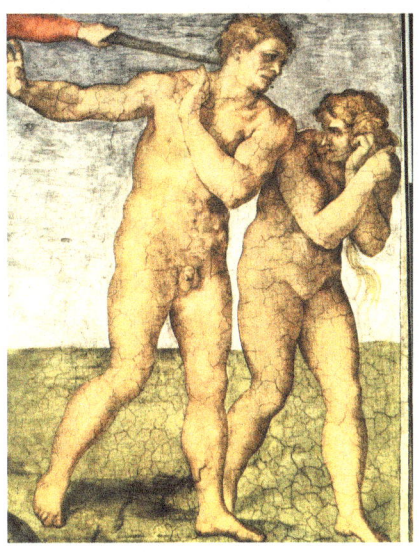

El mito de la pérdida del paraíso relata el paso del homínido al *Homo sapiens sapiens* con la adquisición de la conciencia y, con ella, el sentimiento de culpa. *La expulsión del paraíso*, Miguel Ángel, bóveda de la Capilla Sixtina, Museos Vaticanos.

aloja en el cerebro y es innata, nació la conciencia moral, la conciencia psicológica que se aprende con las prohibiciones, los premios y los castigos, y que se asienta sobre el sentimiento de culpa.

La culpa es la mayor fábrica de ansiedad de la que dispone el ser humano, porque él mismo la crea, él mismo se la imputa, él mismo la acrecienta y él mismo la gestiona.

La culpa nos lleva a acatar los mandatos de la autoridad, porque, de no hacerlo, merecemos un castigo ejemplar que puede empezar por perder el afecto de los otros. El castigo mayor es la ansiedad que nos envenena y nos destruye por dentro.

La culpa es tan subjetiva que se basa en cualquier cosa que hayamos hecho en el pasado o que ni siquiera hayamos llegado a hacer. O se basa en cualquier cosa que estemos haciendo en el presente o que ni siquiera lleguemos a hacer. También se puede basar en cualquier cosa que vayamos a hacer en el futuro o que ni siquiera vayamos a hacer. Basta con el pensamiento propio o con un reproche ajeno, que se le ha ocurrido a otra persona que se atreve a juzgarnos *a priori* y a reprocharnos lo que hubiéramos podido llegar a hacer.

La culpa tiene también una cara positiva que puede generar beneficios en nuestra mente; y una cara negativa que puede generar perjuicios. Cuando actúa de forma adaptativa, su función es reconocer los errores que cometemos y poner en marcha conductas de ajuste para repararlos. En este caso, nos ayuda a no transgredir ciertas normas y códigos éticos y nos impide cometer errores que podrían tener graves consecuencias. Es el valor principal para reinsertar en la sociedad a los transgresores de las normas sociales.

Otras veces, la culpa se comporta de forma negativa, como un mecanismo que somete a juicio nuestros actos o incluso nuestros pensamientos o deseos, dictamina que hemos cometido un error y que merecemos un castigo. Un castigo que, a veces, nos aplicamos a nosotros mismos y que consiste en emociones dolorosas como tristeza, angustia, frustración, impotencia o remordimiento. Otras veces, nos castigamos con pensamientos reiterativos e improductivos de los que no podemos librarnos fácilmente, porque el juez que dictó la sentencia vive dentro de nosotros y forma parte de nuestra personalidad[58].

La culpa no es un trastorno, sino el desencadenante de muchos trastornos, sobre todo los que tienen que ver con la depresión. Una terapia adecuada para tratarla es la meditación *mindfulness*, que enseña a tomar conciencia de situaciones generadoras de culpa y ansiedad, lo que facilita su abordaje.

Mariola Bonillo, psicóloga sanitaria acreditada por la Comunidad de Madrid, ofrece una serie de recomendaciones para enfrentarnos a los sentimientos de culpa y paliar la ansiedad que generan:

- En primer lugar, identificar lo que nos hace sentir esa culpabilidad. Qué hemos hecho, qué hemos pensado, qué hemos deseado para que nos sintamos culpables.
- Una vez identificada la causa, es preciso aceptar que los errores forman parte de cada persona, que no son

---

58. Bonillo, Mariola, «El sentimiento de culpa: El castigo que no merecemos», en *Área Humana*, www.areahumana.es/sentimiento-de-culpa.

un signo de torpeza o fracaso, sino que son necesarios para aprender y para crecer.

- Hay que tener en cuenta que la perfección no existe y que no es posible cumplir las normas con inflexibilidad, especialmente si tenemos tendencia a exigir de nosotros mismos más de lo que realmente podemos dar.

- Un método excelente consiste en verbalizar en voz alta el sentimiento de culpa, lo que nos hace sentir culpables, el error cometido y el remordimiento que conlleva, así como la decisión de remediarlo.

- Cuando la culpa se presenta pese a ser inocentes del mal que ha sufrido otra persona y solamente actúa por un aprendizaje erróneo en el que no hemos siquiera participado, surte efecto el gritar nuestra inocencia o, al menos, verbalizarla siempre que sea preciso, pero, siempre que sea posible, en voz alta.

- Es positivo pedir perdón a la persona o personas a las que hayamos causado perjuicio, aunque no haya sido intencionado. Si la persona a la que hemos hecho o deseado daño ha dejado de existir, por muerte o por alejamiento, hay que solicitar su perdón y explicarle la situación que nos llevó a aquella conducta. No importa que no esté. En realidad, la culpa está en nosotros y somos nosotros quienes debemos perdonarnos.

- Si ha habido daño, es preciso repararlo. Es importante que la persona perjudicada sepa no solamente que deseamos reparar el perjuicio que le causamos, sino que nunca más vamos a cometer una acción semejante. Y esto sigue siendo válido para la persona que ya no existe o aquella con la que ya no es posible comunicar.

- Responsabilizarse y reemplazar la culpa por la responsabilidad.

57

¿Qué es y qué no es la depresión?

La depresión no es el cajón de sastre que se emplea para todo lo que tenga que ver con la pesadumbre, la tristeza, el duelo o la melancolía que, a veces, puede ser un tipo de personalidad y no un trastorno.

Todos tenemos un estado afectivo básico que se denomina estado de ánimo o talante. El estado de ánimo constituye una base continua sobre la cual podemos sentir una emoción de alegría, tristeza, etc., que tenga una duración determinada y que se suscite a partir de un acontecimiento o una idea.

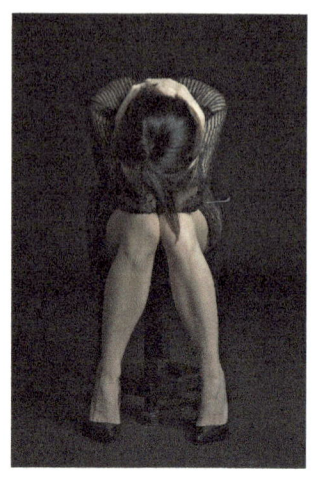

La depresión es el duelo patológico por la pérdida de un objeto amado.

El estado de ánimo es, pues, algo estable y es una forma particular de vivir o de estar en el mundo. Hay personas cuyo estado de ánimo básico es alegre, pero, durante algún tiempo, pueden experimentar sentimientos de tristeza. Pasado ese tiempo, vuelve a predominar el talante alegre de la persona.

La tristeza que experimenta una persona se puede deber a una situación dolorosa y entonces se considera que es una reacción vivencial normal. Ha sucedido algo desagradable y la persona responde con tristeza, como hemos dicho en el caso del duelo. Pero también hay reacciones vivenciales que no son normales, porque no son adecuadas a la situación que las genera. La reacción anormal más frecuente es la depresión.

La depresión es una de las enfermedades más frecuentemente tratadas en psiquiatría y tiene diversas manifestaciones, pero todas ellas muestran el mismo trasfondo: la tristeza. La tristeza que presentan en común todas las facetas de la depresión se caracteriza por la incapacidad del enfermo para disfrutar de las cosas de la vida. Nada lo divierte, nada le interesa, nada lo mueve, nada tiene valor para él y nada merece la pena. Junto a esta incapacidad, aparece la de construir un futuro. Esto significa que la persona que sufre depresión en cualquiera de sus manifestaciones no tiene futuro, sino solamente un presente y un pasado estáticos, con una historia dolorosa e inmóvil que no permite la entrada de acontecimientos que liberen el ánimo del enfermo de esa situación de duelo[59].

El deprimido queda, pues, anclado en su historia dolorosa, que bloquea la puerta de entrada a otros estímulos. Mientras la historia permanece congelada, el enfermo no muestra interés por ningún otro asunto que no se relacione con su único tema: su pérdida, su desamor, su frustración, su angustia, su dolor. Ante ese bloqueo se estrellan las recomendaciones de los amigos y familiares: olvidar, distraerse, cambiar de situación, interesarse por otras cosas. Nada de esto es posible mientras la depresión continúe obstruyendo la entrada. Por ello, la única posibilidad de abrir la puerta a nuevos estímulos que susciten otro tipo de intereses en los que se diluya la historia depresiva es aplicar un tratamiento profesional.

El psiquiatra Carmelo Monedero dice que la tristeza del deprimido se diferencia de la tristeza normal en que está mucho más «corporalizada», es una tristeza vital que incluso el enfermo puede localizar en alguna parte de su cuerpo. Si se le pregunta dónde está su mal, el enfermo señala su cabeza o cualquier otra zona de su cuerpo.

El deprimido se culpa por estar triste, por causar penas a las personas que lo rodean, se siente indigno de que lo ayuden o de que lo quieran. Muchas veces, la única salida posible que percibe es el suicidio.

En general, la depresión presenta los síntomas siguientes:

- Sentimientos de tristeza, abatimiento y desesperación.
- Las mañanas son la peor parte del día.
- Deseos de llorar.
- Dificultades para conciliar el sueño.
- Falta de apetito.

---

59. Haza Duaso, Miguel Ángel, «Depresiones y terapia sistémica», en www.psiqu.com/2-1576.

• Desinterés por el sexo.

• Pérdida o aumento de peso.

• Problemas intestinales, como estreñimiento.

• Taquicardias.

• Cansancio continuo.

• Embotamiento. Sensación de tener la mente borrosa. Dificultad para concentrarse.

• Intranquilidad, inquietud.

• Incapacidad para realizar las tareas habituales.

• Irritabilidad.

• Desesperanza frente al futuro.

• Imposibilidad para tomar decisiones.

• Sensación de ser inútil, un estorbo para los demás, incapaz de ayudar o servir de algo.

• La vida parece absurda e insatisfactoria.

• Ideas de ser un lastre para los demás y de que estarían mejor si muriese.

Los expertos señalan que las variables de mayor riesgo para padecer depresión son la aparición temprana de la enfermedad, el retraso en su tratamiento, que esté asociada a otros problemas de salud física o mental, y los abusos sexuales en la infancia.

También hay que tener en cuenta lo que los expertos llaman «los cinco síntomas de sospecha» que permiten detectar la posible depresión y que deben tener una duración de, al menos, dos semanas:

• Estado de ánimo depresivo la mayor parte del día.

• Pérdida de interés por actividades que antes le gustaban.

• Pérdida o aumento de peso.

• Insomnio o hipersomnia.

• Problemas de concentración.

• Sentimientos de culpabilidad.

• Pensamientos suicidas.

- Agitación.
- Fatiga o pérdida de energía.

En cuanto a los niños[60]:

- En menores de seis años, las señales de alerta son irritabilidad, rabietas, fobias. A partir del colegio, dolores, quejas de molestias fisiológicas, enuresis.
- A partir de los siete años y hasta la pubertad, las señales son apatía, irritabilidad, agresividad, falta de concentración, disminución del rendimiento escolar, aumento o disminución del apetito, trastornos fisiológicos.
- En adolescentes: postura desafiante y negativismo ante las normas, irritabilidad, agresividad, aislamiento social, problemas de autoestima, exposición a situaciones de riesgo, abuso del alcohol o de otras sustancias, sentimientos de infravaloración, desesperación, dificultad para concentrarse, llanto frecuente, aumento y disminución de peso, trastornos del sueño. En ocasiones, pensamiento suicida o autolesiones.

Rosa era alegre, divertida y encantadora. No se quiso casar y vivía, soltera y libre, en un pisito de alquiler. Su hermana mayor, Dolores, también permanecía soltera. Ambas se querían, pero sus caracteres eran muy diferentes. Dolores era dominante y absorbente y Rosa se había quedado soltera precisamente para ser libre.

Cuando Dolores cumplió setenta años, sufrió un ataque reumático tan fuerte que la dejó casi inválida. Tenía fuertes dolores musculares y apenas podía desplazarse por sí misma. Su situación de dependencia física cambió su vida y la de su hermana.

Negoció la entrega de su vivienda a cambio de una plaza vitalicia para ella y otra para su hermana en una residencia de mayores regida por monjas. Una vez conseguida la plaza, Dolores se retiró a la residencia. Al cabo de un año, Rosa sufrió un derrame cerebral del que se recuperó muy bien, aunque le quedó una pérdida puntual de memoria reciente.

---

60. www.psiqu.com/2-62834.

En ocasiones, cuando se dirigía a un lugar, se daba cuenta de que había olvidado adónde iba. Se quedaba desorientada y perdida. Tuvo miedo de su situación. Su hermana le recordó que había negociado también una plaza para ella en la residencia de ancianos y le pidió que viniese a vivir con ella. Con apenas sesenta y cinco años, Rosa dejó su vivienda de alquiler y se encerró con Dolores en la residencia. Allí tuvo que sufrir la convivencia con su hermana, que constantemente le recordaba su situación: «Cada vez estás peor de la cabeza», le decía a la menor ocasión.

Poco a poco, Dolores fue imponiendo su voluntad a su hermana. Frustró todos sus intentos de alegrarse y le recordó constantemente su enfermedad. Si Rosa se pintaba o se vestía con ropas alegres, Dolores le recriminaba su coquetería fuera de lugar. Si Rosa se reía en voz alta, Dolores la miraba con faz torva recordándole que la situación de ambas no era cosa de risa. Si Rosa quería salir de la residencia a pasear, Dolores frustraba su salida requiriendo su ayuda para moverse.

Rosa dejó de reír, dejó de arreglarse y dejó de desear vivir. Su boca adquirió un rictus de amargura y solo quería llorar. A partir de ahí, Dolores estableció dos muletillas. Si su hermana lloraba, cosa que hacía con mucha frecuencia, ella movía la cabeza y murmuraba: «Todo por mi culpa, por haberla traído aquí».

Si su hermana se olvidaba de algo o no respondía cuando le preguntaban, ella se llevaba el dedo índice a la sien y hacía un gesto que indicaba «está loca».

Rosa dejó de hablar con la gente. Apenas respondía con monosílabos. Lloraba a todas horas. Por la mañana, se levantaba pronto para ir a misa, pero, a medida que transcurría el día, su ánimo se iba ensombreciendo hasta caer en una especie de paralización, de la que solo salía para llorar o para negar con gestos las muletillas de su hermana. Empezó a sentir rechazo hacia la residencia, culpando de sus malestares a las monjas que la atendían. Empezó a odiar el medio en que vivía y del que no podía salir.

«Estamos en un callejón sin salida», repetía Dolores cuando alguien le preguntaba cómo se encontraba en la residencia. «Nos han engañado», repetía Rosa cuando alguien le preguntaba lo mismo.

La vida en la residencia era siempre igual. Se levantaban a desayunar, oían misa y salían al jardín a escuchar la radio, a leer o a conversar. Después de comer, se echaban un rato la siesta y luego nueva sesión de jardín hasta la cena. En invierno, sustituían el jardín por el gran salón con chimenea.

El día en que una amiga fue a visitarlas, Rosa verbalizó su situación con estas palabras:

—Mírame. Acabo de cumplir la edad para jubilarme y mírame. Esto es lo que me espera.

Cuando la amiga intentó animarla, respondió llorando:

—Nunca más seré la de antes.

La amiga buscó soluciones para Rosa:

—¿Por qué no te marchas de la residencia? Aquí eres muy desgraciada.

Pero ella arguyó que la pensión no le llegaba para alquilar una vivienda y opuso argumentos a las otras iniciativas de su amiga. No tenía energía para intentar nada. Solo quería morir.

Cuando una persona deprimida verbaliza que nunca va a salir de su estado depresivo, su enfermedad tiene mal pronóstico, porque no se quiere curar. Sin embargo, si la persona acepta la posibilidad de mejorar, de que «algún día estará mejor» o de que, «con ayuda de Dios, saldré de ésta», es un buen pronóstico. El enfermo se quiere curar. Por lo menos, se va a dejar ayudar.

¿Hay un tipo de depresión causada por el propio organismo?

Hay dos tipos de depresión. La del ejemplo anterior es una depresión reactiva, psicógena, causada por factores psicológicos a los que la enferma no ha podido dar una respuesta adaptativa, que podría haber sido, en primer lugar, negarse a compartir con su hermana una situación que ella no había solicitado. Continuar con su vida y su trabajo habitual hubiera sido la mejor terapia, una vez recuperada de su derrame. Otra conducta adecuada podría haber sido probar a vivir en la residencia durante un tiempo, sin dejar su vivienda, puesto que conocía el carácter dominante de su hermana. Por último, dejar la residencia y vivir de su pensión, aunque hubiera sido en un estudio minúsculo y en una ciudad pequeña y económica, le hubiera permitido recuperar su independencia, su identidad y su vida de mujer libre.

Sin embargo, su respuesta a la situación fue de huida, de desajuste y desadaptativa: la depresión sin más esperanza que la muerte.

Como hemos visto, en la depresión reactiva, hay una causa que se puede investigar. En la depresión endógena, la causa escapa a la vista del profano. Hay un proceso bioquímico alterado, una carencia.

Generalmente, la depresión endógena, profunda y grave, empeora por la mañana. Kafka iniciaba sus novelas depresivas, como *La metamorfosis* o *El proceso*, con estas palabras: «Una mañana…» Gregorio Samsa amanece convertido en insecto y Joseph K. se entera de que lo procesan. Siempre es por la mañana. El deprimido no puede levantarse de la cama. Por la tarde, se siente algo mejor. En cambio, quien padece una depresión reactiva se suele levantar algo mejor y va empeorando a medida que trascurre el día, como le sucedía a Rosa en la residencia.

En el caso de Rosa, la reacción inicial es psicógena, porque vive una situación proclive al dolor. Esa situación, la reclusión, la desesperanza, el maltrato psicológico a que la somete su hermana, el sentimiento de soledad a pesar de las personas que la rodean impiden que su cerebro genere el neurotransmisor más importante, que es la dopamina, cuyo efecto es promover la actividad, el deseo de vivir, la búsqueda de bienestar y felicidad y, en resumen, todo lo necesario para la felicidad. La escasez de dopamina puede prolongar o agravar su depresión, creando un círculo vicioso que le impide salir de ella, porque la falta de motivación y de energía para dar un paso adelante no le permite salir de la residencia que la hace tan desgraciada.

La dopamina es una hormona que libera el hipotálamo. Un neurotransmisor (una molécula que transmite mensajes entre neuronas) del que se dice que nos da y nos quita la felicidad, porque interviene en numerosas funciones que tratamos en este libro, como la memoria (permite almacenar recuerdos en los que intervienen emociones) y la recompensa cerebral (la búsqueda del placer en las adicciones). Pero también es responsable de la motivación para la actividad, el bienestar y el deseo de vivir. La baja producción de dopamina genera la situación que caracteriza la depresión, la «anhedonia», que es, al contrario que el hedonismo, la incapacidad para experimentar satisfacción o placer.

También se ha comprobado que los procesos inflamatorios del organismo pueden generar síntomas de depresión. La misma gripe puede, en ocasiones, producirlos.

¿Se deprimen igualmente los hombres y las mujeres?

Según algunos estudios, los hombres padecen depresión con menor frecuencia y gravedad que las mujeres. No obstante, las diferencias clínicas entre ambos sexos son importantes a la hora del diagnóstico, pronóstico y tratamiento farmacológico[61].

Entre los factores de riesgo de depresión en sujetos de sexo masculino se incluyen los problemas financieros, laborales y legales.

Una de las principales diferencias entre ambos sexos es que los hombres tienen, generalmente, menor aceptación del tratamiento, en comparación con las mujeres, y tratan de evitarlo hasta que se presentan síntomas significativos.

También hay que recordar el impacto negativo de la sociedad, ya sea el entorno cercano o las redes sociales, que premian el «heroísmo» y la eterna juventud y belleza y eso puede ser una cortapisa para que las personas deprimidas, especialmente hombres, hagan un esfuerzo por ocultar sus síntomas y demostrar que están en forma, cayendo en un trastorno que se llama «la depresión sonriente», que, al fin y al cabo, es una forma de rechazar las críticas y la compasión del entorno.

58

SENTIRSE DEPRIMIDO CONSTANTEMENTE, ¿SE PUEDE CURAR?

Hay personalidades que tienden a la depresión. Son estadísticamente «anormales», pero no se pueden considerar

---

61. Ulbricht, C., Dumenci, L., *et al.*, en *American Journal of Men's Health*, 12(1), 5-13, enero de 2018.

enfermos, porque no sufren trastorno alguno, sino que es su forma de ser.

El doctor Hugo Marietán, psiquiatra argentino, explica que la personalidad melancoloide «tiende» a la melancolía, al pesimismo, a la amargura. Su humor habitual se encuentra por debajo del nivel del humor que llamamos normal, una normalidad que depende de cada cultura, porque lo que en España puede considerarse «normal» en un grupo de personas dando voces en un bar en Suiza se considera «un grupo de chillones exaltados».

El melancoloide tiene un patrón de humor por debajo del «normal». Como ave de mal agüero, prevé y se anticipa al fracaso. «Para qué lo vamos a intentar», responde a cualquier propuesta, «después, todo sale mal…». Si el asunto sale realmente mal, él ya lo advirtió, y si sale bien, mueve la cabeza pesaroso, previendo que algo malo llegará después[62].

La personalidad melancoloide tiene también rasgos positivos. Son personas meticulosas que cumplen hasta la exageración sus compromisos y trabajan con eficiencia y hasta con perfeccionismo y rigidez. Se quejan y protestan constantemente, son intolerantes y siempre buscan la mala intención en la actitud ajena. Pase lo que pase, su lema es «la vida es un asco».

Cuando una personalidad melancoloide se deprime, sus síntomas son similares a los de una personalidad «normal» en fase depresiva. Siente angustia, tiene ideas suicidas y todo su mundo gira en torno a su historia depresiva, cerrando la vía a cualquier otro interés. La diferencia está solamente en que el tratamiento médico devolverá al enfermo «normal» a su humor habitual, mientras que el melancoloide, después de tratarse, seguirá mostrando amargura, pesimismo y «mal rollo».

Por ejemplo, Francisco estaba siempre amargado y triste. Había seguido varios cursos de astronomía, pero no conseguía trabajar en ello, porque no tenía suficiente titulación. Tenía trabajo, pero no en lo que él quería. Su estado de ánimo se hizo cada vez más sombrío y empezó a beber para animarse un poco. Pero la bebida resultó peor, porque cuando salía de la euforia ficticia del alcohol, se encontraba

---

62. Marietán, Hugo, «El melancoloide. Rasgos y tratamiento de las descompensaciones», en *Interpsiquis*, 2003, www.psiqu.com/1-2268.

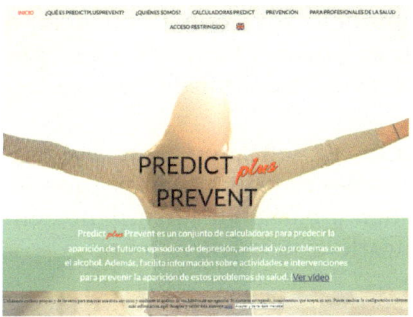

La web PredictPlusPrevent está creada para detectar el riesgo de ansiedad, depresión o alcoholismo.

mucho más deprimido. Llegó a pensar seriamente en matarse. Un día, un amigo suyo le dio una idea: «Si tanto sabes de astronomía y tanto te gusta, ¿por qué no escribes un libro? Un libro de divulgación explicando todo lo que tú sabes. Seguro que encuentras quien te lo publique». Francisco empezó a recopilar información para su libro, siempre insatisfecho, buscando y rebuscando datos, hasta el punto de que dejó de beber y, aunque su pesimismo le impidió ver su trabajo coronado por el éxito, invirtió en el libro todas sus energías. Pero dejó de pensar en la bebida y en la muerte, y encontró otra salida para su malestar.

La inteligencia artificial y las redes sociales se han aliado para crear un modelo que permite predecir la ansiedad, el trastorno bipolar y la depresión. Es un modelo que toma como referencia el lenguaje que utilizan las personas que sufren uno de estos trastornos. El análisis que se lleva a cabo, con ayuda de la IA, del lenguaje de los tuits grabados en Twitter puede llegar a mostrar las señales de un futuro trastorno y prever su contención[63].

Los síntomas de depresión que se detectan a

> La página web PredictPlus Prevent ofrece una calculadora virtual que permite calcular el riesgo de desarrollar un trastorno de ansiedad, de depresión mayor (grave) o de alcoholismo, a usuarios de entre dieciocho y setenta y cinco años, rellenando un cuestionario.

---

63. www.psiqu.com/2-70313.

través de este modelo son, con frecuencia, diferentes a los que se detectan en la consulta médica, porque en la consulta no se escribe ni se utiliza el mismo lenguaje que en las redes sociales.

Anteriormente, ya señalamos que las redes sociales son una fuente de señales de patologías, porque muchas personas que sufren tienden a narrar su sufrimiento en ese medio antes que comunicarlo a su médico.

59

¿UN MANIACO ES UN LOCO QUE SE CREE QUE LO PUEDE TODO?

Aquella mañana, Pablo no paraba de hablar y de reír. Revolvía a todos los compañeros de trabajo contándoles un proyecto que tenía entre manos y que iba a ser una bomba. Corría de uno a otro, hablaba y gesticulaba con gran vivacidad. Su cara expresaba un entusiasmo sin límites. De pronto, Olga le preguntó: «¿Por qué estás tan triste?». Pablo no esperaba la pregunta y se quedó anonadado. La alegría y el entusiasmo desaparecieron de su expresión. Se quedó muy serio mirando a Olga y preguntó angustiado: «¿Se me nota?».

Existe una psicosis maniaca que es, efectivamente, una patología que lleva al enfermo a sentirse el rey del mundo, omnipotente y omnisciente, pero siempre fuera de la realidad.

Incluida o excluida de la psicosis, la manía es un estado de ánimo que se caracteriza por exaltación o euforia, acompañado de un aumento de la autoestima, de insomnio, de charlatanería, de distraibilidad, de fuga de ideas, de inquietud o agitación psicomotriz, de implicación excesiva en actividades placenteras. Los episodios de manía forman parte de los trastornos bipolares[65].

La manía y la depresión, que se definen como polos opuestos en la bipolaridad, no son en realidad opuestos, sino

---

64. www.predictplusprevent.com.
65. www.psiquiatria.com/glosario/mania.

complementarios, entre otras cosas, porque los dos conducen al mismo abismo, aunque es probable que la manía sea aún más peligrosa que la depresión, porque en la depresión el ánimo está hundido, pero en la manía el ánimo está excesivamente elevado en una huida hacia delante, por lo que, cuando desemboca en el desánimo, la caída es mayor.

En la manía, el centro cerebral de recompensas está hiperactivado y el enfermo corre el riesgo de sobrestimar sus posibilidades, por ejemplo, de ganar en el juego o en los negocios, y llegar a arruinarse.

En la melancolía, que es el trastorno depresivo, el dolor es similar al de una herida que mana sangre. La sangre sale de la herida y la herida duele. En la depresión, la energía escapa por una herida abierta, la historia depresiva de que hablamos anteriormente. Igual que el interés del herido se centra en su herida, así se centra el interés del deprimido en su historia depresiva. En la melancolía, por tanto, el dolor mana como en una hemorragia lenta. En su cara opuesta, que es la manía, la energía retenida se dispara y lo inunda todo. Esa descarga tiene la forma de desbordamiento de las emociones en alegría ilimitada, sentimientos de omnipotencia e hiperactividad.

Cuando el proceso se agrava y hay un distanciamiento de la realidad, la psicosis toma el relevo del trastorno. En la depresión, el enfermo expresa su agresividad, pero en la psicosis depresiva, la vuelve contra sí mismo. Deja de existir y limita su existencia a una alucinación. Pierde pie con la realidad y vive un delirio irreal. La defensa más fuerte contra esa no existencia, contra esa herida que no cesa, contra ese dolor inagotable es la negación del dolor, la felicidad basada en situaciones irreales. En eso consiste precisamente la fase maniaca, la que está en el polo opuesto de la depresión, en la que el enfermo se siente invulnerable y omnipotente.

«A mí nada me afecta, yo soy el mejor, estoy por encima del bien y del mal. Soy tan fuerte como Sansón y tan poderoso como el rey de Golconda. Nada puede herirme».

Esa es la realidad alternativa del maniaco. En su delirio, alcanza el ideal de su yo, lo mejor de lo mejor. Y lo celebra con grandes risotadas, con enorme movilidad y algarabía y con tremendo furor. Es una huida hacia delante. Si la depresión es culpabilidad y dolor ante una pérdida importante, la manía celebra la invulnerabilidad ante cualquier tipo de culpa o de dolor.

El enfermo se siente omnipotente y capaz de cualquier cosa. Y en esto estriba el peligro, porque puede embarcarse en aventuras descabelladas o en proyectos ilusorios que lo conduzcan a la ruina, a la cárcel o al suicidio, si la euforia da paso de repente a la angustiosa realidad.

La manía asociada al trastorno depresivo, cuando no hay psicosis, es decir, cuando no hay pérdida de contacto con la realidad, se puede tratar en cuanto el enfermo abandona su exaltación de ánimo y afloran su malestar y su angustia. Pero cuando hay delirios, el caso es más grave, porque no es fácil que el enfermo admita su situación real y acepte el tratamiento. Un enfermo que se cree llamado por las altas instancias a gobernar el mundo o que espera la adoración religiosa de sus «fieles» no va a aceptar en modo alguno que está sufriendo manía y que tiene que tratarse.

El tratamiento médico es el que puede «desinflar» el globo inflado de la manía, bajarle los humos al enfermo y conseguir que deje de creerse omnipotente y omnisciente. Entonces es cuando se puede empezar a aplicar en paralelo un tratamiento psicológico que lo ayude a volver a la realidad y a enfrentar la causa del problema.

En cuanto a la depresión, además del tratamiento médico imprescindible para evitar que el enfermo se haga daño, existen programas de educación psicológica para comprometer a los enfermos en las actividades que los han de mejorar, que aprendan a comprender y detectar sus propios síntomas, mejorar sus habilidades emocionales y sociales para que sepan enfrentarse a las situaciones que provocan la depresión y la manía, prevenir los factores psicológicos y sociales que desencadenan la enfermedad y conseguir que el enfermo siga el tratamiento farmacológico sin abandonarlo.

Es evidente que si el tratamiento del trastorno bipolar que vimos anteriormente, en el que no se dan delirios psicóticos, necesita la participación familiar, mucho más la necesita el enfermo cuando su trastorno comprende rasgos psicóticos. El enfermo de trastorno bipolar puede ayudarse a sí mismo en los periodos en que se encuentra mejor, pero el psicótico tiene primero que volver a la realidad de la que ha huido.

¿Qué síntomas se observan en un suicida?

Es cuanto al suicidio, hay algunos síntomas que pueden indicar que hay riesgo. Pero nunca hay que fiarse de esas señales, porque pueden darse todos los síntomas siguientes sin que haya suicidio o el enfermo puede suicidarse sin que se haya apreciado síntoma alguno. Es importante contar siempre con la asistencia del médico.

• Hablar de la muerte, escribir textos, cartas o poesías sobre la muerte.

• Hablar del suicidio, hacer bromas sobre el suicidio. A veces, se dice que quien habla de suicidarse no lo hace. Efectivamente, no lo hace el que solo trata de chantajear a otros con un intento de suicidio; sin embargo, si se trata de una persona que padece depresión, lo normal es que no pretenda chantajear a nadie, sino matarse de verdad y esté pidiendo ayuda al hablar del tema.

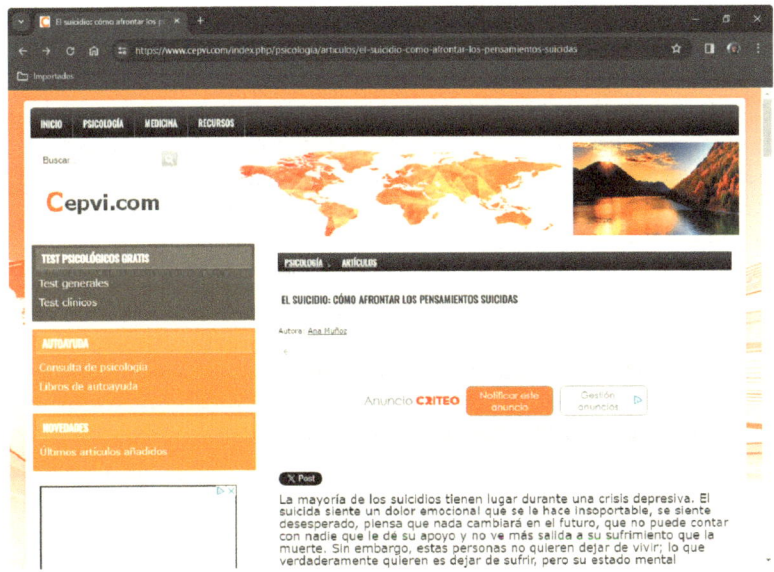

La página Cepvi.com ofrece información relevante sobre el suicidio[66].

66. www.cepvi.com/index.php/psicologia/articulos/el-suicidio-como-a frontar-los-pensamientos-suicidas.

- Verbalizar que sobra en este mundo, que todo iría mejor sin él. También se dice que el que se mata está loco. No necesariamente. Un deprimido puede suicidarse sin sufrir una psicosis depresiva, solamente con una depresión reactiva que lo haga sufrir intensamente. Basta con que no pueda soportar el dolor.
- Desprenderse de cosas a las que antes tenía aprecio, hacer testamento. Es empezar a prepararse para la muerte. Donar sus cosas a personas queridas.
- Guardar medicinas que pueda utilizar para suicidarse. Tranquilizantes, hipnóticos, barbitúricos, etc.
- Visitar a amigos y familiares inesperadamente, como para despedirse. En la visita puede no hablar una sola palabra de morir, porque es una idea que el suicida no verbaliza ante todo el mundo.
- Sufrir accidentes o emprender conductas de riesgo. El pensamiento suicida lleva a buscar la muerte de forma indirecta, pero esa forma indirecta puede a veces tener éxito.

Se han dado no pocos casos de suicidio en personas que habían arriesgado toda su fortuna en un negocio disparatado, con la seguridad irreal de que les iba a resultar muy rentable. La caída en picado desde su euforia desmesurada a la disforia de la realidad resultó tan insoportable que, sumada a la culpabilidad, el maniaco no encontró más solución que quitarse la vida.

- Algunos factores biológicos pueden influir en este tipo de trastorno, como un desequilibrio en la química del cerebro debido a la deficiencia de algunos neurotransmisores, como la serotonina o la dopamina. También puede ser hereditario.
- Entre los factores psicológicos, se encuentra la personalidad del individuo, que puede tener rasgos que lo hagan más vulnerable a padecer este tipo de trastorno. Influyen asimismo los pensamientos y la percepción que tenga de la vida.
- Entre los factores ambientales, influyen el mal funcionamiento de la familia, el tipo de apego inseguro

o haber sufrido bastantes dificultades y problemas de tipo familiar y económico[67].

60

¿Se puede ayudar a un amigo que sufre depresión?

La página Psicología-Online ofrece recomendaciones interesantes que pueden ser válidas para estos casos:

- *Recomendarle un especialista.* La depresión requiere tratamiento, no apoyo ni consejos. Por eso, es fundamental recabar la ayuda de un profesional. Lo más adecuado es una terapia multidisciplinar de medicamentos y psicoterapia.

- *Entender su comportamiento.* Es importante comprender lo que sucede en la mente y en el ánimo del deprimido, antes de tratar de ayudarle, para evitar juicios, opiniones o comentarios desafortunados del tipo «tienes todo lo necesario para ser feliz», «no te falta nada», «mucha gente quisiera ser como tú» o «lo que tienes que hacer es…». Con esto, solamente se consigue que la persona que sufre se sienta incomprendida y rechace cualquier acercamiento.

- *Animarle a perseguir pequeñas metas.* La motivación es un motor esencial para salir de una situación de angustia, no solamente para romper el tapón que bloquea la entrada de información ajena a la historia depresiva, sino porque ya hemos dicho que la actividad ayuda al cerebro a producir dopamina. Lo hemos visto en el caso del que escribió un libro que le ayudó a mejorar.

- *Reforzar su autoestima y su independencia.* La autoestima es la mejor herramienta para aceptar la posibilidad de una mejoría, algo que el deprimido no suele admitir. En cuanto a la independencia, se refiere al caso de que

67. Puchol Esparza, David, en Psicología-Online, 13 de marzo de 2018.

la depresión tenga que ver con una dependencia emocional.

- *Ayudarle a identificar sus problemas.* Es importante que la
persona que sufre conozca el origen de su sufrimiento,
pues es la única forma de abordarlo.

Además de saber lo que hay que hacer, es muy importante saber lo que no hay que hacer. Psicología-Online ofrece
las recomendaciones siguientes:

- Evitar señalar sus errores de forma destructiva. Si ha habido una conducta errónea, es mejor basarse en críticas
constructivas. Y siempre con mucha delicadeza y empatía.
- No quitar importancia a lo que siente el deprimido,
ya que su malestar puede ser tan grave o más que una
enfermedad física. Nunca tratar de impulsarle a hacer
cosas con el pretexto de que «no es para tanto» o «si en
realidad no tienes nada».
- No tratar de presentarse como salvador, porque la
posición de superioridad moral puede resultar contra-
producente. El enfermo es una persona vulnerable, con
tendencia a desarrollar dependencia.
- Si hay peligro de que se haga daño o si tiene conductas
suicidas, es necesario acudir urgentemente a un centro
de salud.

61

¿QUÉ HACER CUANDO ALGUIEN HABLA DE SUICIDARSE?

Los instintos básicos de que nos ha dotado la naturaleza,
agresividad y sexualidad, nos preparan para mantener la integridad de nuestro organismo y la continuidad de nuestra
especie.

A la naturaleza no le interesa que seamos felices o infeli-
ces, lo único que le interesa es que protejamos nuestra vida

a costa del sufrimiento o esfuerzo que sea necesario. Por eso tenemos un instinto de conservación que se pone en marcha cuando las ideas suicidas nos asaltan, en medio de una crisis de dolor. Sin embargo, esa barrera tan difícil de salvar es la que debe saltar el suicida para quitarse la vida, pues sufre una pérdida, duradera o transitoria, de ese instinto básico, debido a una situación patológica, ya sea una depresión profunda, un delirio religioso o de otra índole, etc.

Quitarse la vida no es fácil y morirse mucho menos, por mucho que lo deseemos. Se oye hablar de intentos de suicidio que no son suicidio, sino necesidad de ayuda, llamadas desesperadas de auxilio que, si nadie escucha, se pueden llegar a convertir en verdadero suicidio.

Ante el riesgo de suicidio, es recomendable hablar con el enfermo y averiguar si ha pensado en suicidarse, porque todo deprimido ha tenido alguna vez la idea de suicidarse y no se ha atrevido a hablarlo, ya que son cosas «que no se dicen, sino que se hacen». Pero darle la oportunidad de verbalizar sus ideas sobre el suicidio puede ser un gran alivio, sobre todo, porque muchas veces el suicida quiere que lo ayuden, porque en realidad no desea morir, sino librarse del dolor que siente.

Si hay riesgo de suicidio inminente, lo que se puede averiguar por el mismo enfermo, es necesario llamar al teléfono 024 (atención a la conducta suicida). No hay que fiarse de haberle convencido para que no lo haga, porque, si realmente decide suicidarse, puede aparentar dejarse convencer para evitar la vigilancia.

En su artículo «El suicidio: Cómo afrontar los pensamientos suicidas»[68], Ana Muñoz incluye las siguientes recomendaciones:

- No dejarle solo. Hablar con el suicida y escucharle sin subestimar sus problemas o sus preocupaciones, aunque parezcan nimias o absurdas. Para él son tan importantes que son las que lo van a conducir al suicidio.
- No culpabilizarle recordándole el daño que va a hacer a los que lo quieren. La culpabilidad es precisamente uno de los puntales de la depresión.

---

68. www.cepvi.com.

- Tratarle con afecto, permitirle llorar, desahogarse o enfadarse. No minimizar sus sentimientos ni su problema, ni pensar que los consejos sirven de algo. Ya hemos dicho que la historia depresiva bloquea la entrada a otras ideas o intereses. Al enfermo no le interesa más que su dolor y la posibilidad de liberarse de él con la muerte.

- Proporcionarle un tratamiento psicológico. Quizá acepte el acuerdo de que siempre hay tiempo para suicidarse, pero primero puede probar la ayuda psicológica. Ya hemos dicho que, en muchas ocasiones, el suicida no desea matarse, sino librarse de su malestar.

- Es importante tratar de evitar el alcohol o las drogas, que actúan sobre el pensamiento lógico e inhiben el control, lo que libera los sentimientos de desesperación.

No hay que subestimar la posibilidad de que el enfermo insista en matarse, después de haber frustrado algún intento, porque, aunque se aprecie una mejora importante, los pensamientos suicidas pueden regresar cuando regrese la depresión. Hay enfermos que se suicidan después de tres o cuatro intentos fallidos a lo largo de años.

¿Cómo se define la conducta suicida?

Todas las conductas van encaminadas a conseguir una finalidad. La conducta suicida se produce cuando se aúnan la desesperanza y la desolación, porque es una conducta que persigue la autodestrucción y eso significa que el instinto de conservación falla o va a fallar definitivamente.

El instinto de conservación ha hecho dar marcha atrás a más de un intento de suicidio. Pero, a veces, la intención suicida vence a este instinto y la conducta logra su fin.

- La ideación suicida son las ideas de quien piensa en matarse y organiza y planifica su suicidio, aunque nunca llegue a llevarlo a cabo. Hay quien coquetea con la idea de suicidarse, pero nunca se atreve a matarse, porque el instinto de conservación prevalece sobre la ideación suicida.

- El intento de suicidio es el acto de quitarse la vida sin lograrlo, como esas personas que se asoman al balcón del último piso de un edificio, para amenazar con suicidarse si no se les concede una petición. Eso es un chantaje, no un intento de suicidio. También hay personas que se toman un puñado de pastillas o se cortan las venas y corren a pedir auxilio. Eso son llamadas de atención o de auxilio. El verdadero intento de suicidio se queda en intento porque algo falla, algo ajeno al suicida que tenía verdadera intención de matarse.

- El acto de quitarse la vida es la consumación del suicidio. Aquí no se produce fallo alguno. Lo único que falla es el instinto de conservación.

Suicidarse no es necesariamente matarse de una forma rápida. Hay muchas maneras de suicidarse autodestruyéndose lentamente, dejando de cuidarse, cometiendo toda clase de locuras, abandonando las actividades sanas, como el trabajo, los estudios, las amistades o los entretenimientos, aislándose y entregándose a la molicie más escandalosa, a la apatía más destructiva y a la droga más perjudicial. Hasta que muere o hasta que se embota su sensibilidad y deja de sentir.

La conducta suicida tiene también una base biológica con factores neurobiológicos y psicológicos. Pero es necesaria la existencia de un factor que precipite la acción suicida. En la depresión hay un factor de autoagresión, es decir, la agresividad que uno dirigiría normalmente a otra persona, la dirige contra sí mismo. Pero la conducta suicida no es exclusiva de la depresión, sino que muchas veces aparece encuadrada en otras patologías.

La web Psicología-Online[69] ofrece el perfil psicológico del suicida, que incluye sentimientos de soledad, escasas habilidades sociales, impulsividad, baja autoestima y también escasas estrategias para abordar las dificultades y la frustración.

---

69. www.psicologia-online.com

El pensamiento del suicida, según la autora del artículo[70], incluye características como impulsividad, baja autoestima, escasas habilidades sociales, sentimientos de soledad o falta de estrategias de afrontamiento. Detalla también algunos de los pensamientos de la ideación suicida:

- Nadie me quiere.
- Soy una persona prescindible para los demás.
- Lo hago todo mal, no vale la pena hacer nada con mi vida.
- Si desaparezco, nadie se daría cuenta.
- Solo la muerte puede hacer que mi dolor interno se desvanezca.

En su novela *Ana Karenina*, León Tolstoi describe este pensamiento de la protagonista antes de arrojarse al paso del tren: «Así me libraré de todos y de mí misma».

La web Mundo Psicólogos ofrece una lista de señales de alarma para detectar si alguien tiene pensamientos suicidas:

- Cambios de humor extremos. Cambios continuos de humor que pueden deberse al trastorno bipolar.
- Sentimientos de desesperanza.
- Regalar posesiones. Regalar sus pertenencias sin un motivo aparente. Es como una despedida.
- Perder interés en las actividades habituales.
- Hablar de muerte o suicidio, por ejemplo, de suicidios reales o métodos de suicidio que hayan investigado.
- Escribir textos, cartas o poesías sobre la muerte, hacer bromas sobre el suicidio.

Siendo estudiante, encontré un día a Martín, un compañero de clase, que volvía a su casa. Llevaba a cuestas todos sus libros y pensé: «¿Por qué se llevará a casa todos los libros un viernes? ¡Debe de ser un tipo raro!».

---

70. Pradas, Claudia, «Perfil psicológico de una persona suicida».

Mientras caminaba, un montón de chicos corrieron hacia él. Cuando lo alcanzaron, le tiraron al suelo los libros y le pusieron la zancadilla hasta derribarle. Vi sus gafas volar y caer en la hierba como a tres metros. Lo miré y pude observar una tremenda tristeza en sus ojos. Me conmoví, así que corrí hacia él, que gateaba buscando sus gafas.

Tenía lágrimas en los ojos. Le puse las gafas en la mano y le dije:

—¡Son unos imbéciles, no deberían haberte tirado!

Me miró y contestó:

—¡Gracias! —con una gran sonrisa de gratitud.

Me contó que era nuevo y que acababa de llegar de otra ciudad. Parecía un buen chico. Le pregunté si quería jugar al fútbol el sábado conmigo y mis amigos, y aceptó. Pasamos juntos todo el fin de semana. A medida que lo fuimos conociendo, nos fue cayendo mejor, tanto a mí como a mis amigos.

El lunes por la mañana volvió a clase con aquella enorme pila de libros. Le dije:

—Vas a hacer músculos si llevas todos esos libros a cuestas todos los días.

Se rio y me dio la mitad para que lo ayudara. A partir de ese día, Martín y yo nos convertimos en los mejores amigos.

El día en que nos graduamos, tuvo que pronunciar un discurso. Me di cuenta de que estaba nervioso, así que le di una palmadita en la espalda y le dije:

—Ya verás como lo harás genial, amigo.

Me dirigió una de sus miradas de agradecimiento y me sonrió. Carraspeó y comenzó su discurso:

—El momento de graduarse es bueno para dar las gracias a todos aquellos que nos han ayudado a través de estos años difíciles: padres, maestros, hermanos, quizá algún entrenador..., pero principalmente los amigos. Quiero deciros que ser amigo de alguien es el mejor regalo que podemos dar y recibir y sobre eso os voy a contar una historia.

Lo miré incrédulo cuando comenzó a contar

El Gobierno de Aragón publicó, en 2021, la guía *Prevención, detección e intervención en casos de ideación suicida en el ámbito educativo*, que puede descargarse en la dirección www.educa.aragon.es/-/documentosprevencionsuicidio

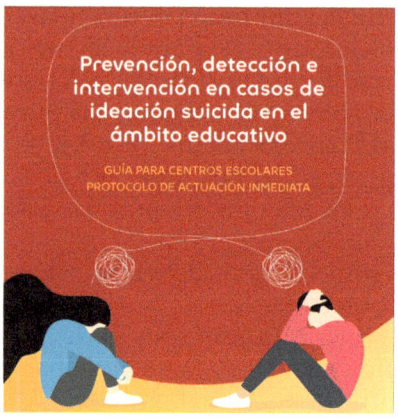

La guía *Prevención, detección e intervención en casos de ideación suicida en el ámbito educativo* del Gobierno de Aragón.

la historia del día que nos conocimos. Aquel fin de semana él había decidido suicidarse. Contó que se llevó todos sus libros a casa para que su madre no tuviera que ir después a recogerlos a la escuela. Me miró fijamente y me sonrió. Luego, dijo:

—Afortunadamente, mi amigo me salvó de hacer algo irremediable.

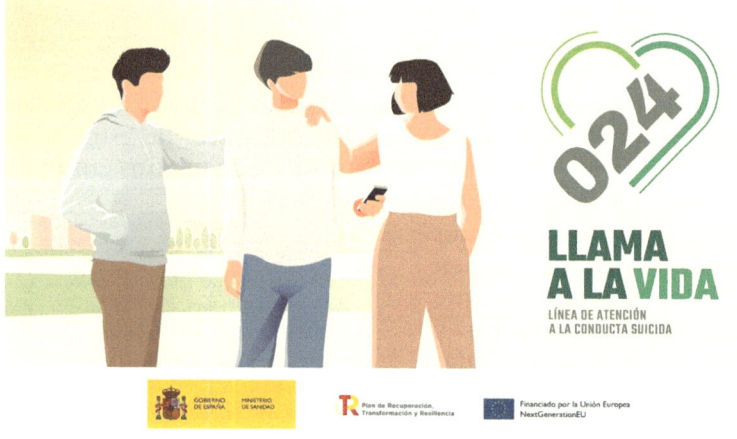

El teléfono 024, atención para la conducta suicida.

Yo escuchaba con asombro cómo Martín contaba a todo el mundo aquel momento de debilidad. Entonces me di cuenta de la importancia de estas palabras: «Nunca subestimes el poder de tus acciones. Con un pequeño gesto, puedes cambiar la vida de otra persona, para bien o para mal».

La mejor forma de ayudar a un amigo que habla o quiere suicidarse es escucharle, tratar de saber qué tipo de ayuda espera con su confesión o comentario y, en todo caso, avisar inmediatamente al 024, que es el teléfono de atención a la conducta suicida que hemos citado anteriormente.

En febrero de 2024, el Ministerio de Sanidad implementó la Estrategia de Salud Mental y el Plan de Acción de Salud Mental 2022-2024, que incluye medidas como la línea de atención a la conducta suicida. El Plan de Acción de Salud Mental 2022-2024 abarca iniciativas como:

- La creación de la línea 024, un teléfono de información 24/7, gratuito y confidencial, que ofrece atención profesional y apoyo ante conductas suicidas. Lo hemos mencionado ya.

- La mejora de la capacidad del desarrollo profesional, para lo que se ha creado la especialidad de psiquiatría infantil y adolescente.

- Acciones específicas para la población mayor vulnerable, como el establecimiento de mecanismos para la identificación de personas mayores, especialmente las que viven en soledad y tienen problemas de salud mental.

- Acciones para priorizar la implantación de programas de prevención de adicciones con y sin sustancias.

- Desarrollo de programas específicos para profesionales sanitarios y sociosanitarios con problemas de salud mental relacionados con su labor asistencial.

IX

TRASTORNOS ALIMENTARIOS

62

¿LA GULA ES UN TRASTORNO ALIMENTARIO?

—Creí que habías decidido adelgazar.

—Lo intenté, pero no soy capaz.

—Poco te duró, entonces.

—Es que no soy capaz de vencer el hambre.

—¿El hambre o la gula?

—Pues no sé lo que es. Lo que sí sé es que me puede.

La gula es uno de los siete pecados capitales (o tendencias perjudiciales) que muchas personas, obesas o no, confiesan padecer. Es adicción a la comida y tiene su equivalente en las restantes adicciones que hemos visto anteriormente.

No solamente las personas obesas confiesan ser golosas o glotonas. También lo confiesan muchas personas que presentan una figura espectacular, lo que seguramente les supondrá un tremendo esfuerzo y un enorme malestar frente a una mesa bien surtida de alimentos deseables. Lo más probable es que esas personas hayan aprendido a comer correctamente

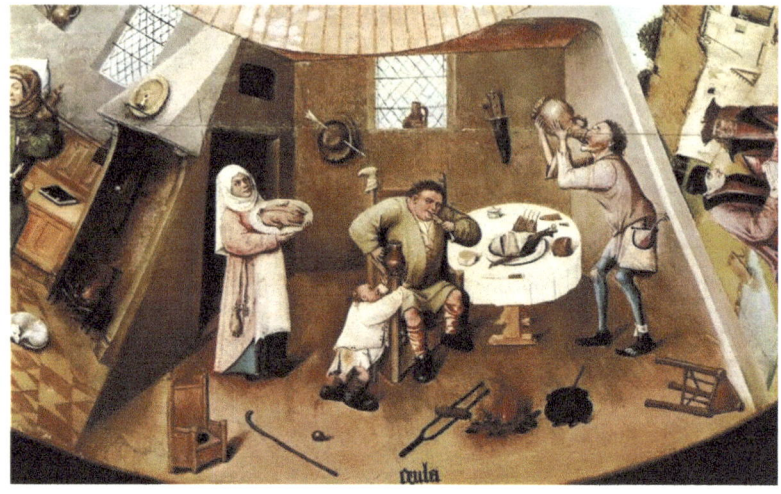

Así representó el Bosco el pecado capital de la gula. *Mesa de los pecados capitales*, Museo del Prado, Madrid.

para no engordar, es decir, que mantengan una conducta alimentaria adecuada.

Una vecina mía, que lucía unas cuantas tallas de más, me contó un día su dieta alimentaria habitual, según la cual, no había razón alguna para haber ganado tanto peso. Le sugerí una visita al endocrino, para averiguar en qué radicaba tal incoherencia; pero ella desestimó el consejo aduciendo que se encontraba perfectamente bien, aunque su marido insistía en que no debería mojar tanto pan en las salsas.

Este es el típico ejemplo del mecanismo de negación, tomado de la vida diaria. Negar un problema, un conflicto o un trastorno es la puerta de entrada a la consolidación de ese problema, conflicto o trastorno.

En el caso de la adicción a la comida, la dependencia es generalmente psicológica y la persona que la padece se limita a llenarse de ansiedad cuando no tiene comida a su alcance, aunque no enferma ni pierde la razón, como en el caso de las toxicomanías.

Eso significa que la adicción a la comida, lo que hemos llamado gula, es más fácil de tratar y de eliminar que otros tipos de adicción. Pero no hay que olvidar la etapa de tolerancia, que hace que la persona necesite cada vez mayor cantidad de comida o comer con mayor frecuencia. La vimos en el capítulo dedicado a las adicciones.

¿Existe el hambre emocional?

Muchas veces, rebuscamos en la nevera algo que nos ayude a tolerar el malestar de un problema de trabajo; algo que nos haga sentir un placer bien merecido, tras una jornada desagradable; algo que nos impida pensar en una ruptura amorosa. Esa es la puerta de entrada al hedonismo, a la búsqueda del placer inmediato que procuran las dicciones. El recorrido del pasillo puede ser más o menos largo, pero conviene recordar que, al final, se encuentra la gula, la dependencia morbosa de la comida, la adicción.

—¿Ya estás enredando en la cocina?

—Estoy buscando algo…

—¿Qué pasa? ¿Te has quedado con hambre?

—No sé, me ha entrado hambre de repente.

—Han quedado unos garbanzos de mediodía, ¿quieres que te caliente un plato?

—¡Ay, no! ¡Garbanzos no! Yo quiero algo… ¿Dónde están las patatas fritas esas que saben a ajo?

La comida tiene una única función fisiológica para los animales, que es nutrirse, aunque prefieran un alimento a otro por su sabor o, incluso, por su valor nutricional. Sin embargo, para el ser humano, la comida tiene una función polivalente pues no solamente sirve para nutrirse, sino para socializar (comidas de empresa, de familia, de amigos), para distraerse (picoteo), para acompañar el ocio (palomitas en el cine), para intercambiar afecto (tartas de cumpleaños, cajas de bombones), para premiar conductas (chuches, homenajes), etc.

La comida forma parte de las recompensas que nos ofrecemos a nosotros mismos para premiar ciertas actitudes o paliar ciertas necesidades ajenas al hambre, como hemos dicho; y eso crea un fenómeno que conocemos bien y que se llama hambre emocional.

El hambre emocional no es el deseo natural de comer a las horas de comer o de comer lo que hay que comer y a los horarios acostumbrados, sino el deseo de comer a cualquier hora, incluso después de la comida, uno de esos alimentos que nos producen placer intenso e inmediato y que nada tienen que ver con nuestras necesidades nutricionales.

El objetivo del hambre emocional es paliar alguna emoción negativa que nos incomoda, como la ansiedad, el malestar o el aburrimiento. No se trata de alimentarse, sino de buscar consuelo o de obtener un premio, merecido o no.

Con frecuencia, el hambre emocional es un impulso para utilizar la comida como ansiolítico. Y, también con frecuencia, ese ansiolítico se hace necesario para paliar la ansiedad que nos produce la falta de uno de esos placeres tan intensos e inmediatos como adictivos que conocemos muy bien y que, para unos se llaman chocolate, para otros, helado, para otros, chuches, para otros, picoteo.

El hambre emocional se distingue fácilmente del hambre fisiológica porque la necesidad o deseo de comer no incluye un filete o un plato de judías verdes, sino una golosina, un antojo, un capricho alimentario que nos proporcione ese placer intenso e inmediato al que estamos subordinados.

El hambre emocional no es un trastorno, es una conducta alimentaria desordenada, producida por un estado de malestar que segrega una hormona a destiempo; una hormona que inhibe nuestro centro de la saciedad y engaña a nuestro cerebro haciéndole creer que necesitamos alimentarnos porque nuestro nivel de azúcar ha descendido y hay que reponerlo. Por eso necesitamos chuches y golosinas[71].

63

No conseguir adelgazar, ¿es no poder o no querer?

Puede ser ambas cosas. Si no hay un problema genético o fisiológico diagnosticado por un médico, y si seguimos la dieta del nutricionista, es probable que el problema esté en

---

71. Vera Casas, Alejandra, «Qué es el hambre emocional y cómo gestionarlo», www.psiqu.com/1-10634.

las dificultades que el entorno actual nos presenta para seguir una dieta equilibrada y sana.

La naturaleza nos ha dotado de ciclos biológicos que procuran el equilibrio entre nuestro organismo y la propia naturaleza. Tenemos ciclos circadianos (que duran cerca de un día, *circa dies*) controlados por nuestro reloj biológico, como sueño-vigilia, y que se desacoplan con los cambios de horario.

Y tenemos un ciclo hambre-ingesta-saciedad que regula nuestro comportamiento alimentario en periodos de sentir hambre, de comer y de sentirnos saciados. Este ciclo también se desacopla cuando nuestra conducta lo desajusta e inhibe el centro de la saciedad.

Sin embargo, la sociedad industrial en que nos desenvolvemos prima los objetivos monetarios, y eso llega a perturbar el equilibrio que mantenemos con la naturaleza, al crearnos necesidades que nos llevan a cortocircuitar el ciclo de hambre-ingesta-saciedad y empujarnos directamente al consumo excesivo y, a veces, compulsivo, de productos artificiales o industrializados, que nada tienen que ver con los nutrientes que precisamos ni con la dieta equilibrada que recomiendan los nutricionistas.

Nuestro entorno industrial nos presenta objetivos comestibles que apelan a las sensaciones placenteras y no a las necesidades de nuestro organismo, reemplazando nuestra dieta equilibrada por una dieta contemporánea basada en el placer intenso e inmediato. Se compone de productos que precisan el mínimo esfuerzo para prepararlos y que ofrecen el máximo placer al consumirlos. Son alimentos ultraprocesados cuyo 70% contiene azúcares capaces de endulzarnos la vida en segundos y por poco dinero.

El azúcar es un recurso barato que «convierte el acto de comer en una experiencia sensorial intensa y placentera»[72] y que, de paso, nos hace adictos a esa clase de alimentos. Pero es un recurso barato que cuesta caro para nuestra salud y solo es beneficioso para la industria alimentaria, porque aumenta considerablemente el consumo de los productos que contienen azúcar.

---

72. Flichtentrei, Daniel, «Perseguidos por el azúcar», en *IntraMed*, 16 de mayo de 2021.

En el mundo en que nos desenvolvemos, estamos rodeados de estímulos que acrecientan nuestro deseo de comer alimentos apetecibles y altamente calóricos, dificultando enormemente nuestra capacidad de resistirnos, sobre todo, porque ni siquiera somos conscientes de esas influencias[73].

Esos estímulos son, con frecuencia, trampas que nos tiende el entorno, por ejemplo, al acompañar los alimentos más calóricos con puntos, regalos, promociones y sorteos, mientras que las verduras o las frutas no suelen traer consigo «rasca-y-gana» o números para rifas, ni aparecen en anuncios vistosos y coloreados[74].

En 2018, el cardiólogo Daniel Flichtentrei publicó un interesante artículo[75] en el que denunciaba la manipulación de que somos víctimas quienes recibimos lo que él denomina «ideas zombi», que no solamente hacen fracasar nuestros intentos por acabar con la obesidad o con el sobrepeso, sino que perpetúan ese fracaso.

La teoría de que «engordamos porque comemos más y nos movemos menos» no explica lo que sucede, sino que se limita a describirlo y, además, conduce a la creencia de que la causa del problema, así como la responsabilidad de resolverlo, concierne a las personas y no al mundo en el que vivimos,

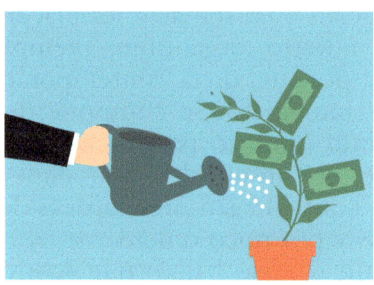

La sociedad industrial prima objetivos monetarios que nos presentan ofertas irrechazables que generan obesidad sin tomar medidas para solucionar el problema.

73. Casanova, Nuño, *et al.*, «Cómo se regula el apetito», en *IntraMed*, 23 de julio de 2019.
74. Luruena, Miguel A., «Cuando comer alimentos insanos tiene premio», en *Eroski Consumer*, 20 de diciembre de 2021.
75. Flichtentrei, Daniel, «Comer, engordar y sentirse culpable», en *IntraMed*, 4 de junio de 2018.

porque vivimos en una sociedad que genera obesidad sin tomar medidas eficaces para solucionarla y que, además, culpa de tal calamidad a las personas obesas.

Como ejemplo de la forma en que la sociedad nos manipula, nos aliena y nos impide reaccionar, el cardiólogo Daniel Flichtentrei cita una frase inolvidable de la obra literaria y cinematográfica *El padrino*: «Hazles una oferta que no puedan rechazar».

¿La genética puede tener la culpa?

El genoma de cada uno de nosotros es único y exclusivo y es nuestra identidad genética, nuestro ADN, una larga secuencia de componentes químicos que traen escrito y codificado cómo somos y cómo seremos. Y no es posible modificarlo, aunque sí es posible conocerlo, algo que nos interesa mucho, porque en uno o varios de esos códigos puede aparecer información genética que nos predisponga a la obesidad.

Si nuestro ADN contiene el gen de la obesidad, podemos tomar medidas para controlar sus efectos, pero no podemos eliminarlo. Lo que sí podremos es activar o desactivar algunos de los genes que lo componen, a base de aprendizaje y actividad, reglamentada médicamente, mediante el proceso de metilación que describimos en el capítulo 1.

El gen de la obesidad influye en los mecanismos cerebrales que regulan el apetito y, por tanto, en nuestra conducta alimentaria, porque se alía con nuestra sensibilidad a las señales alimentarias para conducirnos hacia la obesidad, puesto que nos hace vulnerables a la adicción a la comida.

Podemos conocer la presencia del gen de la obesidad en nuestro ADN con un test que nos resulta muy conocido, una PCR, o también mediante una secuenciación de nuestro genoma. Conocerlo nos permitirá seguir un método nutricional personalizado, establecido por un profesional de la nutrición, o bien modificar nuestra conducta alimentaria para perder el peso que nos sobra y no volver a recuperarlo.

Y, quizá, podremos conseguir en algún momento desactivarlo con ayuda profesional, porque el proceso depende de factores que incluyen lo que comemos, la forma en que vivimos, el tipo de estrés que soportamos e incluso la manera

Complicaciones médicas de la obesidad

Apnea del sueño

Ictus

Enfermedad pulmonar
Asma
Coágulos pulmonares

Cardiopatías
Perfil lipídico anormal
Hipertensión arterial

Enfermedad hepática
Hígado graso
Cirrosis

Diabetes

Pancreatitis

Mujeres
Períodos anormales
Infertilidad.

Cálculos biliares

Cáncer
De mama
Útero
Colon
Esófago
Páncreas
Riñón
Próstata

FUENTE:
Adaptado del Centro
Ruud de Política
Alimentaria y Obesidad
de la Universidad
de Yale.

Artritis

Venas inflamadas, a menudo con coágulos sanguíneos

Gota

La obesidad lleva consigo numerosos trastornos fisiológicos y psicológicos.

en que pensamos. Esto no es siempre factible porque no hay un solo gen que genere obesidad u otro trastorno o desorden, sino varios y, también, porque, al parecer y como es lógico, la capacidad para activar y desactivar genes disminuye con la edad.

Los genes, además, se ocupan de ordenar al organismo el lugar adecuado en el que almacenar las grasas, distribuyéndolas generalmente entre las caderas y las piernas en las mujeres y entre el estómago y vientre en los hombres. Pero, algunas veces, ese reparto se altera y las grasas se acumulan en los lugares de nuestro cuerpo que menos nos agradan.

64

¿La anorexia es un mal de hoy debido a la moda?

Una leyenda medieval del siglo ix narra que santa Liberata (también conocida por santa Wilgefortis), joven cristiana hija de un rey portugués pagano, fue prometida en matrimonio por su padre con el rey moro de Sicilia. Espantada ante la idea de casarse con un pagano, ayunó y rezó a Dios, rogándole que la desfigurara y le arrebatara su belleza para así ahuyentar la atención de los hombres. Al cabo de un tiempo de llevar un régimen de plegarias, ascetismo y dieta de inanición, su rostro comenzó a cubrirse de vello hasta lograr una barba poblada. Cuentan que, horrorizado por lo que creyó posesión demoniaca, su padre la mandó crucificar. Se dice también que en algunos países de Europa fue adoptada como santa patrona por aquellas mujeres que deseaban librarse de la atención masculina.

Hubo muchas otras santas y santos que, entregados al misticismo, renunciaron al mundo y se alimentaron de hierbas y pan, como santa Catalina de Siena y, según dicen, santa Juana de Arco. Los médicos apuntan al efecto laxante de las hierbas, con las que los místicos se purgaban. Pero fue santa Wilgefortis la elegida por la mayoría como patrona de quienes padecen trastornos de la conducta alimentaria, como la anorexia o la bulimia.

La anorexia mental fue descrita por primera vez en 1873, cuando la moda marcaba una silueta femenina en forma de S mayúscula, es decir, que no se trata de un mal de hoy que haya promovido la moda o que hayan generado las redes sociales.

El modelo de joven con anorexia nerviosa tiene, en numerosas ocasiones, bastante que ver con ciertas exigencias del medio familiar y no con las modas. Es cierto que también contribuye a ella la moda de la delgadez y el hecho de que la belleza actual se identifique con las *top models* que pueblan nuestras pantallas, páginas cuché y pasarelas; también es cierto que cada vez se incorporan más varones a los cánones modernos de la belleza y que muchos jóvenes y menos jóvenes se identifican con modelos estéticos a veces inaccesibles, debido a la constitución y la morfología del cuerpo codificadas en los cromosomas.

La anorexia mental se da normalmente entre adolescentes de quince a veinte años, que van restringiendo progresivamente su alimentación, alegando dolores de estómago o molestias subjetivas. Estas restricciones se van haciendo masivas, globales y originan subalimentación y pérdida de peso, hasta que, al cabo de algún tiempo, aparece la inapetencia real.

Cuanto más insiste la familia, con mayor obstinación se comporta el enfermo, que llega a esconder los alimentos, provocarse vómitos, ingerir laxantes o purgantes y practicar ejercicios físicos excesivos. La finalidad de esta conducta es rechazar los alimentos o impedir su asimilación.

En la primera fase, el enfermo aduce no poder comer porque sufre molestias. En la segunda fase, su obstinación se ha consolidado y señala que no sufre, lo que indica que ya está bien. Incluso se presta a dar muestras de buena voluntad probando los alimentos que se le presentan, pero apenas toma más de un bocado. Poco a poco, sistematiza su actitud y, frente a la insistencia de la familia, llega a renunciar a buscar argumentos. La tercera fase se presenta al cabo de uno o dos años, con un estado caquéctico, astenia genuina (ya no es mental) y, en las mujeres, amenorrea (desaparición del ciclo menstrual, que solamente se presenta mediante el empleo de fármacos). El peso desciende a treinta y cinco kilos o menos y, en el 10% de los casos, sobreviene la muerte. Generalmente, se produce un cuadro de insociabilidad, aislamiento y hostilidad ambivalente hacia la madre o la familia. El nivel de actividad suele ser inconcebible para el grado de adelgazamiento morboso del enfermo.

He visto a una mujer afectada de anorexia, en un estado espantoso de caquexia, consumida y con una atrofia total de los caracteres sexuales, jugando al frontón con toda la fuerza y energía de un pelotari. Su fuerza, evidentemente, fue temporal, porque al cabo de pocos meses supe que había fallecido.

Una explicación que podría aplicarse a ambos sexos es la teoría psicoanalítica, según la cual el paciente se autocastiga y se impone una penitencia corporal para purgar la culpabilidad surgida de escrúpulos sexuales o religiosos. En su *Introducción a la psiquiatría*, Juan Antonio Vallejo Nájera habló de una reacción histérica al conflicto madre-hija (actualmente, también madre-hijo), regresión y fijación a la fase oral. Se dan muchos casos de jóvenes anoréxicas en las que coincide un hecho visualmente comprobable: su dormitorio presenta el aspecto inmaculado e impecable de la habitación de la hija modelo, que se ha sometido absolutamente a las normas de una madre (familia) exigente y que expresa su derecho al pataleo mediante la anorexia.

La teoría psicoanalítica señala la fase oral como la etapa infantil en la que la libido, el placer, está fijo en la boca. Se refiere al placer que experimenta el bebé después de mamar como «orgasmo oral». La oralidad puede desplazarse a la edad adulta, convirtiéndose en hambre emocional.

Un profesor de teoría psicoanalítica iniciaba su clase poniendo sobre la mesa una petaca con *whisky* y un cigarro habano. Los mostraba al alumnado con estas palabras: «Estos son mi chupete y mi biberón».

El *DSM-5* describe los siguientes síntomas de la anorexia nerviosa:

A. Restricción de la ingesta energética en relación con las necesidades, que conduce a un peso corporal significativamente bajo con relación a la edad, el sexo, el curso del desarrollo y la salud física.

B. Peso significativamente bajo que se define como un peso inferior al mínimo normal; en niños y adolescentes, inferior al mínimo esperado.

C. Miedo intenso a ganar peso o a engordar, o comportamiento persistente que interfiere en el aumento de peso, incluso con un peso significativamente bajo.

D. Alteración en la forma en que uno mismo percibe su propio peso o constitución; influencia impropia del peso o la constitución corporal en la autoevaluación, o falta persistente de reconocimiento de la gravedad del peso corporal bajo actual.

El siguiente trastorno descrito por el *Manual de criterios diagnósticos* trata de la bulimia nerviosa, que incluye los siguientes síntomas:

1. Ingestión, en un periodo determinado (por ejemplo, dentro de un periodo cualquiera de dos horas), de una cantidad de alimentos que es claramente superior a la que la mayoría de las personas ingerirían en un periodo similar en circunstancias parecidas.

2. Sensación de falta de control sobre lo que se ingiere durante el episodio (por ejemplo, sensación de que no se puede dejar de comer o controlar lo que se ingiere o la cantidad de lo que se ingiere).

3. Comportamientos compensatorios inapropiados recurrentes para evitar el aumento de peso, como el vómito autoprovocado, el uso incorrecto de laxantes, diuréticos u otros medicamentos, el ayuno o el ejercicio excesivo.

4. Los atracones y los comportamientos compensatorios inapropiados se producen, de promedio, al menos una vez a la semana durante tres meses.

5. La autoevaluación se ve indebidamente influida por la constitución y el peso corporal.

6. La alteración no se produce exclusivamente durante los episodios de anorexia nerviosa.

Los episodios de atracones se asocian a tres (o más) de los hechos siguientes:

1. Comer mucho más rápidamente de lo normal.

2. Comer hasta sentirse desagradablemente lleno.

3. Comer grandes cantidades de alimentos cuando no se siente hambre físicamente.

4. Comer a solas debido a la vergüenza que se siente por la cantidad que se ingiere.

5. Después, sentir disgusto con uno mismo, depresión o vergüenza.

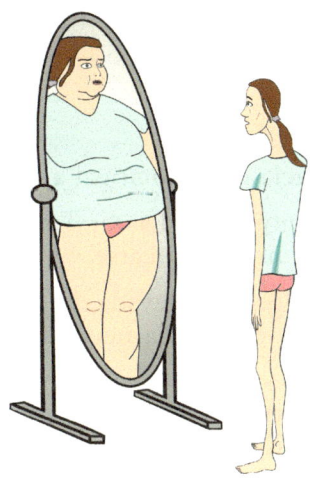

Los trastornos alimentarios
pueden alienar al enfermo, de
manera que desvirtúe la realidad
y se vea a sí mismo como no es.

La anorexia y la bulimia nerviosas se deben a numerosas causas que comprenden factores biológicos, factores cognitivos y factores conductuales. Es decir, hay una causa biológica, una deformación de la realidad del paciente que se ve obeso cuando su peso es deficiente, y un trastorno de la conducta alimentaria.

Uno de los modelos más aceptados del origen de la naturaleza de estos trastornos es el que divide los factores causantes en dos grupos[76]:

1. Factores que predisponen a la conducta anormal.

2. Factores que la mantienen.

En general, los factores de predisposición más frecuentes son:

• Baja autoestima.

• Inseguridad.

76. Muñoz Perea, Mónica, y Turón Gil, Vicente, *Revista de Psiquiatría y Psicología del Niño y del Adolescente,* 2002.

- Temor a independizarse.
- En la anorexia, los factores de predisposición más frecuentes son:

a) La tendencia constitucional a engordar.

b) El perfeccionismo. La tendencia a que todo salga perfecto, a no equivocarse.

c) La autoexigencia elevada, la incapacidad para perdonarse los errores, la necesidad de rendir al máximo.

d) El autocontrol. La capacidad para controlar los actos y las emociones, así como para programar conductas determinadas.

- En la bulimia, por el contrario, los factores más frecuentes son:

a) Impulsividad. Falta de control de los actos. De aquí la incapacidad para dejar de comer y la necesidad de hartarse y luego vomitar.

b) Ausencia de normas estables y de hábitos estructurados. De aquí la incapacidad para seguir una dieta adecuada o hacer ejercicio con método.

Factores que mantienen la conducta anormal:

- Incomprensión de la familia, que entabla con el enfermo una lucha o una competición para obligarle a comer.
- El refuerzo cultural que premia la delgadez y la capacidad de conseguirla.

He oído hablar de la drunkorexia, ¿es un trastorno nuevo?

El culto a la delgadez puede conducir a dejar de comer no solamente por adelgazar, sino para compensar la ingesta

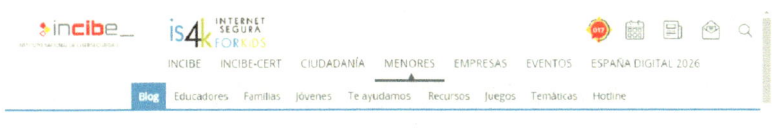

INICIO / MENORES / Blog / Ana y Mía, la anorexia y la bulimia en internet

Ana y Mía, la anorexia y la bulimia en Internet

Fecha de publicación
26/07/2018

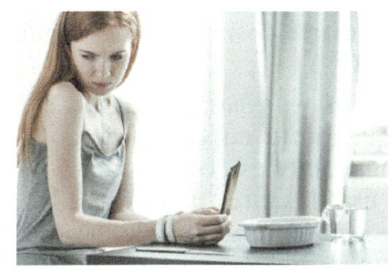

La página de INCIBE ofrece el artículo «Ana y Mía, la anorexia y la bulimia en internet»[77].

energética de bebidas alcohólicas o azucaradas. Muchos jóvenes, especialmente chicas, que siguen una dieta de adelgazamiento, se encuentran con el dilema de no poder compartir bebidas con sus amigos durante fiestas o fines de semana, porque las bebidas, ya contengan alcohol o azúcar, aportan numerosas calorías. La solución al dilema es muy peligrosa porque consiste en dejar de comer para perder las calorías ingeridas con la bebida[78].

Esta patología recibe el nombre oficioso de «drunkorexia» y parece que todavía se trata de una moda entre personas muy jóvenes, pero puede integrarse en la lista de trastornos de la conducta alimentaria[79].

El artículo del INCIBE, de 27 de julio de 2028, destaca las características que tienen las webs que incitan a los jóvenes a conductas que culminan en estos trastornos alimentarios:

---

77. www.incibe.es/menores/blog/ana-y-mia-la-anorexia-y-la-bulimia-en-internet.
78. www.fispiral.com.es/drunkorexia-un-nuevo-trastorno-alimenticio.
79. Internet Segura for Kids, IS4K-INCIBE, 19 de julio de 2018, «Ana y Mía: Cómo protegerles frente al culto *online* por la delgadez».

217

- *Terminología específica:* Los seguidores utilizan apodos de príncipes y princesas, hablan de purgar en lugar de vomitar y camuflan la anorexia llamándola Ana y la bulimia llamándola Mía. Emplean frases en clave como «ayer hice tres Mías» para que los demás sepan que vomitó tres veces, y justifican las prácticas extremas como un «estilo de vida».

- *Cercanía:* Los contenidos aparecen escritos en primera persona. El autor asume el papel de «experto en el tema» y comparte lo que supuestamente a él le funcionó.

- *Recomendaciones extremas:* Se trata de una comunidad peligrosa que pone en grave riesgo a sus seguidores con recomendaciones como ingerir hielo y alimentos muy fríos, usar laxantes después de las comidas, rociar la comida con detergente de lavavajillas y comerla para conseguir odiarla, cortarse o autolesionarse para «distraer el hambre», beber agua con sal para provocar el vómito, vendarse fuertemente el abdomen, incluso tomar medicamentos que son prescritos para enfermedades relacionadas con la diabetes o el colesterol.

- *Tablas de medidas:* Aseguran que la OMS las considera saludables, pero son totalmente falaces.

- *Motivación:* Acaparan al seguidor hasta el punto de que el grupo presiona a quien intente «rendirse» y dejar atrás la comunidad. Castigan las muestras de debilidad y hay una jerarquía entre los seguidores, en la que «las Anas» están por encima de «las Mías», ya que han vencido la debilidad de acabar ingiriendo alimento.

- *Fotos con cambios de peso:* Muestran los cambios extremos del «antes y después» (lo que se conoce como imágenes inspiradoras), provocando que el espectador piense que él también puede conseguirlo.

- *Pertenencia a un grupo:* Llevan pulseras en la muñeca izquierda de color morado (para identificarse como Mía, que es la bulímica) o rojo (para identificarse como Ana, que es la anoréxica).

- *Hashtags*: Utilizan *hashtags* propios de esta comunidad para llegar a los grupos cerrados en redes sociales con una simple búsqueda, como #Mía, #Ana, #ProAna, #ProMía.

- *Retos:* El líder suele desafiar a sus seguidores proponiendo retos, como «carreras de kilos», que consisten en perder varios kilos en un tiempo muy corto; la «hoja A4», que consiste en conseguir que la cintura sea más estrecha que el ancho de un folio; o el «*belly button challenge*» y «*collarbone*», una especie de collar con monedas colocadas en la clavícula, que exige estar extremadamente delgado.

65

DARSE DE VEZ EN CUANDO UN ATRACÓN DE COMER, ¿ES BULIMIA?

No es lo mismo un atracón que un trastorno por atracón. Un atracón es un hecho aislado y consciente que se puede corregir simplemente con voluntad, mientras que un trastorno por atracón debe llevarse a cabo al menos una vez por semana durante tres meses.

El trastorno por atracón supone una alteración en el procesamiento de la recompensa, entendiendo por recompensa el deseo de alimentos muy sabrosos y calóricos. El atracón se empieza y se termina con consciencia y voluntad. El trastorno por atracón escapa de nuestro control.

Tampoco es lo mismo un atracón que termina en vómitos debidos al malestar estomacal que la bulimia nerviosa, cuyos atracones continuados van seguidos de acciones de purga, como diarreas, vómitos provocados o ejercicio físico desmesurado.

En el atracón, el vómito tiene la finalidad de eliminar el malestar que la ingesta excesiva ha provocado en el estómago. En la bulimia, el vómito tiene la finalidad de eliminar el sentimiento de culpa por haber transgredido la norma impuesta para mantener la figura delgada a toda costa.

En el atracón, la acción es consciente, mientras que, en la bulimia, los atracones son incontrolables y frecuentes, no aislados, y van seguidos de vómitos provocados o toma de laxantes y diuréticos para eliminar las calorías ingeridas, no para acabar con la pesadez del estómago. La frecuencia de estos episodios viene a ser, como hemos indicado, al menos una vez por semana y durante un periodo de tres meses. Además, no suceden durante episodios de anorexia.

66

¿ES DIFÍCIL CURAR UN TRASTORNO ALIMENTARIO?

Ante todo, lo que NO hay que hacer es tratar de convencer al enfermo de que «tiene que comer» o de que «está muy delgado». Hay que entender que su realidad no es la nuestra y que su percepción es diferente. El paciente aquejado de anorexia o bulimia se ve a sí mismo como una bola de grasa, aunque pese treinta kilos.

Es imprescindible contar con ayuda profesional, normalmente multidisciplinar, porque los enfermos rechazan los tratamientos y se niegan a admitir su enfermedad. Ello requiere tratamientos combinados.

Una de las terapias más efectivas es la psicoterapia cognitivo-conductual, que va encaminada a modificar, por un lado, la percepción del paciente, para que llegue a verse a sí mismo como realmente es. Por otro lado, esta terapia modifica la conducta alimentaria inadecuada y la conducta de vómitos y purgas, para conseguir que el enfermo aprenda a comer adecuadamente, que tolere el alimento y que no trate de eliminarlo con purgantes o vomitivos.

Las terapias se pueden aplicar en régimen hospitalario o ambulatorio. El apoyo de la familia es sumamente importante para recuperar a estos enfermos. Conviene tener en cuenta que la enfermedad mental sirve al enfermo como

La Unidad de Trastornos de la Conducta Alimentaria (UTCA) es un dispositivo dirigido a la atención ambulatoria a todos aquellos pacientes que presenten una patología de los trastornos de la conducta alimentaria, especialmente aquellas que, por su complejidad, requieran una atención especializada. Existe en numerosos hospitales.

refugio para no enfrentarse a los problemas de la vida y que, tan pronto se inicia el tratamiento y la enfermedad empieza a remitir, esos problemas reaparecen de pronto como una amenaza que le genera intensa ansiedad.

Lo ideal es acordar un tratamiento médico y psicológico que comprenda la terapia familiar, para que todo el entorno cercano del enfermo se prepare para asistirle y ayudarle en su camino hacia la recuperación.

Los expertos destacan el papel fundamental de la familia en la recuperación de los trastornos de anorexia y bulimia, especialmente en niñas menores de dieciséis años que son las que mayor número de recaídas suelen sufrir. Para que los jóvenes recuperen su peso, es importante la vigilancia y la dedicación de la familia para conseguir que sigan un régimen de comidas adecuado y que mantengan el reposo prescrito por el médico.

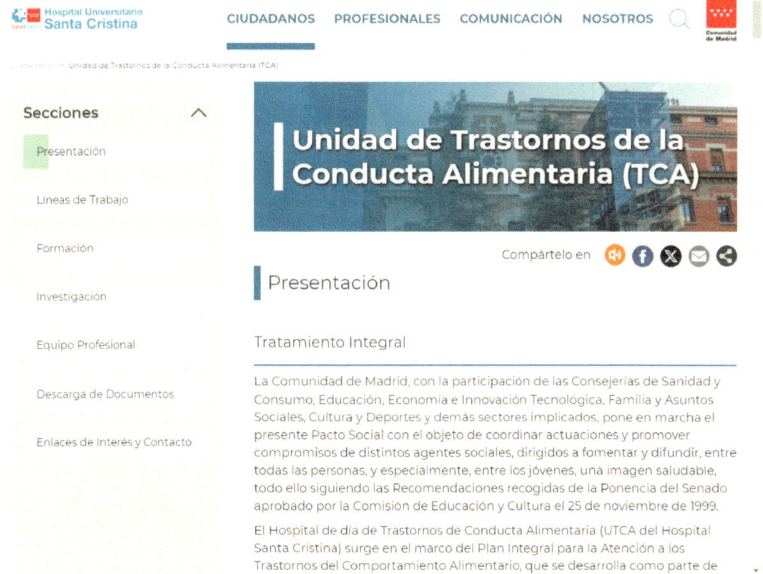

La Unidad de Trastornos de la Conducta Alimentaria del Hospital Universitario Santa Cristina, en la Comunidad de Madrid.

X

TRASTORNOS Y DISFUNCIONES SEXUALES

67

¿ES LO MISMO EL IMPULSO SEXUAL QUE EL DESEO SEXUAL?

Hay que diferenciar el impulso sexual del deseo sexual. El impulso sexual es un instinto básico que incita a buscar satisfacción sexual de cualquier forma o con cualquier persona, animal u objeto. Es el impulso que induce, por ejemplo, a masturbarse.

La atracción sexual es deseo o fantasía hacia otra persona, conocida o imaginada. Puede conducir a la intimidad sexual con esa u otra persona o no hacerlo, sino quedar en deseo o conseguir satisfacción más o menos completa.

No se puede sentir deseo sexual (atracción sexual) si no hay impulso sexual, pero sí se puede mantener el impulso sexual, como instinto, sin sentir deseo sexual. Eso puede ser debido a una carencia de interés sexual temporal, por causas muy diversas, pero el deseo puede ponerse

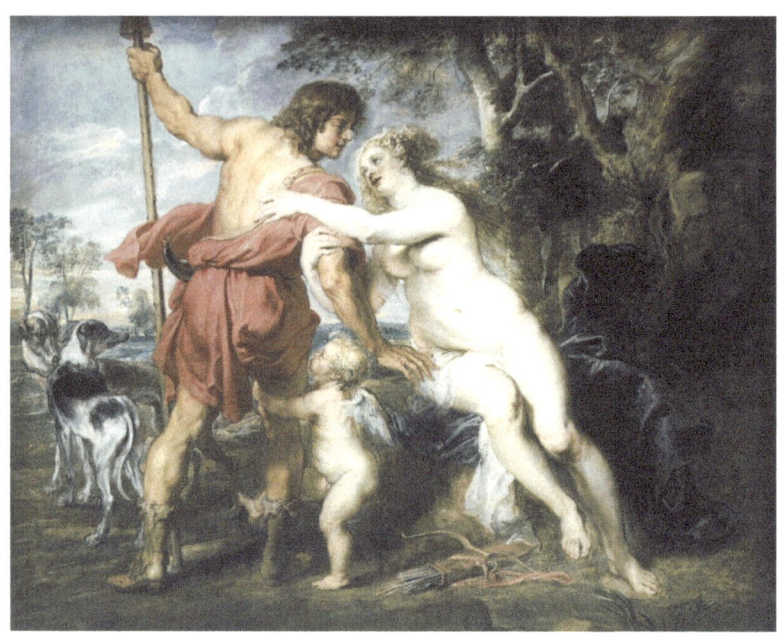

Para los griegos, Venus simbolizó el erotismo, la amante, y Hera, el amor conyugal, la esposa y madre. Sin embargo, los egipcios reunieron ambas figuras en Isis, que era al mismo tiempo amante, esposa y madre. *Venus y Adonis*, Rubens, Museo del Prado.

en funcionamiento ante un estímulo sexual, como una persona deseable, una lectura, una película excitante o un recuerdo.

68

NO SENTIR DESEO SEXUAL, ¿ES FRIGIDEZ O IMPOTENCIA?

En las hembras animales, es la ovulación la que despierta el deseo sexual cuando su biología pone en marcha ese proceso que se llama «estro» o «celo», y los machos responden a ese estímulo con un intenso deseo. Pero las hembras animales únicamente sienten deseo sexual cuando su organismo está preparado para la procreación y, una vez que quedan preñadas, el deseo desaparece. Hay alguna excepción de hembras que aceptan el juego erótico.

Sin embargo, la hembra humana independizó su deseo sexual de sus etapas fértiles hace más de doscientos mil años y ese deseo se genera en cualquier momento, a partir de un estímulo que excite a la mujer, ya sea físico o mental, porque el ser humano es el único capaz de excitarse sexualmente con su imaginación. Eso significa que la sexualidad humana no solo radica en los órganos sexuales, sino en la mente.

Los animales castrados pierden no solamente el ímpetu y la agresividad, sino el impulso sexual y no responden a la llamada erótica del olor del celo de las hembras. Sin embargo, un eunuco o una mujer a la que se hayan extirpado el útero y los ovarios pueden sentir deseo sexual.

Por ejemplo, a una mujer le extirparon la matriz y los ovarios a los treinta y tantos años, a causa de un cáncer. Aquello terminó con sus esperanzas de tener hijos. Sintió que ya no era mujer, que la sexualidad ya no tenía objeto y renunció a mantener relaciones sexuales con su marido.

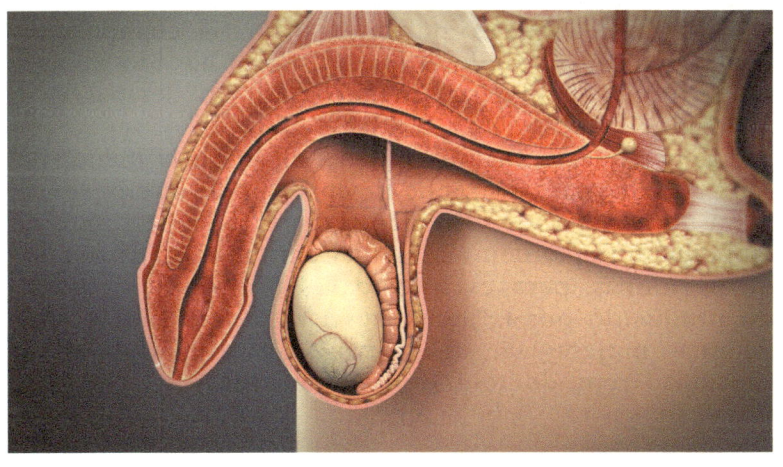

La disfunción eréctil no es impotencia real, porque solamente afecta a la erección total o parcial del pene y no a todo el aparato sexual.
Fuente: Wikimedia Commons.

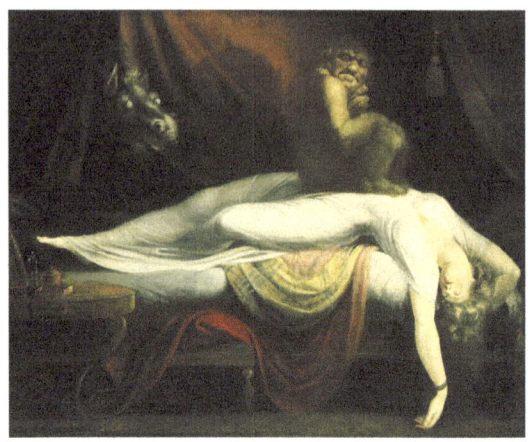

En la Edad Media, el deseo sexual se atribuía
a demonios llamados íncubos o súcubos, que
producían poluciones nocturnas y sueños
eróticos. *La pesadilla*, Johann Heinrich Füssli,
Detroit Institute of Arts.

Cuando este se quejó, ella le dijo: «Entiéndelo, me han
vaciado, ya no siento ni padezco». Y cuando él buscó una
amante con la que satisfacer sus necesidades sexuales, la
familia movió la cabeza compasivamente: «Es natural, ella
está hueca y no siente nada».

La pérdida del deseo puede ser primaria, cuando nunca ha existido o cuando el interés sexual ha sido siempre
muy bajo; o secundaria, cuando el deseo desaparece o
decrece.

Las personas sexualmente sanas alcanzan la menopausia o la andropausia sin que desaparezca su interés sexual
ni su respuesta a los estímulos sexuales. Hay personas, sin
embargo, que pierden el deseo al enfrentarse a la pérdida
de hormonas, pero esa pérdida es un conflicto previo,
no producido por la menopausia ni por la andropausia.
Algunas mujeres se sugestionan con la pérdida de la
capacidad reproductora y se sienten inútiles y «vacías».
Pero este caso se debe a sugestión o a falta de estímulos
sexuales.

Si una mujer se siente inútil y vacía por haber perdido la capacidad reproductora, es evidente que padece
un trastorno sexual, porque la reproducción no es más

que una de las muchas funciones que puede desarrollar una persona. Ese sentimiento equivale a igualarse con las hembras animales, cuya función sexual es solamente biológica. La mujer que se siente inútil y vacía por haber perdido sus órganos reproductores o su capacidad para reproducirse tiene una visión sesgada y deficiente de sí misma, una autoestima disminuida y una insatisfacción con su propio rendimiento psicológico y social.

La pérdida del deseo sexual puede tener que ver con el rechazo a la pareja. En muchas ocasiones, un conflicto de pareja que se está intentando ocultar o incluso solucionar produce síntomas somáticos y uno de ellos es frecuentemente la pérdida de la atracción sexual. Hay mujeres que no pueden tener relaciones sexuales con su pareja e inician un tratamiento para la frigidez, cuando en realidad su organismo está expresando un rechazo. Eso se pone de manifiesto si la mujer puede excitarse con otro hombre o con otra mujer, incluso imaginarios. De la misma forma, hay hombres que presentan problemas de erección con su pareja, pero que pueden excitarse e incluso funcionar perfectamente con otra mujer o con otro hombre. Está claro que en tales casos el problema procede de la pareja o de la relación con esa pareja.

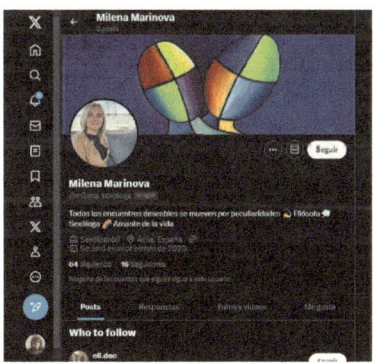

El sexólogo es el profesional adecuado para resolver los conflictos, las dudas o los trastornos sexuales. Esta sexóloga y psicóloga atiende consultas y terapia en línea en consultamarinova@gmail.com

También es posible que la pérdida del deseo sexual se produzca por un trastorno físico o psicológico, pero, entonces, lo que se pierde no es el deseo sexual, sino el impulso sexual. Los bajos niveles de estrógenos y testosterona son muchas veces causantes de esa pérdida, lo que afortunadamente puede remediarse con el tratamiento médico correspondiente.

En la mayoría de los casos, la respuesta la tiene el sexólogo. Pero muchas personas que tienen problemas, disfunciones o ignorancia sexual acuden al ginecólogo, al urólogo o al andrólogo. A cualquier profesional menos al sexólogo.

¿Cómo se explica la asexualidad?

La asexualidad (experimentar escasa o ninguna atracción sexual) es un término general que incluye la «demisexualidad» (experimentar atracción sexual solo después de que se formen vínculos emocionales) y la «grissexualidad» (experimentar atracción sexual rara vez o en circunstancias específicas). Pero las personas asexuales pueden tener relaciones sexuales y experimentar atracción amorosa.

La asexualidad es distinta de los trastornos de la excitación y el deseo sexual. El deseo y la excitación pertenecen a experiencias fisiológicas de querer tener relaciones sexuales. La atracción se refiere a dirigir el deseo a individuos concretos. Los trastornos del deseo y la excitación se refieren a disminución en el nivel típico de excitación y deseo de una persona[80].

69

¿ES UNA PERVERSIÓN MASTURBARSE A SOLAS VIVIENDO EN PAREJA?

Masturbarse nunca es una perversión ni a solas ni en compañía. La masturbación cumple funciones que no

---

80. Schneckenburger, Stella A., *et al.*, «Asexuality», *IntraMed*.

tienen que ver con el coito ni con la pareja, sino que satisfacen fantasías sexuales ajenas al entorno en que se vive, desde acostarse con una actor o actriz de cine, hasta realizar actos sadomasoquistas en la imaginación.

Un paciente homosexual me contó que su mejor fantasía masturbatoria consistía en que otro hombre que le gustaba lo agredía una y otra vez, hasta llegar a matarlo. A medida que recibía las agresiones en su imaginación, se iba cargando de deseo sexual, que llegaba al clímax cuando el otro hombre lo mataba. Incluso llegó a prolongar la fantasía para alcanzar el orgasmo cuando el otro, después de matarlo, lo enterraba y él sentía caer la tierra sobre su ataúd.

Esta fantasía masturbatoria siempre fue lo que era: una fantasía que elevaba el tono sexual del paciente hasta límites que casi nunca alcanzaba con la penetración de su pareja. Nunca lo relató a su pareja ni a ninguna otra persona, ni siquiera se le ocurrió pensar que podía llevar aquella fantasía al mundo real.

Ni se perjudicaba a sí mismo ni perjudicaba a nadie con aquella actividad autoerótica. Por tanto, no se trataba de trastorno ni de perversión alguna.

70

¿ES NORMAL FINGIR EL ORGASMO?

Es habitual y práctico. Es un recurso de la prostitución y de la pornografía profesional. También es un recurso para las mujeres que padecen anorgasmia transitoria o crónica, y que no desean que su pareja conozca su disfunción.

En las relaciones amorosas o sexuales, los hombres no pueden fingir, porque el orgasmo va acompañado de eyaculación, pero hay muchas mujeres, más de las que creemos, que nunca han sentido un orgasmo, pero que se han hecho expertas en fingirlo para no decepcionar a su pareja.

En este caso, fingir el orgasmo tiene una doble vertiente. Es positivo en cuanto que el hombre queda satisfecho creyendo que ha hecho gozar a su mujer. Pero es negativo en cuanto a que la mujer no pone remedio a su incapacidad para el gozo sexual.

La anorgasmia es ausencia de orgasmo en la relación sexual. Esa incapacidad puede tener numerosas causas. Una de ellas es la ansiedad.

El sexólogo puede ayudar a localizar el fallo en el organismo de la mujer o en el encuentro sexual. Hay mujeres que necesitan mucho tiempo para alcanzar el clímax, otras que necesitan juegos amorosos que satisfagan sus fantasías sexuales. Generalmente, la mujer logra el orgasmo mediante la estimulación del clítoris, algo que muchos hombres todavía desconocen.

Sumemos a esto la desinformación existente sobre asuntos sexuales, junto a las falacias que se leen en algunos libros y los mitos que todavía colean en torno a la sexualidad. Uno de ellos es que cualquier encuentro sexual que no finalice con el orgasmo de los dos participantes es un fracaso. En realidad, el único fracaso es que uno de los miembros de la pareja quede insatisfecho. Si ambos quedan satisfechos, no importa cómo ni cuándo ni por qué.

Otra falacia es la división de las mujeres en clitoridianas y vaginales, por suponer que para algunas el placer reside en el clítoris y, para otras, en la vagina. Es un error antiguo, de los muchos que se han propagado a nuestro tiempo. El placer de la mujer reside siempre en el clítoris, con independencia de que se pueda propagar o no a la vagina. Al fin y al cabo, el clítoris existe única y exclusivamente para eso. No tiene ninguna otra función que generar placer.

Otro de los mitos o falacias es el «punto G», una zona vaginal en la que se hallan las glándulas de Bartolino, cuya función es lubricar esa zona para facilitar el acceso del pene. El punto G fue descrito en 1950 por el ginecólogo alemán Ernest Grafenberg (de ahí la «G»), aunque ya se había mencionado en el siglo XVIII en el ámbito médico.

La teoría señala que el punto G no es precisamente un punto biológico ni un centro preciso, sino un conjunto de estructuras que dan origen al llamado orgasmo vaginal. Además, no todas las mujeres tienen esas estructuras desarrolladas, descritas como una zona especialmente gruesa del tejido uterovaginal, que se puede detectar mediante ultrasonidos y técnicas de imagen.

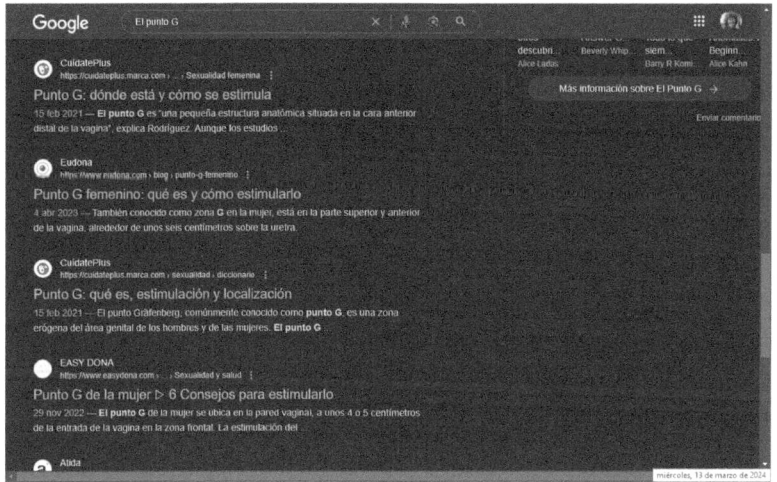

Una búsqueda del «punto G» en internet ofrece todo tipo de resultados sobre algo inexistente.

El orgasmo se genera en el clítoris y se propaga a la vagina, sin necesidad de localizar el punto G. Hoy sabemos que el punto G no existe, pero muchas personas, hombres y mujeres, lo siguen buscando porque la desinformación continúa en internet.

En caso de padecer anorgasmia, lo primero que hay que hacer es descartar las causas fisiológicas. Si no existen, hay que abordar el caso con ayuda de un sexólogo. Cuando las disfunciones sexuales se producen en el seno de la pareja, suele ser muy positivo que ambas personas acudan juntas al tratamiento, aunque el problema afecte aparentemente a una de las dos.

71

EL DOLOR EN LA PENETRACIÓN, ¿TIENE UNA CAUSA FÍSICA?

Una mujer nacida en 1940 creció creyendo que la noche de bodas era una noche de tormento y horror. Había oído decir que las recién casadas sangraban abundantemente y que había que poner varias toallas en la cama para evitar manchar el colchón. Además, la que no sangraba se exponía a las iras del marido, porque este podía creer que no era virgen. Incluso oyó a un muchacho presumir de que su hermano mayor era tan fuerte y bruto que, la noche de bodas, le había roto un ovario a su mujer.

A medida que se hacía mayor, la mujer iba temiendo más y más la idea de casarse y llegó a pensar en entrar en un convento para evitar el matrimonio y la soltería, porque en su pueblo las solteras eran objeto de burla.

Cuando finalmente se casó, vivió noches atroces de angustia y dolor intensos, hasta que su marido, harto de no poder gozar con ella, empezó a frecuentar a otra mujer. Para ella, aquello fue la liberación. Solo quería que la dejara en paz y, cuando supo que él andaba con otra, se sintió tranquila.

El vaginismo consiste en una contracción de los músculos vaginales que impiden o dificultan la penetración, pero no necesariamente causan dolor. La contracción vaginal es casi siempre una respuesta de rechazo al pene. En lugar de admitir la penetración con placer, la vagina se cierra para impedirla y, si el pene llega a penetrar, se produce dolor. Se trata, pues, de un reflejo aprendido.

Sin embargo, la dispareunia es una disfunción que produce dolor o escozor en la penetración. En la dispareunia, la contracción de la musculatura vaginal puede deberse casi siempre a infecciones vaginales o pélvicas o a alguna patología que resida en los ovarios. No debe confundirse con el vaginismo, que se debe a causas psicológicas[81].

En el caso de la mujer del ejemplo, como tenía tanto miedo al coito, la primera vez que su marido quiso penetrarla, su musculatura vaginal respondió con rechazo, contrayéndose para cerrar el acceso. Cuando finalmente él consiguió penetrarla, ella sintió un dolor intenso y él

---

81. López-Olmos, Jorge (Centro de Especialidades Monteolivete), «Dispareunia: Factores físicos y psicosociosexuales», en www.psicologia-cientifica.com/dispareunia-factores-fisicos-psicosociosexuales.

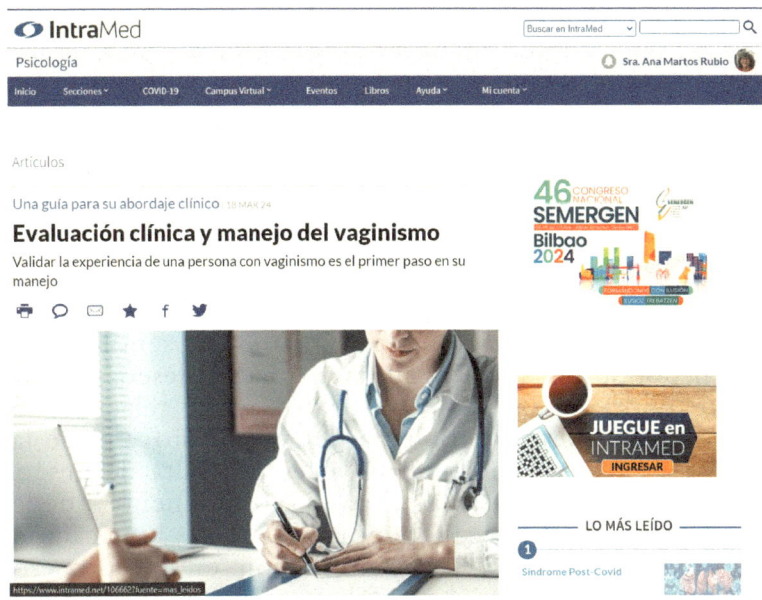

La página de *IntraMed* sobre el vaginismo[82].

tampoco obtuvo placer, debido a la obstrucción que ella presentaba. Ese sentimiento doloroso reforzó la conducta de rechazo de la mujer y, así, la siguiente vez se contrajo con más fuerza y el

El artículo «Evaluación clínica y manejo del vaginismo, una guía para su abordaje clínico», *IntraMed*, del 18 de marzo de 2024, ofrece información médica sobre el vaginismo.

dolor y el fracaso fueron mayores, hasta que llegó el día en que el marido desistió y buscó otra mujer. Ella aceptó y así llegaron ambos a una solución patológica, porque la relación se deterioró. Además, aunque al principio la mujer se sintió tranquila respecto a su «deuda conyugal», terminó por sentirse fracasada, incompleta, inútil e inferior a «la otra».

Los problemas de vaginismo en las mujeres se agravan con la incomprensión de la pareja. En lugar de tratar de

---

82. Chalmers, K. Jane, «Clinical Assessment and Management of Vaginismus», *Australian Journal of General Practice*.

relajarla y tranquilizarla respecto a sus miedos al coito, el marido del ejemplo anterior le produjo un gran dolor que aumentó el temor, y además lo reforzó, pues dejó de ser un temor infundado a la penetración para tener un fundamento: dolía y mucho.

En una terapia sexológica de pareja, él hubiera aprendido a comprender la problemática de su mujer y a comportarse de manera que redujera su temor en lugar de fomentarlo. Ella, por su parte, podría aprender a relajarse y a entregarse, en lugar de rehuir la penetración.

En principio, habría que averiguar si ella sentía deseo sexual por su marido. Porque si no había deseo, difícilmente podría relajarse y entregarse a una relación no deseada. Así pues, el problema del vaginismo y el de la anorgasmia empiezan muchas veces por falta de deseo. Si una mujer no desea a su pareja, difícilmente puede gozar con ella, empezando por la falta de lubricación vaginal, que convierte la penetración en un proceso doloroso. Ahí volvemos al análisis para averiguar si esa mujer es capaz de gozar con otra persona, para saber si se trata de un vaginismo o de una anorgasmia reales o solamente son expresión de un rechazo a una persona concreta.

72

¿SE PUEDEN CURAR LOS PROBLEMAS DE EYACULACIÓN?

Las disfunciones sexuales son trastornos que dificultan, obstaculizan, retardan o impiden las relaciones sexuales. Pueden tener una causa orgánica, que se ha de tratar médicamente, pero muchos de ellos obedecen a conflictos psicológicos o estados de ansiedad.

La ansiedad es causante de numerosas disfunciones sexuales en los hombres. Puede generar eyaculación precoz o disfunción eréctil; en las mujeres, falta de lubricación y alteraciones en el orgasmo, incluyendo la anorgasmia.

Carlos Pol Bravo, médico, psiquiatra y sexólogo, en su artículo «Ansiedad y sexualidad: Dos mundos opuestos»[83] describe los factores psicológicos que inciden en disfunciones sexuales citadas:

- Miedo al fracaso. Esto se da tanto en hombres como en mujeres. La ansiedad anticipa y amplifica el fracaso e impide la actuación normal.
- Querer ser el mejor, quedar como el mejor. El narcisismo genera ansiedad que puede perturbar la actividad sexual.
- Interés en compartir el orgasmo en pareja. Esto no siempre se consigue, porque hay que tener en cuenta que la sensibilidad y el ritmo de cada uno pueden ser diferentes.
- Malestar en la pareja por acoso, agresiones, malos tratos o traumas de violaciones anteriores.
- Sentimientos negativos después del coito, aunque haya sido satisfactorio. A veces se producen sentimientos de rechazo, temor a que sea la última relación, sobre todo en mujeres premenopáusicas. Conviene saber que esto tiene tratamiento farmacológico.
- Celos por falta de asertividad psicosexual, por creer que la pareja disfruta más con otras personas.
- Problemas derivados de usos culturales que impiden la expresión oral, las manifestaciones externas de deseo o placer.
- Creencias inadecuadas debidas a educación que producen culpabilidad y temor a las relaciones sexuales.
- Miedo al dolor si es la primera vez.
- Egoísmo sexual, que impide la comunicación de la pareja en lo relativo a la relación sexual y produce mutismo. Esto tiene que ver con el machismo, en que el varón entiende que la mujer está ahí para su

---

83. www.psiquiatria.com/bibliopsiquis/ansiedad-y-sexualidad-dos-mundos-opuestos.

tenencia y disfrute y no hay nada que hablar con ella.

¿Qué origen tiene la eyaculación retardada?

Consiste en un retardo marcado de la eyaculación o, incluso, en incapacidad para eyacular. Se considera trastorno cuando persiste al menos durante seis meses y no es producido por algún trastorno de otro tipo o por medicación.

Se puede dar exclusivamente con la pareja o con determinadas parejas, o bien en todos los casos.

La eyaculación, ya sea retardada o inexistente, se produce aunque haya erección completa y estimulación sexual, aunque la mayoría de los hombres que la sufren alcanza el orgasmo mediante la masturbación.

Puede tener causas orgánicas como el consumo de drogas o de alcohol o los efectos secundarios de algún medicamento. También puede deberse a un daño neurológico.

En cuanto a las causas psicológicas, puede deberse a una experiencia traumática previa, o bien a un conflicto

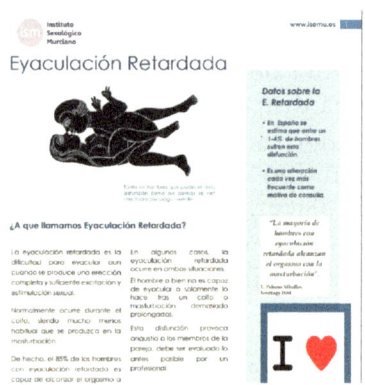

El Instituto Sexológico Murciano[86] ofrece en su página información y ayuda profesional para los trastornos de la eyaculación.

---

84. www.isemu.es.

moral debido a un aprendizaje de tipo religioso. También pueden intervenir los conflictos con la pareja, el miedo al embarazo, la preocupación por el posible fracaso, el exceso de control de la eyaculación[85].

¿Qué origen tiene la eyaculación precoz?

Alfonso acudió a la consulta explicando que tenía un problema sexual: «Mi mujer es frígida», declaró tranquilamente. Después de preguntarle y de indagar en el comportamiento de la pareja, resultó que él padecía eyaculación precoz y que, por eso, ella nunca alcanzaba el orgasmo.

La eyaculación precoz o eyaculación prematura consiste en eyacular antes de lo deseado, con un periodo de excitación excesivamente corto, máximo de dos minutos, de manera que no hay posibilidad de que la pareja llegue a excitarse lo suficiente como para experimentar el orgasmo. A veces, se produce incluso antes de iniciar la penetración, lo que impide realizar el coito.

La eyaculación precoz tiene causas diferentes, por tanto, es recomendable acudir al médico o al sexólogo cuanto antes, porque muchas veces no tiene nada que ver con la actitud de la pareja ni con la forma en que se desarrolla la relación. Otras veces se produce como un acto reflejo que responde a una excitación mental, de la que el hombre es inconsciente, es decir, él ni siquiera se da cuenta de que existen esos pensamientos, pero su organismo reacciona eyaculando a la menor excitación.

Para algunos autores, la eyaculación precoz sí puede estar relacionada con la actitud de la pareja y puede tener que ver con una especie de lucha larvada de poder que produce resentimiento y malestar[86].

---

85. Rodríguez, Jesús Eugenio, y Miralles, Paloma, Instituto Sexológico Murciano, www.isemu.es

86. Alberdi Méndez, Julián Félix, «La eyaculación precoz y la lucha por el poder», *Bibliopsiquis*, 1 de octubre de 2008, www.psiqu.com/1-4049.

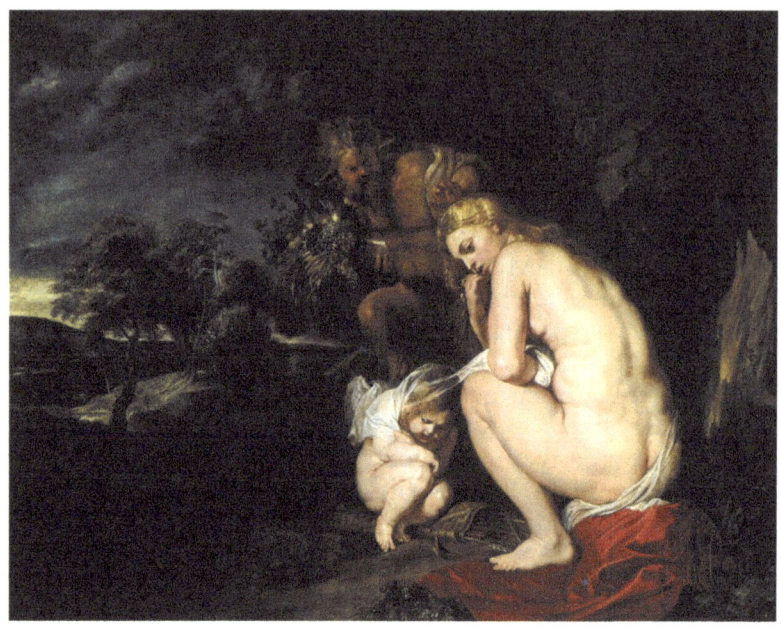

La frigidez puede ser un rechazo a la pareja. De lo contrario, lo mejor es acudir a un sexólogo. *Venus frígida*, Rubens, Museo de Bellas Artes de Amberes.

73

¿TIENEN TRATAMIENTO EFICAZ LA FRIGIDEZ Y LA IMPOTENCIA?

La pérdida o disminución del impulso sexual elimina el interés y la necesidad de contacto sexual. Es lo que comúnmente se llama frigidez. La pérdida del impulso puede deberse a causas biológicas, pero no así la pérdida del deseo.

Si se trata de un trastorno del impulso sexual, la medicación puede mejorar la respuesta sexual, sobre todo en las mujeres y especialmente cuando hay deficiencias de hormonas.

La impotencia o disfunción eréctil es la incapacidad parcial o total del hombre para alcanzar o mantener una erección con una rigidez suficiente que permita una relación sexual satisfactoria.

Puede deberse a factores psicológicos, o bien a factores físicos, aunque los psicológicos suelen intervenir entre un 70 y un 90% de los casos. La denominación de «impotencia» no es adecuada, porque la disfunción no necesariamente atañe a toda la vida sexual del paciente, sino solamente a una parte de esa actividad. La disfunción se puede producir aunque haya deseo sexual, excitación e incluso, muchas veces, erección, que se pierde en el momento del coito.

Se trata de un bloqueo del reflejo de erección, que a veces se acompaña de una pérdida general del deseo sexual y de dificultades en la eyaculación. Este bloqueo impide que los mecanismos vasculares bombeen la suficiente sangre para que el pene se mantenga erecto. En muchas ocasiones, el bloqueo es debido a un estado de ansiedad. Como ese estado de ansiedad no siempre se da en el mismo momento de la relación sexual, la disfunción eréctil puede producirse en distintos momentos. A veces, la disfunción llega en el preciso instante de la penetración, a pesar de haberse producido erección anteriormente. Otras veces, se produce desde el principio.

Hay que distinguir la disfunción eréctil primaria, en la que el hombre nunca ha tenido una erección, y la secundaria, en que la disfunción se produce en un momento determinado, después de haber tenido erecciones normales.

En cuanto a la causa, hay varios tipos de factores:

- *Factores psicológicos.* Los más importantes son la ansiedad, la depresión, el estrés y los conflictos de pareja.
- *Factores fisiológicos.* Traumatismos neurológicos, diabetes, alcohol, tabaco, lesiones, fallo en los mecanismos venosos oclusivos o factores endocrinos, como descenso de la testosterona o aumento de otras hormonas.
- *Factores médicos.* Efectos secundarios de medicamentos como los que reducen la tensión alta o los antidepresivos.

Los factores psicológicos se subdividen, a su vez, en varios tipos de causas:

• Ansiedad por el rendimiento, exigencias ante la realización del acto, situaciones de duelo por la muerte de un ser querido; crisis vitales como nacimientos separaciones o divorcios; anticipación del fracaso o temor al compromiso; conflictos psicológicos posquirúrgicos vividos como castrantes, por ejemplo, muchos hombres tienen problemas de erección después de una vasectomía.

• Trastornos depresivos, psicóticos, obsesivo-compulsivos, trastornos por ansiedad, fobias, estrés agudo o crónico. Aquí se podrían incluir los efectos secundarios de los medicamentos.

• Conflictos de pareja, desinformación, expectativas equivocadas, uso de preservativos, temor al embarazo.

«Mi marido empezó a tener problemas de erección un día, sin que hubiera causas especiales. A partir de ese momento, cada vez que se acercaba a mí murmuraba: "Si no voy a poder". Y, efectivamente, no podía, porque la erección desaparecía como por arte de magia. Me di cuenta de que era como si se estuviera acostumbrando a fallar, sobre todo en el momento del coito. Una vez, cuando empezamos a acariciarnos, le pedí en voz baja que no me penetrase, porque me había hecho daño con un tampón y tenía dolor en la vagina. Él se mostró muy cariñoso y no me penetró, así que mantuvo la erección todo el tiempo. La siguiente vez, le dije que aún me molestaba la vagina y él susurró: "No te preocupes, no te voy a hacer daño". Pero, cuando la excitación se elevó, yo misma me coloqué de forma que me llegó a penetrar y a tener ambos un orgasmo completo. "¿No decías que te dolía?", me preguntó sonriente. Yo le contesté: "Ni me acordé del dolor"».

La mujer del ejemplo demostró una clara comprensión del problema de su marido y ella misma consiguió solucionarlo, eliminando la causa que generaba la disfunción eréctil. Él había «aprendido» a fallar y el hecho de enfrentarse al reto de penetrar a su mujer le ponía en situación de examen. Eso le generaba ansiedad y le impedía mantener la erección. Ella eliminó la ansiedad de un plumazo al pedirle que no la penetrara.

Para prevenir las disfunciones de la erección, los expertos recomiendan llevar una vida sana, no abusar del alcohol ni del tabaco, evitar las situaciones de estrés y, sobre todo, no retardar el momento de consultar a un profesional. En el caso de la pareja anterior, no fue necesario, porque el trastorno desapareció, pero si no es así, hay que acudir a la consulta. Cuanto antes se trate, antes se mejora. Si es un aprendizaje como el caso que hemos visto, hay que saber que se refuerza con la repetición, como sucedió con el ejemplo del vaginismo. Es mejor terminar cuanto antes el mal aprendizaje y empezar el adecuado, es decir, romper la asociación entre la relación sexual y el fallo en la erección y empezar a asociarla a lo contrario, al placer y al éxito.

En cuanto al tratamiento, en cualquiera de los casos, es preciso descartar el origen biológico mediante consulta médica.

Una vez descartado, hay que abordar el problema con ayuda de un sexólogo. Si la pareja es estable, una primera medida debería ser conversar y comprobar lo que siente cada uno y cómo percibe la disfunción del otro. Eso puede solucionar más de un caso, si es que depende de la actitud del oponente, como en el ejemplo anterior.

Si el trastorno persiste y el origen es psicológico, la psicoterapia puede dilucidar la causa psicológica que lo produce y solucionar el caso.

74

EL DESEO SEXUAL DESMEDIDO, ¿ES UN TRASTORNO?

La conducta sexual compulsiva es un trastorno que va en aumento y su solución atañe a los profesionales de la salud mental[87].

---

87. www.psiqu.com/2-72124.

El comportamiento sexual compulsivo se genera a partir de distintos tipos de experiencias sexuales positivas agradables, como masturbación, excitación sexual mediante comunicaciones cibernéticas, tener varias parejas sexuales, consumir pornografía o pagar por tener relaciones sexuales.

Cuando estas conductas sexuales se convierten en la preocupación fundamental de la vida, son difíciles de controlar. Cuando conllevan problemas o perjudican a la persona o a otros, es probable que se trate de un comportamiento sexual compulsivo que, si no se le aplica un tratamiento, puede ser perjudicial para la autoestima, para las relaciones personales, para la carrera profesional, para la salud y para otras personas. Mediante un tratamiento adecuado, es posible aprender a controlarlo.

Según el boletín informativo de la Clínica Mayo, edición digital[88], los síntomas de comportamiento sexual compulsivo son los siguientes:

- Fantasías sexuales reiteradas e intensas, impulsos y comportamientos que consumen gran parte del tiempo y parecen ser imposibles de controlar.
- Impulso frecuente por llevar a cabo determinados comportamientos sexuales, con alivio de la tensión posterior, seguida de sentimientos de culpa.
- Intento fracasado de reducir o controlar las fantasías sexuales, impulsos o comportamientos.
- El comportamiento sexual compulsivo es una vía de escape a otros problemas, como la soledad, la depresión, la ansiedad o el estrés.
- Comportamientos sexuales a pesar de los graves problemas que puedan generar, como la posibilidad de contagiar o contraer una infección de trasmisión sexual, perder relaciones importantes y tener problemas en el trabajo, problemas financieros o legales.

---

88. https://www.mayoclinic.org/es/about–mayo–clinic/publications.

A la hora de buscar ayuda profesional, conviene plantearse las siguientes preguntas:

- ¿Puedo controlar mis impulsos sexuales?
- ¿Me afligen mis comportamientos sexuales?
- ¿Afecta mi comportamiento sexual a mis relaciones interpersonales, a mi trabajo o me trae problemas graves?
- ¿Trato de esconder mi comportamiento sexual?

En cuanto a las causas del comportamiento sexual compulsivo, no se conocen exactamente, pero, según el citado boletín de la Clínica Mayo, se pueden incluir las siguientes:

- Cambios en áreas del cerebro relacionadas con el refuerzo. A medida que transcurre el tiempo, se hace necesario un contenido sexual o una estimulación más intensos para obtener satisfacción o alivio.
- Desequilibrio en los neurotransmisores que, como la serotonina, la dopamina y la norepinefrina, ayudan a controlar el estado de ánimo, lo que afecta al deseo y al comportamiento sexual.
- Enfermedades que, como la demencia, dañen zonas cerebrales que afectan el comportamiento sexual.

75

El fetichismo, ¿es una perversión o un trastorno?

Lo primero que hay que tener en cuenta es que las parafilias, como el fetichismo, no tienen por qué ser nocivas o patológicas, si el sujeto se limita a fantasear con el objeto de su deseo y se satisface con masturbación, o bien si el objeto de su deseo es un adulto y se presta voluntariamente a ese tipo de relación.

Solamente en el caso de que alguna de esas conductas provoque daños al actor o a cualquier otra persona, animal u objeto, se deben considerar como trastornos, aunque el *DSM-5* los incluye como tales, pero los sexólogos consideran que la sexualidad es subjetiva y que cada persona puede satisfacer su deseo sexual de la forma que le complazca, siempre y cuando, como hemos repetido, no dañe a otros ni se dañe a sí misma, como hemos dicho en la conducta sexual compulsiva.

Podemos decir, por tanto, que la sexualidad no solamente es subjetiva, sino tan amplia como la imaginación de cada uno, tanto si se limita a la reproducción como si su único objeto es el placer. Siempre, dentro de los límites del consenso.

Un paciente se presentó en la consulta por primera vez. Al preguntarle cuál era el motivo de su visita, respondió:

—Que soy homosexual.

El psicólogo insistió en su pregunta:

—Sí, pero ¿cuál es el motivo de su consulta?

El paciente volvió con la misma respuesta y el psicólogo otra vez con su pregunta.

Finalmente, el paciente admitió que su homosexualidad le causaba problemas con su familia y consigo mismo. Eso sí era el motivo de la consulta. No aceptaba su homosexualidad, en principio, porque temía el rechazo de su familia.

Hace muchos años que la homosexualidad desapareció de las listas de trastornos de los manuales diagnósticos. Sin embargo, todavía hay personas, incluso con un coeficiente intelectual elevado, que la consideran un vicio o un trastorno. Es decir, un pecado o una enfermedad. Son personas que pretenden modificar la opción sexual de los homosexuales por medio de la oración o por medio de la terapia, y lo único que consiguen es llevar al homosexual a la desesperación, a la pérdida de

La RAE admite la palabra «pedofilia», que es la traducción de la palabra francesa *pédophilie*, la cual, a su vez, es la pronunciación francesa de la raíz griega *paidós* (niño). Si atendemos a su origen griego, la palabra más adecuad es «paidofilia».

identidad y, a veces, al suicidio. Cuando menos, el intento puede terminar en desastre.

La película *Oraciones para Bobby*, dirigida en 2009 por Russell Mulcahy, expone un caso real de suicidio, acaecido en los años setenta, de un joven norteamericano al que su madre, religiosa e intolerante, intentó cambiar de orientación sexual.

El *DSM-5* incluye los siguientes trastornos parafílicos. De entre ellos, la opinión de los sexólogos es que deberían considerarse trastornos los que dañen al actor o a otros:

- *Voyerismo:* excitación sexual intensa ante la contemplación de una persona desprevenida, desnuda, desnudándose o ejerciendo una actividad sexual o, incluso, orinando o defecando.

- *Exhibicionismo:* excitación sexual intensa al mostrar los genitales a una persona desprevenida, que puede ser un menor o un adulto.

- *Frotteurismo:* excitación sexual intensa mediante tocamientos o frotamientos contra una persona, sin su consentimiento.

- *Masoquismo sexual:* excitación sexual intensa al sufrir humillación, dolor, castigos o ligaduras. Fantasías con esas actividades que generan excitación sexual intensa.

- *Sadismo sexual:* excitación sexual intensa al humillar, golpear o atar a otra persona, que haya o no dado su consentimiento. Fantasías con esas actividades que generan excitación sexual intensa.

- *Paidofilia:* excitación sexual intensa ante un niño, cualquiera que sea su sexo. Fantasías que generan excitación sexual intensa.

- *Fetichismo:* excitación sexual intensa ante objetos relacionados con una persona, ropa, etc., o partes del cuerpo de otra persona que no son genitales, como los pies. Travestismo, excitación sexual intensa al vestirse con ropas de persona del sexo opuesto.

Por ejemplo, Alfonso viaja frecuentemente en tren para tener oportunidad de robar ropa interior femenina de las maletas de las viajeras. El olor de aquellas prendas usadas y sucias le excita sexualmente hasta volverle loco. Se masturba rodeado de prendas femeninas usadas.

Los fetiches de Alfonso son prendas femeninas que no puede comprar porque no son las prendas en sí lo que le excita, sino el olor que emiten. El fetiche sustituye al objeto que representa, en la fantasía del fetichista, porque crea una realidad ficticia. Alfonso se excita oliendo ropa interior femenina porque su fantasía le crea la realidad de que posee a la dueña de esa prenda.

Cuando las parafilias pueden afectar a otros, cuando hay peligro de ofensa sexual o la persona sufre por un exceso de interés desviado, se puede aplicar un tratamiento farmacológico combinado con psicoterapia cognitiva, que suele ser muy efectivo, reduciendo el impulso sexual que produce la conducta desviada, las fantasías sexuales, la excitación fisiológica y los intereses sexuales desviados. Esto puede lograr aumentar el interés sexual convencional para que gane terreno sobre la desviación.

76

¿QUÉ SIENTE UNA PERSONA PARA QUERER CAMBIAR DE SEXO?

Fermín disfrutaba poniéndose los vestidos de sus hermanas desde que era niño. Siempre lo hacía a escondidas, porque sabía que aquello tenía que mantenerse en secreto. A los quince años, se compró su primer par de medias de nailon y se las puso a solas en su habitación, admirando en el espejo el efecto que producían. Entonces se dio cuenta de que lo que realmente le sobraba era el pene porque, por más que trató de ocultarlo con el calzoncillo, la ropa interior siempre lo delataba, y aún fue peor cuando se puso unas bragas de su hermana.

Aprendió a disimular sus atributos masculinos recogiéndolos con esparadrapo y ropa interior que fue adaptando él mismo. Aprendió también a rendirse en la lucha ante sus compañeros de juegos, porque lo que más le gustaba era sentir la fuerza de los otros chicos. Pero nunca se atrevió a declarar sus sentimientos porque estaba seguro de que sería objeto de burlas crueles y, seguramente, del rechazo de su familia.

Siguió ocultando su tendencia y trató de luchar contra ella. A los veinte años conoció a una chica y se enamoraron. Ella le atraía física, moral y sexualmente. Le confesó sus gustos prohibidos y ella le dijo: «No te preocupes. Cuando estemos casados, yo me ocuparé de que no vuelvas a hacer eso».

Se casaron y tuvieron hijos. Pero Fermín no había olvidado su tendencia y, de vez en cuando, si se encontraba solo en casa, se ponía prendas de su mujer. Al cabo de un tiempo obtuvo una plaza de funcionario en el ayuntamiento de un pueblo y la familia abandonó la capital. Entonces se desató su fantasía. Un día la dejó correr libremente y se vio vestido con lencería femenina, en una habitación, a solas con un hombre que le trataba con delicadeza y le acariciaba con dulzura, como si él fuera una mujer.

Aquello le pareció maravilloso y urdió un plan para viajar un par de días a la ciudad, dejando a su familia en el pueblo. En la capital, alquiló un apartamento y compró ropas de mujer, lencería, perfumes, adornos, zapatos de tacón y maquillaje. Aquella noche salió de casa sintiéndose totalmente feliz. Ya no era Fermín, el funcionario del ayuntamiento. Era Lola, una busconcilla provinciana, llegada a la ciudad en busca de aventuras.

Todo salió bien. Acostumbró a su familia a sus viajes, que cada vez eran más frecuentes. Su mujer no podía acompañarlo porque los niños tenían colegio y no podía dejarlos solos. Dormía dos o tres veces al mes en el apartamento y gozaba extraordinariamente aquellas noches en que su alma de mujer encontraba un alojamiento adecuado en su cuerpo de varón travestido.

Su mujer empezó a sospechar algo con tantas ausencias y, un día, Fermín tuvo que confesar que «había vuelto a las andadas». Tuvieron una larga conversación en la que ella lo amenazó con abandonarlo y llevarse a los niños si volvía a «disfrazarse». Él juró no volver a hacerlo, pero no dejó el apartamento de la ciudad ni confesó tenerlo. Cuando las aguas se serenasen, volvería a su doble vida.

La esposa de Fermín nunca llegó a entender lo que su marido sentía. Creyó que se trataba de una manía, de un vicio y trató de «curarlo». Pero él nunca estuvo enfermo. Para él, simplemente se trataba de un error de sus cromosomas. Era un hombre con psiquismo de mujer o una mujer con cuerpo de hombre. De haber sido capaz, seguramente se hubiera operado, se hubiera transformado en una mujer para adecuar su físico a su psiquismo. Pero no solamente no lo hizo, sino que trató de luchar contra su tendencia natural, que, como era de esperar, venció.

Venció porque no era un travestido, sino que padecía disforia de género. Los travestidos no renuncian a su pene y Fermín lo ocultaba como podía. Le estorbaba, porque rompía la armonía que él lograba vistiendo ropas femeninas, peinándose y maquillándose como una mujer.

A él le gustaba que lo tratasen como a una mujer, y para eso se vestía de mujer, ocultando su pene y comportándose con modales femeninos. No le gustaban los homosexuales, sino los hombres varoniles que veían en él a una mujer.

En el travestismo, la persona se excita al vestir ropas del sexo contrario. En los niños, el travestismo se advierte por el interés en vestirse con ropas de niña y jugar a juegos de niña. En la disforia de género, hemos visto que el pene perturbaba a Fermín; sin embargo, el pene no perturba al travestido, porque, para él, el pene forma parte del juego sexual. El travestido es una mujer que muestra su pene como una sorpresa en la relación sexual.

A partir del *DSM-5*, los organismos de la Organización Mundial de la Salud en pleno establecieron que una persona que no se encuentre a gusto dentro de su cuerpo no sufre un trastorno ni una enfermedad que se pueda curar ni tratar ni, mucho menos, perdonar. En el *DSM-5*, la transexualidad ni siquiera aparece, sino la disforia de género.

Es «una incongruencia entre el sexo que uno siente y el que se le asigna». Cuando esa incongruencia persiste durante más de seis meses, se trata de un caso de disforia de género, es decir, de desacuerdo con el género y, por tanto, de malestar.

Esa disforia es similar a sentirse a disgusto con el propio cuerpo, algo que sucede como dijimos al hablar de dismorfofobia. Sin embargo, la diferencia entre ambos malestares es enorme. El disgusto con el propio cuerpo no atañe al género. El disgusto con el propio sexo, sí. Uno sigue siendo hombre o mujer aunque le disguste su cara, su cuerpo, su estatura o su voz. Uno se siente hombre dentro de un cuerpo de mujer o mujer dentro de un cuerpo de hombre cuando sufre disforia de género. Porque el género es el papel que la sociedad asigna a cada persona en función de sus caracteres sexuales. Si tiene pene, es hombre; si tiene vagina, es mujer. Y, en la disforia, ese papel asignado choca con lo que la persona siente que es.

La disforia de género puede aparecer de forma temprana, como un fuerte deseo de ser del otro sexo o insistencia en pertenecer al sexo opuesto (o a un sexo alternativo distinto del que se le asigna). En este caso, los menores contemplan su pene o su vagina como algo incómodo y fantasean con la idea de que va a desaparecer.

Según el *DSM-5*, en los menores, se observan, al menos, seis de las características siguientes:

- En los niños, una enorme preferencia por el atuendo femenino (o por el travestismo); en las niñas, fuerte preferencia por vestir solamente ropas típicamente masculinas y una enorme resistencia a vestir ropas típicamente femeninas.
- Preferencias marcadas y persistentes por el papel del otro sexo o fantasías de pertenecer al otro sexo.
- Una marcada preferencia por los juguetes, juegos o actividades habitualmente utilizados o practicados por el sexo opuesto.
- Una marcada preferencia por compañeros de juego del sexo opuesto.
- Un marcado malestar con la propia anatomía sexual.
- Un fuerte deseo por poseer los caracteres sexuales, tanto primarios como secundarios, correspondientes al sexo que se siente.

En los niños, la disforia de género suele ir asociada a un mayor o menor deterioro en la actividad social, escolar o en el funcionamiento habitual.

Según el *DSM-5*, en los adultos, se observan, al menos, dos de las características siguientes:

- Una marcada incongruencia entre el sexo que uno siente o expresa y sus caracteres sexuales primarios o secundarios (o, en los adolescentes jóvenes, en los caracteres sexuales secundarios previstos, como la distribución del vello corporal).
- Un fuerte deseo por desprenderse de los caracteres sexuales propios primarios o secundarios, a causa de una marcada incongruencia con el sexo que se siente o se expresa (o en adolescentes jóvenes, un deseo de impedir el desarrollo de los caracteres sexuales secundarios previstos).
- Un fuerte deseo por poseer los caracteres sexuales, tanto primarios como secundarios, correspondientes al sexo opuesto.
- Un fuerte deseo de ser del otro sexo (o de un sexo alternativo distinto del que se le asigna).
- Un fuerte deseo de ser tratado como del otro sexo (o de un sexo alternativo distinto del que se le asigna).
- Una fuerte convicción de que tiene los sentimientos y reacciones típicos del otro sexo (o de un sexo alternativo distinto del que se le asigna).
- En los adultos, la disforia de género se asocia a un deterioro importante en lo social, en lo laboral o en otras áreas importantes del funcionamiento.

77

El cambio de sexo, ¿tiene atención y tratamiento médico?

Ante un caso de disforia de género, hay que hacer todo lo contrario a lo que hizo la esposa de Fermín. No hay nada que curar, no hay nada que cambiar, no hay nada que perdonar y sí mucho que comprender, apoyar y ayudar. Para esto, es necesario disponer de grandes cantidades de amor y de empatía. Algo así hemos visto en una película titulada *La chica danesa*, dirigida por Tim Hopper, y basada en una novela de David Ebershoff[89].

Junto con la empatía familiar, la psicoterapia es un remedio indicado para que la persona adquiera todos los conocimientos necesarios sobre su caso, para que se prepare para la vida que le espera, una vez aceptado su cambio de rol, y para que aprenda las estrategias necesarias para afrontar las críticas y las situaciones sociales y familiares difíciles que se han de presentar.

Es imprescindible tener en cuenta que la única posibilidad para solucionar este conflicto es aceptar el cambio de género. Si es posible, la solución idónea es un tratamiento hormonal o una operación de cambio de sexo.

78

¿QUÉ TRASTORNO PUEDE GENERAR A LOS ADOLESCENTES EL VER PORNOGRAFÍA?

Según publicó la página *Psiquiatria.com* el 23 de febrero de 2022, el consumo de pornografía en los adolescentes ha aumentado exponencialmente en los últimos años, debido a los contenidos sexualmente explícitos que ofrece internet.

Un estudio realizado para Interpsiquis arrojó que el 53,8 % de los adolescentes reconocía haber consumido pornografía por primera vez entre los seis y los doce años, mientras que el 46,2 % restante lo había hecho entre los trece y los dicisiete años.

El consumo de pornografía se asocia a distintos factores, como la edad, el sexo o los niveles de impulsividad. El problema se presenta cuando los usuarios son

---

89. Editorial Anagrama.

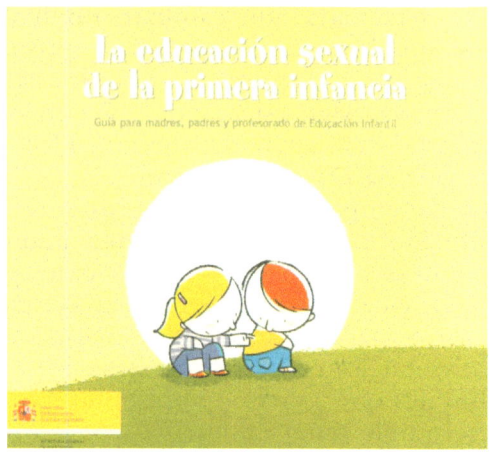

La educación sexual de la primera infancia, de Cantabria. Las comunidades autónomas publican guías que orientan a padres y tutores sobre la educación sexual infantil. Todas ellas se encuentran en internet en formato PDF.

adolescentes y el consumo trae consecuencias negativas, como la adicción a la pornografía.

Cuando hay sospechas de que los jóvenes consumen pornografía, es esencial que los familiares y los profesionales sanitarios cuenten con estrategias eficaces de intervención, porque no todo consiste en prohibir, sino en educarlos para que sepan lo que la pornografía tiene de positivo y de negativo y, sobre todo, lo que tiene de real y de irreal.

Esto último resulta imprescindible para evitar que confundan la interpretación de los actores del mundo de la pornografía con lo que es la realidad del amor y del sexo.

La exposición a la pornografía y su uso problemático en adolescentes se asocia a ciertas variables que fueron ponencias en el congreso Interpsiquis 2022. Las variables fueron las siguientes y los artículos se pueden localizar en las direcciones webs correspondientes:

- Violencia sexual y uso de pornografía[90].
- Soledad y uso de pornografía en adolescentes[91].
- Uso de pornografía, espiritualidad y religión[92].
- Conductas sexuales de riesgo asociadas al uso de pornografía[93].

79

¿Hay guías que orienten en educación sexual?

Cada comunidad autónoma publica alguna guía para padres sobre la educación sexual de los menores. Se pueden localizar y descargar en internet escribiendo en la casilla de búsquedas del navegador las palabras claves «guía orientación educación sexual niños» y seleccionando la comunidad que interese.

---

90. www.psiqu.com/1-11283.
91. www.psiqu.com/1-11791.
92. www.psiqu.com/1-11798.
93. www.psiqu.com/1-11793.

XI

TRASTORNOS PSICOSOMÁTICOS Y SOMATOPSÍQUICOS

80

¿POR QUÉ EL ESTRÉS CAUSA GASTRITIS O CONTRACTURAS?

«Durante varios años, trabajé en un despacho de abogados donde el tiempo volaba y los problemas se acumulaban uno tras otro. Empecé con gran ilusión, porque era mi primer trabajo, pero, a medida que pasaba el tiempo, iba sintiendo una tensión nerviosa que no cesaba ni en el despacho ni en casa, porque, al salir del trabajo, los asuntos pendientes quedaban girando en mi cabeza.

Llegó un día en que la llegada de un nuevo problema que resolver me produjo un calambre doloroso en el estómago y, a partir de ahí, cada vez que aparecía alguna nueva complicación, mi estómago sufría enormemente. El médico me diagnosticó perigastritis nerviosa y aquello me hizo comprender que tenía que cambiar de trabajo.

Hablé con mis jefes y me pasaron a un departamento donde los asuntos eran más fáciles de resolver y no había tanta acumulación de problemas. Me sentí feliz. Pero al poco tiempo, sufrí un cólico nefrítico mientras conducía mi coche camino del trabajo. No fue el primero.

Las pruebas y análisis a que me sometieron en el hospital no dieron resultado alguno. No tenía piedras, ni arenillas, ni causa alguna para aquellos cólicos.

Recordé la "perigastritis nerviosa" y busqué trabajo en otro lugar. Desde que me despedí del despacho de abogados, no he vuelto a sufrir cólicos ni gastritis».

El estrés es uno de los grandes males de nuestro tiempo, cuyas demandas y urgencias generan una tensión nerviosa que desemboca en angustia, dolores, contracturas y otras dolencias fisiológicas, porque el estrés es ansiedad somatizada que afecta a una o varias partes del organismo y el exceso de respuestas a situaciones nocivas tienen efecto acumulativo. Por eso, puede producir dolor de cabeza o gastritis, incluso cólicos nefríticos o infarto de miocardio.

El estrés afecta a diversos sistemas de nuestro organismo, como el sistema inmunológico o el sistema nervioso autónomo, de ahí que pueda acarrear enfermedades fisiológicas, no solamente psicológicas. Incluso se pueden generar alergias a objetos que antes eran inocuos, tras un periodo de estrés prolongado. Esto se debe a que el

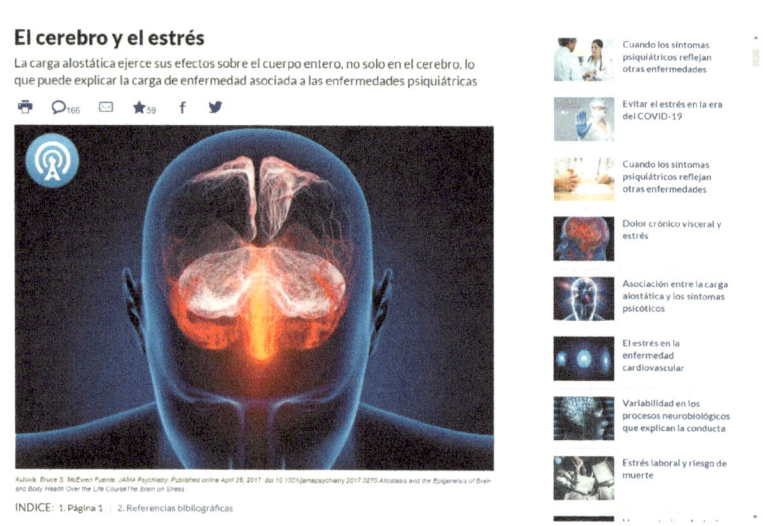

Cerebro y estrés.

malestar no solamente afecta al cerebro, sino a todo el organismo, porque, como sabemos, el cerebro interactúa con todo el cuerpo. Nuestro cerebro percibe todo lo que puede ser amenazador, ya sea físico o psicológico, y genera una serie de respuestas para defender al organismo de la amenaza, aunque la amenaza no se haga efectiva.

La respuesta a una amenaza percibida pero no real puede dañar tejidos corporales, por ejemplo, del estómago, al emitir repetidamente sustancias químicas encaminadas a movilizar el organismo para huir o atacar, pero sin que se llegue a huir ni a atacar. Además, el estrés conduce a posturas corporales tensas que generan contracturas, por ejemplo mantener los hombros levantados de forma involuntaria e inconsciente, que es una postura corporal que inicia el encogimiento defensivo, pero que, mantenido durante tiempo, produce contracturas.

Se llama psicosomático al proceso que se genera en la mente (psiquis) y se traslada a cualquier parte del cuerpo (soma), para producir malestar.

El mejor ejemplo de proceso psicosomático es la ansiedad que se genera en la mente ante una situación estresante y se traslada al cuerpo para producir gases, dolores, náuseas, temblores o dificultad respiratoria.

A la inversa, los procesos somatopsíquicos se generan en algún lugar del organismo diferente del cerebro y se trasladan a la mente para convertirse en síntomas psicológicos. Un ejemplo son algunos procesos inflamatorios del cuerpo que se trasladan a la mente y, como dijimos anteriormente, causan síntomas depresivos. Otro ejemplo, esta vez positivo, es la relajación corporal que se traslada al psiquismo para aliviar emociones negativas, como la angustia o el estrés.

81

¿UN PARTO PUEDE PRODUCIR DEPRESIÓN?

En todo el mundo hay un porcentaje, entre un 10 y un 15 %, de mujeres que padecen depresión posparto, lo que constituye un problema de salud pública. Esto se debe a que, durante el puerperio, se producen cambios bioquímicos que pueden desencadenar el trastorno.

En la depresión posparto, las mujeres sienten ansiedad, irritación e inquietud, pero con diferente intensidad, según los síntomas que se presenten, como la disforia (tristeza, desánimo) que padecen entre un 50 y un 75 % de las mujeres; la depresión, que padecen entre un 10 y un 15 %, y que aparece más tarde, hacia un mes después, y que alcanza la máxima intensidad entre el segundo y el tercer mes.

Por último, el trastorno más grave es la psicosis, que afecta a un 0,1 y un 2 %, con agitación psicomotora, actividad psicótica, delirios y alucinaciones[94] (véase «psicosis» en el capítulo 12).

82

¿Es histérica una persona que suele gritar desaforadamente?

La histeria es un trastorno que siempre estuvo rodeado de mitos y desinformación. Los médicos de la Antigüedad le dieron el nombre de «histeria» a un trastorno que, supuestamente, generaba el útero (*hyster*) en las mujeres.

Según la mitología de la histeria, los antiguos describieron el útero como un animal vivo que se mueve en el interior del cuerpo femenino reclamando semen para procrear. Solamente se tranquiliza cuando recibe el semen masculino y empieza a generar un nuevo ser en su interior. Pero, si no le llega el anhelado semen, el útero se revuelve como un animal enfurecido y se desplaza hacia la parte superior del cuerpo de la mujer, causándole angustia, dificultad para respirar y todos esos síntomas que hoy sabemos que son una crisis de ansiedad, pero que los griegos denominaron «histeria».

---

94. Cuiden Plus, Medline, Scielo y Lilacs, *La depresión posparto*, *Psiquiatria. com*.

La única forma de tranquilizar al útero enfurecido es el coito, para que reciba el semen que reclama, o aspirar algún producto maloliente que lo expulse hacia su posición inicial.

En el siglo XIX, todas las damas de alcurnia (las trabajadoras no tenían tiempo para histerias) llevaban consigo un frasquito de sales malolientes que les daban a oler cuando sufrían una crisis, que se llamaba «soponcio».

En ese siglo, no solo los escritores, sino muchos médicos sintieron cierta fascinación hacia la histeria, un fenómeno que formaba parte de ese misterio que era la mujer para los científicos varones y que se conoció como «el eterno femenino». Jean-Martin Charcot, director del hospital psiquiátrico de la Salpetrière, en París, solía organizar verdaderos espectáculos circenses hipnotizando a mujeres histéricas ante la curiosidad de sus colegas y alumnos.

No sabía el famoso psiquiatra que, probablemente, muchas de sus pacientes le engañaban, porque la histeria se caracteriza, entre otras cosas, por la capacidad de autosugestionarse y la necesidad de ser el centro de la atención. Y muchas mujeres se sugestionaban para

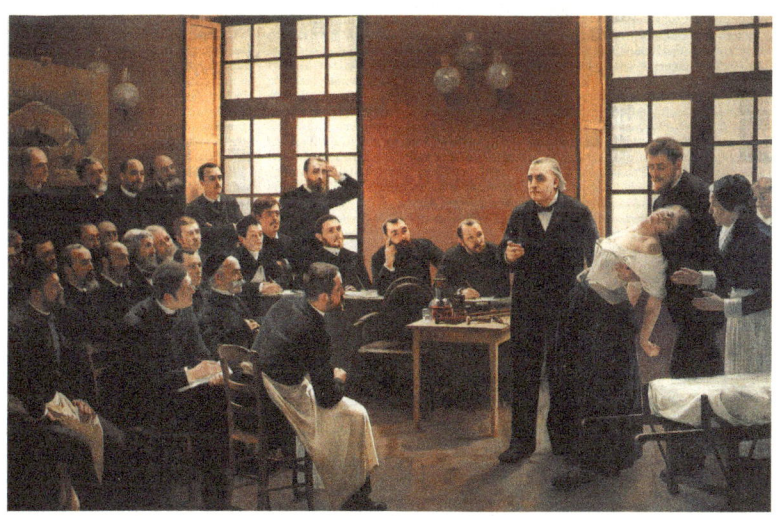

Charcot, lección clínica en la Salpetrière, André Brouillet (1857-1914), Universidad París Descartes.

protagonizar aquellos espectáculos y ser la heroína del día.

También Freud escribió sobre la histeria como un trastorno derivado de un conflicto sexual. Freud vivió en una época de puritanismo en que los tabúes sexuales produjeron numerosas afecciones y también sus pacientes le pudieron engañar como a Charcot.

La obra de Clarín *La regenta* describe muy bien las crisis «histéricas» de una mujer, cuyo origen es el deseo sexual insatisfecho.

La histeria se ha confundido con demasiada frecuencia con casos de trance y posesión. Los casos de monjas endemoniadas, como las ursulinas de Loudun, en 1630, y las convulsionarias de Saint Médard dieron lugar a numerosas polémicas entre los que veían en ello casos claros de posesión y los que, como los alienistas Lègne y Tourette, diagnosticaron una clase especial de histeria, aunque no descartaron al diablo.

Uno de los síntomas típicos de la histeria, la conversión, ha dado origen también a grandes confusiones a lo largo de la historia. Entre los siglos XIII y XIX hubo

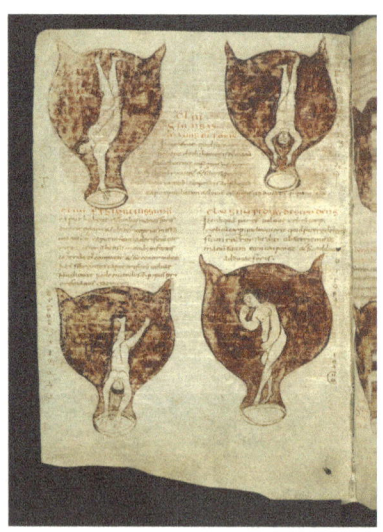

Los griegos llamaron histeria a este trastorno por creer que su origen era el útero (*hyster*), Brussels Koninklijke Bibliotheek van Belgie, ms. 3701-15 57.

numerosos casos de estigmatización. Los estigmas aparecidos en manos y pies querían señalar los lugares en que se suponía que los clavos de la crucifixión taladraron a Jesús.

El primer biógrafo de san Francisco de Asís, Tomás de Celano, describió las heridas del santo, situadas en el centro de las manos. Los estigmatizados «recibían» heridas en las palmas de las manos porque las descripciones medievales señalaban que aquel era el lugar de la crucifixión y así lo representaban las imágenes.

Sin embargo, en 1932, el patólogo forense Pierre Barbet analizó la sábana santa de Turín y señaló que la crucifixión se practicaba perforando las muñecas del condenado y no las palmas de las manos. Las palmas de las manos perforadas por los clavos no ofrecen la solidez suficiente para sostener el cuerpo de un crucificado, porque se desgarran y el cuerpo cae. Sin embargo, las muñecas son más sólidas porque los tendones y los músculos sujetan el cuerpo a la cruz. Por tanto, las llagas de los estigmatizados, surgidas en las palmas de las manos, eran el reflejo de su convicción y no de una posible realidad.

Hoy, la histeria ha desaparecido como tal de los manuales de diagnóstico psiquiátrico. Los trastornos en que se ha dividido son unisexo, pero sigue sin tener nada que ver con la sexualidad ni con la reproducción ni tampoco con el hábito de dar gritos desaforados, algo que pertenece más bien al descontrol de los impulsos (véase el capítulo 4), aunque a veces se dan en la personalidad histérica o histriónica, en forma de desmayos, gritos y crisis de llanto estrepitosas, lo que se debe a su labilidad emocional.

El *DSM-5* ha dividido la histeria en tres trastornos:

1. Trastornos de la personalidad histriónica.

2. Trastornos disociativos.

3. Trastornos de síntomas somáticos.

La personalidades histriónicas reúnen las siguientes características:

- Necesitan ser el centro de la atención y hacen lo posible por conseguirlo. Si no lo consiguen, suelen adoptar el papel de víctimas. Es frecuente que una de estas personas se eche la culpa de algo malo que ha sucedido, pero se culpa en público y de forma teatral, como una víctima del destino.

- Se suelen comportar con los demás de forma seductora y provocativa, incluso sexual. Les gusta llamar la atención y les importa mucho la opinión de los demás. Si alguien les muestra antipatía, tienden a creer que se debe a envidia o se sitúan inmediatamente en la posición de víctima que no sabe qué ha hecho para merecer ese rechazo.

- Su conducta es teatral, como si estuviera representando una obra en el escenario, sobre todo cuando se presenta una situación conflictiva. Se enfrentan a los conflictos con teatralidad y desde la posición de víctimas de un ser maléfico superior que se empeña en hacerlas desgraciadas.

- Son muy sugestionables, por lo que resultan los mejores sujetos para la hipnosis, pues alcanzan rápidamente el trance hipnótico aunque no por inducción del hipnotizador, sino por autosugestión.

- Suelen hacer amistades con facilidad, pero se vuelven posesivos y exigentes, reclamando atención de forma constante, porque necesitan gran dedicación y atención. Si no se les presta toda la atención que demandan, manipulan y culpabilizan valiéndose de cualquier método, desde enfermar hasta hacer intentos de suicidio. Suicidios siempre fallidos, pero aparatosos o ruidosos.

- Son inestables emocionalmente, con cambios bruscos de actitud, apasionamiento y escaso raciocinio. Eso los hace volubles en sus afectos. Aman y odian apasionadamente en un corto plazo de tiempo. En realidad, estas personalidades solo se aman a sí mismas, porque son extremadamente narcisistas y egocéntricas.

Las personalidades histriónicas, como las demás personalidades que venimos viendo a lo largo del libro, no necesariamente llegan a padecer un trastorno, sino que es una forma de ser con tendencia a trastornos disociativos o psicosomáticos.

Etimológicamente, el histrionismo no tiene que ver con la histeria. Histrionismo viene del latín *histrio*, histrión, que es el nombre que recibían los actores y comediantes de la escena romana.

La histeria, como hemos dicho, ha estado asociada durante siglos a las mujeres, como una enfermedad femenina provocada por el útero. En el siglo XX, se supo que la histeria tiene mucho que ver con una alteración de la personalidad, a menudo reforzada por la educación, que afecta tanto a hombres como a mujeres.

En los niños pequeños, los comportamientos histéricos son bastante normales, porque todavía no han logrado establecer lazos afectivos altruistas. Los niños son egocéntricos y narcisistas y quieren que el mundo gire a su alrededor. Eso es normal hasta que aprenden a decir «te quiero» y a amar realmente, es decir, a anteponer el bienestar de los demás a su propio bienestar.

Pero si el niño tiene tendencia a desarrollar una personalidad histérica, será más difícil que alcance esa etapa de altruismo y mantendrá el egocentrismo durante toda su vida. Esto puede deberse en gran parte al refuerzo, es decir, a la facilidad que le dan los adultos para que consiga lo que desea accediendo a sus crisis y pataletas. Otras veces, aunque los adultos no se presten al chantaje del niño, este desarrollará la personalidad histérica que lo acompañará durante toda su vida.

También se da con frecuencia en los ancianos, que regresan a etapas infantiles y a comportamientos propios de los niños. Muchos ancianos recurren a crisis histéricas para llamar la atención constantemente. Algunos se quejan de la comida, de la temperatura y hasta del trato que reciben en instituciones, residencias, hospitales e incluso en su propia familia. Si las quejas son infundadas, cosa que siempre conviene investigar, podemos estar ante un caso de llamada de atención de tipo histérico. Pero una llamada de atención de un anciano, esté o no institucionalizado, nunca debe quedar sin respuesta.

Las manifestaciones del comportamiento histriónico suelen ser muy visibles: el niño que se arroja al suelo entre gritos y estertores para conseguir un objetivo se está comportando de manera histriónica. Si consigue su propósito, repetirá su comportamiento cuando quiera lograr otra cosa. La persona que monopoliza la atención en una reunión social, que trata de seducir a todos, que es capaz de convertir una sonrisa encantadora en el más feroz de los gestos si alguien escapa a su manejo tiene un comportamiento histriónico. La madre que hace una crisis de llanto y suspiros cuando sus hijos le dicen que van a cenar fuera con unos amigos tiene un comportamiento histriónico. Si consigue culpabilizar a sus hijos para que no salgan, habrá conseguido

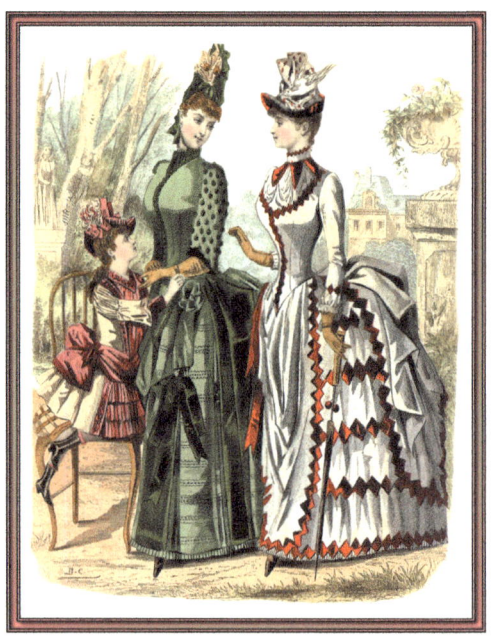

Las damas elegantes del siglo XIX llevaban consigo un frasquito de sales malolientes para salir del soponcio que, probablemente, se producía a causa de los apretados corsés que vestían.
Fuente: Wikimedia Commons.

su objetivo y dispondrá de un arma inestimable la siguiente vez que no quiera quedarse sola.

En los trastornos disociativos o trastornos de identidad disociativos, el enfermo presenta dos o varias personalidades diferentes, de las que no puede librarse y que actúan espontáneamente, presentándose en distintas ocasiones. En el trastorno de despersonalización, el enfermo siente que no es él, sino otra persona quien actúa en su nombre. Estos trastornos se producen siempre para evitar la angustia de confrontación con algún problema o situación dolorosa para el enfermo.

Pueden ir acompañados de amnesia disociativa, es decir, imposibilidad para recordar situaciones o hechos traumáticos. La amnesia puede ser parcial o selectiva, pero siempre queda algo que no es posible recordar. También puede darse la fuga disociativa, que es como una escapada psíquica que hace el enfermo para alejarse de una situación conflictiva que después no logra recordar. Es como si estuviera ausente de la situación traumática. El estupor asociativo es una falta de respuesta del enfermo, que queda inmóvil y sin hablar durante un periodo de tiempo.

«En algunas ocasiones, cuando tengo que enfrentarme a ciertas personas que me intimidan, me comporto de una forma extraña, como si no fuese yo. Empiezo a decir tonterías y cosas más propias de una niña pequeña o de una tonta. Cosas que una persona adulta y formal nunca diría. Por ejemplo, cuando empecé a aprender a conducir, le pregunté al profesor si el coche de autoescuela era suyo o de la escuela. El profesor me miró como si yo fuese retrasada mental y dijo que de la escuela. Yo lo sabía de sobra, pero no sé por qué no pude impedir preguntarle aquella estupidez.

Me ha sucedido en otras ocasiones y he llegado a la conclusión de que no soy yo quien se comporta de esa forma. Es la otra».

En cuanto a los trastornos de síntomas somáticos, a pesar de que los manuales *DSM* han eliminado la histeria, muchos profesionales siguen encontrando casos clínicos que reúnen toda la sintomatología propia de lo que antes se denominó histeria. En el 11.º Congreso Virtual de Psiquiatría Interpsiquis 2010, se mencionó la histeria como una neurosis cuyo síntoma se genera entre el deseo y la prohibición.

Este tipo de trastorno se denominó anteriormente «histeria de conversión», precisamente porque su principal síntoma es la conversión de un trauma psicológico en un síntoma fisiológico.

En los años setenta, un texto de la Escuela Psicoanalítica contaba el caso de una joven que había quedado ciega de niña, sin que pudiera encontrarse causa alguna para su ceguera. Consiguió recuperar la vista con una terapia en la que se puso de manifiesto el origen de aquel mal, cuando la joven consiguió recordarlo con hipnosis y técnicas de asociación libre modificada: siendo niña, había oído ruidos, grititos y suspiros en la habitación de sus padres. Curiosa, se atrevió a mirar por el ojo de la cerradura de la puerta y sorprendió a sus padres haciendo el amor. Aquella visión prohibida e incluso tabú a su edad y en aquella época le causó ceguera (el síntoma) histérica con la que somatizó el trauma que le produjo saltarse la prohibición de observar a los padres (lo prohibido) y la curiosidad morbosa que la llevó a mirar durante unos momentos (lo deseado).

Los profesionales del Hospital Universitario Miguel Servet de Zaragoza, en su artículo «Manifestaciones de la "histeria" en nuestro tiempo: A propósito de dos casos», exponen varios síntomas propios de la histeria, de dos casos que se trataron con psicoterapia:

- Bloqueo sexual. Incapacidad para el coito a pesar de la intensa búsqueda de relaciones sexuales.
- Conversión. El mecanismo que hemos mencionado para convertir el trastorno psicológico en un síntoma físico.
- Síntomas médicamente inexplicables como ataques similares a los ataques epilépticos, junto con temblores y pérdida de conciencia.
- Insomnio o alteraciones en el sueño.
- *Belle indiference*. Este es un síntoma propio de la histeria, una actitud especialmente tranquila y

resignada con la que el enfermo contempla sus síntomas, aunque se trate de una parálisis o una ceguera.

- No se aprecian causas fisiológicas en sus síntomas.

En el delirio histérico, se producen movimientos agitados y desorientación, el enfermo no sabe dónde está, qué día es o cómo llegó allí. Junto con ello, se pueden producir alucinaciones táctiles y auditivas. El enfermo escucha palabras o ruidos y cree tocar objetos inexistentes, a veces, con total precisión. Pueden presentarse temblores y caída al suelo.

Hay diferencias notables entre el ataque epiléptico y el ataque histérico:

- El ataque histérico se produce siempre en público, nunca a solas. Si es a solas, hay muchas posibilidades de que el ataque se haga público.
- El ataque epiléptico no persigue una finalidad, mientras que el histérico sí.
- El epiléptico se hace daño al caer, se golpea y puede morderse la lengua, mientras que el histérico cae al suelo sin hacerse daño.
- El epiléptico sabe que va a tener un ataque por una señal que percibe, como un olor, una luz, etc. Esa señal se llama aura epiléptica y no se da en la histeria. En la pérdida de conciencia histérica se produce una falta de orientación, en que el paciente se comporta como si estuviera soñando,

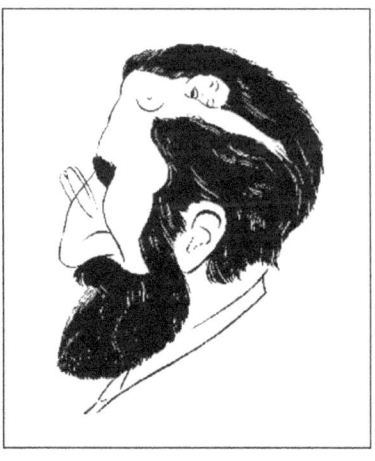

Así se representaba en los años setenta la mente psicoanalítica que basaba los traumas en la represión sexual.

casi siempre con manifestaciones emocionales. Suele producirse tras una situación traumática, como la muerte de un ser querido.

He oído hablar de la «belle indiference», ¿en qué consiste?

Se llama *belle indiference* a la aceptación resignada y casi mística con que la persona que padece síntomas somáticos de tipo histérico admite sus síntomas, porque con ellos se libra de una situación no deseada y, además, culpabiliza a alguien.

Las personalidades histéricas son muy sugestionables y pueden transformar fácilmente su malestar psíquico en una enfermedad física real. Hay niños que llegan a tener vómitos e incluso fiebre el mismo día en que sus padres han decidido salir a divertirse y dejarlos con la «canguro». Es fiebre auténtica, que obliga a llamar al médico, no una simulación. Hay personas adultas que llegan a padecer cólicos cuando han de enfrentarse a una situación no deseada. La somatización no es en absoluto voluntaria, sino totalmente inconsciente, pero, en las personalidades histriónicas tiene una finalidad conductual que muchas veces es la atención médica continuada y, por supuesto, la preocupación de las personas del entorno.

83

¿Hay dolencias físicas que se curan de la noche a la mañana?

A principios del siglo xx, el médico francés Joseph Babinski acuñó el término «pitiático» para denominar esos trastornos físicos que se producen y se eliminan por medio de la sugestión y que incluyen la ceguera, la parálisis y diversas enfermedades.

Pero no hay que olvidar que estos síntomas nunca son voluntarios ni simulados y que además van acompañados de la *belle indiference*. Desaparecen sin tratamiento médico, a veces, remiten cuando ya han conseguido el efecto deseado y, otras veces, con un tratamiento psicoterapéutico.

Carlos era el prototipo del avaro. Administraba el dinero que entraba en casa y no había forma de conseguir que gastara un céntimo que él no considerase imprescindible. Mercedes, su mujer, nunca protestó porque le habían enseñado que el marido es quien hace y deshace en el hogar y una buena esposa debe ser obediente. Pero también había aprendido a hacerle sentirse culpable con dolencias y malestares constantes, de los que ella se quejaba con un hilo de voz.

Un día, Mercedes decidió que había que pintar el comedor de la casa, porque las paredes lo estaban pidiendo a gritos y el techo estaba tan descascarillado que constantemente llovían pedazos de pintura blanca seca. Se lo dijo a Carlos y esperó su decisión. Aquella tarde, él se presentó en casa con unos cuantos botes de pintura y una brocha.

—Toma —le dijo—, ya puedes pintar el comedor.

Cuando se quedó sola con los botes de pintura, Mercedes se sintió mal. La parte izquierda de su cuerpo comenzó a adquirir rigidez y su boca se torció hacia ese lado. Llamó a sus hijos, que, alarmados, la llevaron al hospital donde se le diagnosticó una hemiplejía. Cuando Carlos lo supo, corrió al hospital y se encontró a su mujer medio paralizada. Espantado, se acercó a ella. Mercedes le sonrió tristemente con su boca torcida.

—Ya ves —le dijo simplemente.

Eso mismo repitió a todos los que la visitaron. La misma frase, con la misma sonrisa. Una sonrisa de resignación que aceptaba plenamente su situación sin angustia ni alarma. Todos quedaron maravillados de su entereza. Otra persona se hubiera desesperado ante aquella enfermedad, pero Mercedes la admitió casi con naturalidad.

Una semana después, empezó a mejorar y, poco a poco, se sintió completamente bien, hasta que le dieron el alta y pudo volver a su casa. Lleno de remordimientos, Carlos había llamado a un pintor y había hecho pintar la casa entera. Cuando su mujer volvió del hospital, se la mostró orgulloso y un poco avergonzado.

El trastorno psicosomático de Mercedes fue tan oportuno que la libró del tedio de pintar su casa y, al mismo tiempo, castigó a su marido. Una vez obtenido su propósito, la hemiplejía desapareció y no dejó la menor secuela. Ni la boca torcida, ni el ojo semicerrado.

La hemiplejía es la parálisis de un lado del cuerpo, generalmente como resultado de un bloqueo arterial que priva al cerebro de irrigación sanguínea. La falta de aporte de sangre origina una lesión en las vías que conducen los impulsos nerviosos y, por eso, la persona no siente la zona paralizada ni puede ejercitarla. Según el hemisferio cerebral afectado, la parálisis se produce en la parte opuesta del cuerpo. Con un tratamiento, el enfermo mejora en pocas semanas, a veces, meses. Y necesita rehabilitación para superar la rigidez muscular que se produce. Pero Mercedes estaba perfectamente bien al cabo de ocho días y no necesitó recuperación alguna. Desde luego que estos síntomas de la conversión histérica no son voluntarios, como ya hemos dicho. No es posible paralizar voluntariamente la mitad del cuerpo. El proceso de Mercedes fue involuntario e inconsciente. Ella no se quejó, sino que admitió su mal como algo «que le había llegado de arriba». Eso es la *belle indiference* que caracteriza los síntomas histéricos.

¿Qué son los síntomas médicamente inexplicables?

Los médicos de todos los tiempos y de todas las culturas siempre han sabido que el cuerpo y la mente (otras veces identificada con el alma) interactúan y que las dolencias de uno se propagan a la otra y viceversa. Hemos hablado de enfermedades psicosomáticas y somatopsíquicas.

Esos síntomas físicos que no tienen una base fisiológica se llaman síntomas médicamente inexplicables o falsos síntomas y son la expresión somática, es decir, corporal, de un trastorno psicológico. Se denominan así porque no aparecen indicios orgánicos que expliquen esos síntomas. Recordemos los cólicos nefríticos del ejemplo que hemos explicado anteriormente.

Hay trastornos psicológicos que se expresan a través de la piel y que responden a una situación de estrés o de angustia. Muchas personas sufren eccemas, granos, picores, caída del cabello, psoriasis y males parecidos cuando atraviesan un periodo de malestar psicológico por exámenes, sobrecarga de trabajo, crisis de pareja, problemas con los hijos, enfermedades familiares, etc. Conviene saber que la piel y el sistema nervioso se generan a partir del mismo tejido en el óvulo fecundado y por eso tienen una relación estrecha.

Otros síntomas psicosomáticos muy comunes son algunas dolencias estomacales, trastornos sexuales, incluso bloqueo sexual, fatiga o malestar general, problemas motores que dificultan la marcha, problemas neurológicos como temblores e incluso amnesia, parálisis, convulsiones o alucinaciones falsas.

En un artículo publicado en el 11.º Congreso Virtual de Psiquiatría Interpsiquis 2010, José Manuel Gasulla, del Hospital General de l`Hospitalet de Llobregat, señaló que entre el 25 y el 50 % de las consultas que se realizan en atención primaria son trastornos psicosomáticos[95].

95. Gasulla, José Manuel, «Una explicación conceptual a los síntomas inexplicables médicamente (SIM)».

XII

LAS PSICOSIS

84

¿QUÉ ES Y QUÉ NO ES LA PSICOSIS?

En una noche negra y lluviosa, Marion Crane viajaba en su coche huyendo de su ciudad, porque acababa de cometer un robo. Cansada de conducir, entró a descansar en un motel apartado, regentado por un amable y tímido joven, llamado Norman Bates, y su anciana madre.

Mientras Marion disfrutaba de una merecida ducha, oyó un ruido en el cuarto de baño. Apenas tuvo tiempo de volverse hacia la cortina que protegía la ducha, cuando, de repente, la cortina se abrió y apareció una mano blandiendo un enorme puñal. La joven gritó aterrada, pero la mano cayó sobre ella una y otra vez, cosiéndola a puñaladas.

Esta escena de terror no tiene nada que ver con la psicosis, pero alguien vio la película y al momento identificó el pánico de Marion con el título de la película (*Psicosis*, Hitchcock 1960) y, desde entonces, mucha gente viene confundiendo la psicosis con el terror o, cuando menos, con el miedo.

Durante la película, Norman habla y discute con su madre, que le contesta con voz más o menos chillona. La madre asesina a Marion y a otras personas. Siempre se vislumbran su moño y su mantón en la oscuridad.

Al final, aparece la madre, que es un esqueleto vestido con el mantón y con la peluca del moño. Lleva tiempo muerta y Norman adopta la personalidad materna para cometer sus asesinatos en serie.

Las conversaciones y discusiones entre Norman y su madre son síntomas de una psicosis esquizofrénica; el enfermo tiene la mente dividida en dos personalidades, una de las cuales es la suya propia, timidez y amabilidad, y la otra es la identidad prestada de su madre muerta, que comete los asesinatos, en su realidad mágica.

Los comportamientos psicóticos son muy complejos y escapan a nuestra comprensión, porque su característica principal es la alteración de la conciencia. La conciencia es el reflejo de la existencia, es decir, nuestra conciencia refleja la realidad que nos rodea, la realidad que vivimos. En la psicosis, la conciencia se altera de forma que la realidad que refleja no tiene nada que ver con la realidad. Por eso, el psicótico puede sentir, ver, oír o tocar objetos o personas que no existen para los demás.

Muchas psicosis son de origen psicológico y se producen por la interacción de la persona con su medio. Pero no es una situación conflictiva puntual, como sucede con las

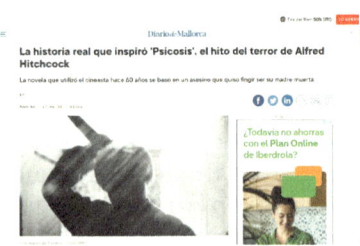

El terror de Marion en la película *Psicosis* llevó a algún espectador a confundir la psicosis con el pánico y los medios difundieron el error. Quien padece psicosis no es Marion, sino Norman.

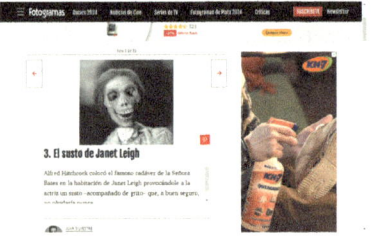

La psicosis de Norman lo indujo a negar la muerte de su madre, a mantener su cadáver como si estuviera viva y a asumir su personalidad para convertirse en un asesino en serie. La película se basa en un hecho real.

psicosis llamadas agudas, sino una situación crónica, continuada, de la que el enfermo quiere escapar porque le produce una angustia insoportable.

Todos tratamos, de una forma u otra, de protegernos de la angustia y, a veces, recurrimos a distorsionar una realidad insufrible, para adecuarla a nuestra capacidad de asumirla. Sin embargo, esa capacidad puede ser escasa si no se dan los recursos suficientes para afrontar la realidad ni siquiera distorsionándola.

Otras veces, la realidad es tan terrible que no es posible aceptarla ni siquiera con los mecanismos psíquicos de defensa. Entonces es posible negar la realidad y «fabricarse» otra más aceptable. Eso es la psicosis que podría llamarse «reactiva», porque se produce como reacción a una situación y no por causa de una sustancia o proceso biológico. Puede suceder que la psicosis de origen psicológico (psicógena) llegue a deteriorar físicamente el organismo, porque las sustancias generadas por el cerebro pueden dañar las células nerviosas y producir un menoscabo irreversible. Esa pérdida puede incluir el juicio, la memoria, el habla o el movimiento, según la zona del cerebro afectada.

Algunas psicosis tienen causas biológicas, como el alcohol o las drogas. Otras veces son causadas por enfermedades como la sífilis o disfunciones renales. También hay psicosis de origen metabólico o endocrino. Algunas enfermedades infecciosas pueden dar también lugar a trastornos psicóticos más o menos graves, según el grado en que afecten al cerebro.

Se ha llamado psicosis sintomáticas a las originadas por otras enfermedades, porque son únicamente síntomas de una enfermedad que padece el organismo y desaparecen cuando remite esta. Es decir, el enfermo no «está loco». Solo aparenta locura como consecuencia de esa afección.

Las psicosis de origen orgánico tienen un tratamiento exclusivamente médico. No son reacciones a una situación psicológica o social ni huidas de la realidad, como en el caso de otras patologías mentales. Como se trata de trastornos originados por una enfermedad fisiológica, cuanto antes se cure esta, antes remitirán los cuadros psicóticos. Lo importante para la familia es saber de qué se trata y, sobre todo, que el enfermo no se ha vuelto loco de repente, sino que

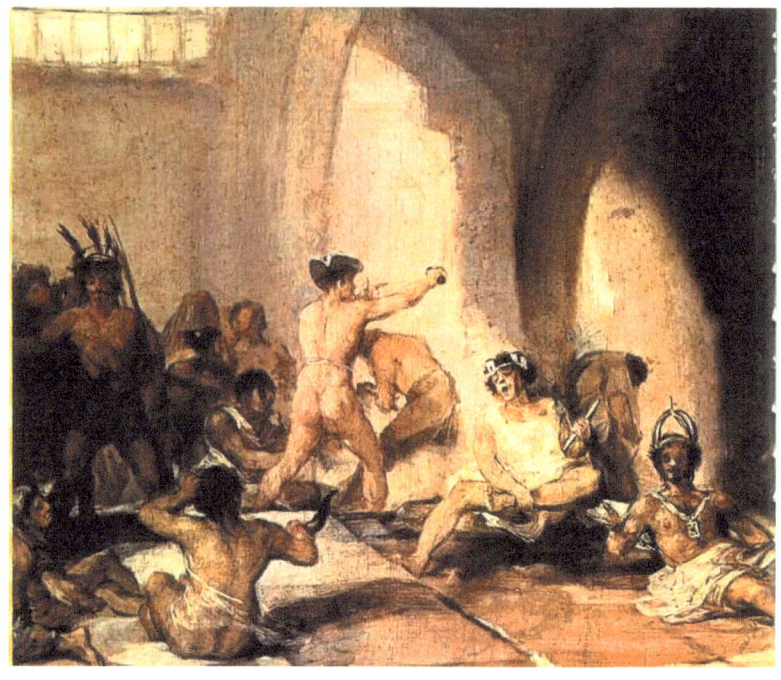

La psicosis no es sinónimo de miedo, sino de locura. *Casa de locos*,
Goya, Real Academia de Bellas Artes de San Fernando, Madrid.

su cerebro está respondiendo a un proceso patológico que
puede ser transitorio, según la enfermedad y según el grado
en que esta afecte al cerebro.

85

¿TAMBIÉN LA ESQUIZOFRENIA ES UNA PSICOSIS?

Un paciente del hospital, diagnosticado de hebefrenia, me
mostró su mano derecha a la que le faltaban los dedos corazón y pulgar. Cuando le pregunté cómo había perdido
esos dedos, me contó lo siguiente mostrándome la mano y
extendiendo los tres dedos que le quedaban:

—Me tuve que construir este émbolo para poder poner-
me el uniforme de exiliado de la División Azul.

Le pregunté qué utilidad tenía ese uniforme y respondió:

—Ese uniforme es imprescindible para poder entrar en la discoteca Piper.

Nuevamente me interesé por aquella discoteca y me explicó:

—Me gusta porque voy allí a bailar con mi mujer. —Y después añadió como un aviso:— En la discoteca Piper se entra de uno en uno.

La esquizofrenia es una psicosis que presenta dos o más de los síntomas siguientes, con una duración mínima de un mes:

- *Ideas delirantes.* Ideas de ser otra persona, de que alguien se ha metido dentro de su cuerpo o le ha robado el pensamiento, ideas de complots internacionales, ideas de llamadas misteriosas, de ser elegido por Dios, de recibir órdenes secretas. «Desde la televisión, me dicen lo que tengo que hacer». «Dios me ha llamado para corregir los males del mundo».

- *Alucinaciones.* Ver, oír, oler, gustar o tener sensaciones táctiles. Apariciones místicas, escuchar voces, encontrar sabores u olores extraños, sentir contactos. «El espíritu de mi madre me da golpes en la espalda». «Dios me habló a través del caballo».

- *Lenguaje desorganizado.* Palabras inventadas que se llaman «neologismos». Frases sin sentido. Por ejemplo, «El que yo maté ya está mejor». «Yo iba por la espalda y di con un dragón». «Aquel día me partí por medio». «La columna vuelta hacia abajo en dos partituras, haciéndolo en el cuadro». Estas verbalizaciones absurdas se conocen como «verbigeración».

- *Comportamiento gravemente desorganizado.* Los esquizofrénicos se comportan de forma totalmente incomprensible para los que los rodean.

- *Comportamiento catatónico.* Consiste en una inmovilidad total que puede durar horas o incluso días. El enfermo permanece quieto, a menudo de pie en cualquier lugar y no se mueve ni habla ni parpadea. Como si fuese una estatua. De ahí puede pasar al polo opuesto, que es una agitación extrema con gritos, patadas y mordiscos.

- *Síntomas negativos*, por ejemplo, aplanamiento afectivo, falta de lógica o abulia. Los esquizofrénicos presentan ambivalencia afectiva, es decir, son capaces de amar y odiar al mismo tiempo a la misma persona, o bien de desear y rechazar al mismo tiempo el mismo objeto. También pueden no mostrar emoción alguna o falta total de voluntad y de interés.

La esquizofrenia, que significa «mente dividida», se llama así porque el enfermo siente como si su mente se hubiera partido en dos y cada una de las partes se comportase de una manera independiente. Tiene varias formas que se manifiestan con síntomas diferentes, pero en todas ellas aparecen las tres características fundamentales:

- *Escisión de la mente*. Hay una disociación de su psiquismo. El enfermo percibe que su cabeza se ha partido en dos, que hay alguien dentro de él o que es otro el que lo controla y maneja, como el caso de Norman y su madre en la película *Psicosis*. En muchos casos, lo vive como un aniquilamiento, como si lo hubieran matado o le hubieran partido por la mitad, como el paciente del ejemplo que hemos comentado anteriormente.
- *Ambivalencia afectiva*. El enfermo ama y odia a la vez.
- *Autismo*. Debido a la disociación entre la mente del esquizofrénico y el mundo exterior, vive su propio mundo y no establece comunicación con el exterior más que en ocasiones. Ese mundo propio se expresa a veces en los neologismos con que salpica su lenguaje, una jerga que se inventa y que solo él entiende. A veces, también se observa el síntoma llamado extrañeza del mundo, es decir, que los lugares conocidos le parecen nuevos o su propia cara o su cuerpo están cambiando y no se reconoce delante del espejo. Por ejemplo, pregunta «¿desde cuándo está ahí este edificio?», mirando a un edificio que ha visto innumerables veces en el mismo lugar.

Hay varios tipos de esquizofrenia. El ejemplo que hemos visto de hebefrenia describe el infantilismo del enfermo. La hebefrenia recibe su nombre de Hebe, la diosa griega de la juventud, porque el enfermo tiene un comportamiento infantil, habla de temas terribles, como su propia muerte o la de otra persona allegada, con la misma tranquilidad con la que un niño habla de sus juegos. Se ríe o hace gestos divertidos mientras narra casos objetivamente angustiosos, como pérdidas afectivas, o casos extraordinariamente fantásticos: «Yo destroné a la reina de Inglaterra bailando ante su retrato».

Es una forma de esquizofrenia muy grave. Su lógica es propia y paralela a la que usamos habitualmente. Si hace falta un émbolo para ponerse un uniforme sin el cual no tiene acceso a un lugar deseado, es lógico que haya que fabricarse o conseguir ese émbolo. Este tipo de respuestas surgidas de la lógica paralela del psicótico se llaman «pararrespuestas».

Cuando se inicia la psicosis, el enfermo percibe un mundo a su alrededor que le resulta incomprensible y extraño, en el que se siente perdido y que le aterra. Como no puede soportar esa vivencia, decide dar sentido a los sinsentidos que lo rodean y le abruman y se dedica a buscar el fundamento de todo ese mundo que no entiende. Así llega a construirse un mundo extraño, alternativo o paralelo al nuestro, en el que las vivencias y las percepciones ya no son incomprensibles para él, porque tienen un significado.

Otras veces, la búsqueda de esa otra realidad, de ese otro mundo en el que tengan cabida las situaciones extrañas que el enfermo percibe, lo llevan a buscarse otra identidad con la que pueda enfrentarse y asumir todo.

El tipo de esquizofrenia más común es la esquizofrenia paranoide, que combina los síntomas de la esquizofrenia con los de la paranoia. Es decir, además del autismo, la ambivalencia y la disociación de la mente, el enfermo tiene delirios persecutorios y manías de grandeza. Pero, a diferencia de los delirios estructurados y organizados de la paranoia o de la paranoia lúcida, los delirios del esquizofrénico paranoide no tienen estructura ni organización ni lógica alguna.

Un caso bastante común de esquizofrenia paranoide es el llamado «inventor patológico», en que el paciente describe inventos maravillosos que no tienen pies ni cabeza (delirio de grandeza), pero teme que sus enemigos le roben la idea (delirio persecutorio).

Manuel nos contó que había inventado una máquina en la que se introducían las vacas y el pasto por un lado y por el otro salía leche, queso, mantequilla y otros productos. Cuando le preguntamos si había patentado su invento, respondió que no lo iba a patentar, porque estaba seguro de que sus enemigos le robarían la patente y explotarían ellos el singular invento.

¿Cómo son las personalidades que tienden a la esquizofrenia?

Hay dos tipos de personalidad que tienden al trastorno esquizofrénico: las personalidades esquizoides y las esquizotípicas. Ambas personalidades se encaminan hacia la esquizofrenia, pero esta no tiene que presentarse necesariamente, aunque puede aparecer a raíz de un acontecimiento importante, como la muerte de un ser querido, un accidente, una guerra, etc. También cuenta la existencia de factores biológicos para que una personalidad de este tipo de personalidad llegue a desarrollar esquizofrenia.

Las personalidades esquizoides presentan las características siguientes:

• Son indiferentes a las relaciones sociales, con pocas amistades, no les importa la opinión de los demás y centran toda su atención en su mundo interior.

• Son aislados e introvertidos. Les gusta estar solos y sumirse en sus ideaciones y fantasías.

• No reaccionan para adaptarse a las situaciones, sino de manera autista y particular. Dan la sensación de distanciamiento.

• Son proclives al cambio de humor y al consumo de tóxicos.

• No suelen expresar emociones ni pasiones fuertes, sino frialdad.

Las personalidades esquizotípicas tienen bastante en común con los esquizoides; muestran las características siguientes:

- Son fríos, tienden a aislarse y a hablar solos. Es raro que tengan amistades íntimas, porque son muy inestables y conflictivos. Es raro que lleguen a establecer una familia.

- Su aspecto externo y su conducta es extravagante, al igual que su pensamiento y su lenguaje.

- No abordan con realismo los problemas, lo que les impide mantener un puesto de trabajo.

- Tienen una tendencia muy marcada a la fantasía y al pensamiento mágico. Muchas veces los vemos implicados en situaciones de magia en que se habla de percepciones extrasensoriales, visitas de extraterrestres, espiritismo y otros fenómenos paranormales, en los que creen firmemente.

- Se diferencian principalmente de los esquizoides por su ideación paranoide y sus breves episodios psicóticos. Están más cerca de la enfermedad que los esquizoides e incluso tienen algunos brotes psicóticos que remiten con tratamiento. Además, su ideación paranoide los hace suspicaces y desconfiados.

Un clima afectuoso y comprensivo puede dar a la personalidad esquizoide la posibilidad de expresar ideas, ilusiones, proyectos o sentimientos que de otra manera nunca manifestaría. En lo posible, se puede tratar de frenar, sin imposiciones, su tendencia al aislamiento y fomentar entretenimientos y actividades que le produzcan placer y que le permitan desarrollar habilidades sociales.

En el caso de los esquizotípicos, el asunto es más complicado por esa tendencia paranoide a la desconfianza y el exceso de pensamiento mágico, pero se puede intentar sustituir sus lecturas, conversaciones y actividades relacionadas con lo paranormal por otras que lo acerquen más a la realidad. Pero esto hay que hacerlo con mucho tacto, sin tachar de absurdas o ridículas sus creencias, para evitar que se cierren en banda y se nieguen a comunicarse. Serán muchas las ocasiones en que habrá que conducir a estas personas a la realidad de la que tienden a evadirse.

En ambos casos, personalidades esquizoides y esquizotípicas, es importante desarrollar habilidades sociales para fomentar la comunicación con otras personas y refrenar en lo posible la tendencia al aislamiento y al autismo.

La psicoterapia puede dar bastantes resultados con estas personas, dada su capacidad de introspección, que les permite asimilar lo que ven y escuchan, aunque aparenten estar lejos de prestarle atención. La psicoterapia de grupo puede ser efectiva porque fomenta el contacto social.

86

¿Los celos injustificados son paranoia?

Un paciente alcohólico desarrolló una celotipia, unos celos exacerbados y totalmente injustificados hacia su mujer, verbalizando que ella lo engañaba incluso con sus propios hijos. Un día, la hija del enfermo dejó inadvertidamente el rollito de cartón de un tampón en el retrete. Cuando el alcohólico entró en el baño y vio el cartoncito blanco flotando en el agua del inodoro, salió gritándole a su mujer: «¡No niegues ahora que me engañas! ¡He visto que has tirado un condón al retrete!».

El delirio (celotipia) de este paciente alcohólico le hizo ver un preservativo en un tampón, lo que sirvió a su lógica psicótica como testimonio y refuerzo. Tenía razón en creer que lo engañaban. Aquella era la prueba.

¿Cómo es la personalidad paranoide?

«Siendo yo estudiante de psicología, mi amigo Agustín me pidió que le aplicase una prueba de personalidad. A mí me serviría de práctica y a él le resultaría útil para conocerse un poco mejor.

Con mi mejor intención, le apliqué la prueba, pasé una tarde entera analizando y evaluando sus características y sus conflictos y, cuando tuve un informe completo, le cité para mostrárselo y explicárselo.

No me lo permitió. Tan pronto como empecé a detallarle el primer problema que aparecía en los resultados del test, se mostró muy enojado, me reprochó haber trastocado sus datos y me retó a que le demostrase que todo eso era cierto. Intenté explicárselo, pero él insistió en ver qué respuestas había dado al test para que yo lo hubiera interpretado de aquella manera.

No fue posible explicárselo. Se enfadaba cada vez que intentaba hacerle ver que eran conflictos que tenían solución, que todos tenemos algún problema o que él se había sometido a la prueba voluntariamente y yo me había limitado a aplicársela y elaborar el informe.

Contraatacó poniendo en tela de juicio la bondad del test, mi capacidad para analizarlo e interpretarlo. Se empeñó en analizar él mismo sus respuestas e interpretarlas a su manera.

Aquel día aprendí algo más que a elaborar un informe psicológico a partir de un test. Aprendí lo que es la personalidad paranoide».

Según el *DSM-5*, las personalidades paranoides tienden a la desconfianza y a creerse en el punto de mira de los demás. La desconfianza y la suspicacia tienen que ver con las ideas persecutorias, porque el paranoide cree siempre que le pueden engañar, que los demás no son de fiar, que su mujer lo traiciona o que la gente habla de él. En el caso de Agustín, se da claramente esa suspicacia y esa desconfianza, pero no está en absoluto fuera de la realidad. Agustín no es un paranoico, sino una personalidad paranoide. La paranoia es un comportamiento psicótico.

El hecho de creerse en el centro de mira incluye las dos actitudes: la idea persecutoria y la de grandeza, porque hay que creerse muy importante para pensar que los demás están pendientes de lo que uno hace o dice.

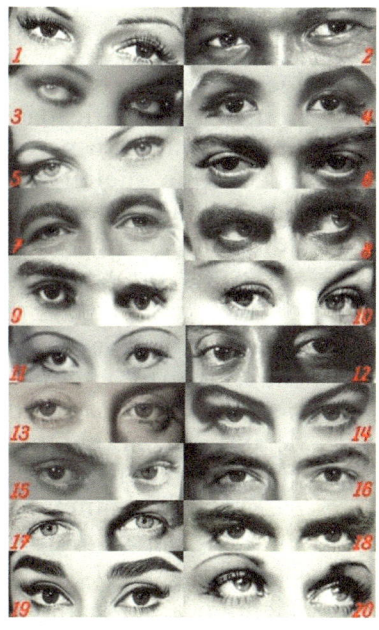

La personalidad paranoide desconfía de todo el mundo y siente que todos lo observan y lo juzgan o amenazan.

Las ideas paranoides se llaman ideas de referencia, porque el paranoide tiende a sospechar que lo que se hace o dice se refiere a él. El paranoidismo utiliza muchas veces el mecanismo de proyección, que consiste en proyectar en los demás los propios sentimientos o pensamientos. Imputa a los demás la hostilidad que él siente y los deseos de agredir que él lleva dentro. Aquí se cumple el refrán castellano «Cree el ladrón que todos son de su condición».

El caso de Agustín lo muestra con bastante claridad. Primero pide al amigo psicólogo que le aplique una prueba, esperando seguramente resultados positivos que señalarán sus elevadas cualidades. Pero, tan pronto como empieza a ver que no todo es perfecto, siente una enorme agresividad hacia la prueba y hacia quien se la ha aplicado e inmediatamente emplea el mecanismo de proyección para atribuir a la prueba y al psicólogo la dosis de maldad, error y mala intención que él siente.

Las personalidades paranoides reúnen las características siguientes:

- Desconfianza, suspicacia y susceptibilidad permanentes e injustificadas. Son personas que no confían ni siquiera en su pareja, de la que suelen sentir celos y a la que suelen abrumar con reproches sin base alguna. Las personas paranoides parten del principio de que los demás son engañosos y atacan en cuanto se les da oportunidad. Por eso deben mantenerse alerta.

- Grandiosidad. Se creen superiores a los demás porque ellos razonan y evalúan todo. Por ello, creen tener siempre la razón y culpan a los demás de lo que sucede. No es fácil que una personalidad paranoide admita que se ha equivocado, sino que siempre es otra persona quien ha cometido el error o ha malinterpretado sus actos o palabras. Lo hemos visto claramente en el ejemplo anterior.

- Tienden a dar significado a los detalles más nimios y nunca aceptan las críticas. Cualquier crítica, aunque sea constructiva, les parece un ataque hacia su persona, del que se defienden con gran agresividad. Cualquier comentario puede ser interpretado como un acto de mala intención, un reproche o una agresión.

- Sus relaciones personales se basan en la subordinación, son desconsiderados y despóticos, por lo que no suelen tener muchas amistades. Agustín hacía amistades fácilmente, pero no llegaba a intimar porque siempre surgía algo que lo enemistaba con los demás. Además, los paranoides rara vez intiman, porque la intimidad les produce suspicacia.

- Son irónicos, mordaces e hirientes en sus comentarios sobre los demás. Agustín no solamente se enfadó cuando el test reveló lo que él entendió por defectos o fallos, sino que ofendió a su amigo psicólogo tachándole de inepto para interpretar la prueba.

- Son ambiciosos, envidiosos y rencorosos. Aunque eso no se trasluce en el ejemplo anterior, las personalidades paranoides no suelen perdonar las ofensas recibidas. La amistad entre Agustín y el psicólogo se deterioró a raíz de este episodio, porque el psicólogo estudiante no pudo aguantar las bromas mordaces de Agustín cada vez que se hablaba de pruebas o análisis psicológicos.

Es difícil relacionarse con una personalidad paranoide, porque su desconfianza los hace casi impermeables a las recomendaciones terapéuticas, ya que se niegan a tomar conciencia de sus problemas. Su postura permanentemente a la defensiva impide acercarse a ellos y aplicarles un tratamiento psicológico, pero sí cabe aplicar una terapia médica, porque ciertos medicamentos reducen la ansiedad y la agresividad e incluso la ideación paranoide.

Desde luego que no hay que interpretar sus actos o palabras para no despertar su suspicacia y sus defensas, como sucedió con Agustín. Es mejor recurrir a su sentido práctico, ya que suelen tenerlo, para centrar el trato en aspectos tangibles. Si un paranoide sufre un fuerte dolor de cabeza, no cabe duda de que será fácil que tome un calmante, pero tratar de convencerle de que se está comportando de forma equivocada o de que su personalidad está alterada es sumamente difícil. Si el estudiante de psicología hubiera sabido lo que es una personalidad paranoide, en lugar de dar explicaciones y mencionar fallos y conflictos, le hubiera hablado de resultados positivos de inteligencia, habilidades manuales, etc., para después, con mucho tiento, tocar el conflicto más leve en forma de pregunta o de supuesto.

Cuando se produce un trastorno paranoide, es decir, cuando la persona sufre o hace sufrir a los demás debido a su comportamiento, se le puede aplicar un tratamiento psicológico que la ayude a mejorar sus relaciones sociales y a consolidar su asertividad. Los trastornos paranoides tienen mucho que ver con la inseguridad. Una persona que se siente segura de sus principios no tiene problemas para discutirlos con otros. La persona que no puede discutir sus principios es porque no los tiene tan claros o porque no se siente lo suficientemente segura de ellos y de sí misma como para someterlos a debate.

Por eso, uno de los puntales de la psicoterapia para tratar los trastornos paranoides se centra en enseñar al sujeto a mejorar su comportamiento ante las situaciones que le producen malestar, fomentando su asertividad y sus habilidades sociales. Eso le confiere una sensación de control que aumenta su seguridad.

¿En qué se diferencia la personalidad paranoide de la paranoia?

Hemos visto un ejemplo de personalidad paranoide. Tienden a la paranoia, tienen rasgos característicos de la paranoia. El *DSM-5* no incluye a la paranoia como una enfermedad con nombre propio, sino como síntomas que aparecen asociados a otras patologías. En todo caso, la diferencia entre las personalidades paranoides y el trastorno paranoide estriba en el contacto con la realidad. Las personalidades paranoides tienen control de la realidad, aunque sus tendencias las lleven a esa desconfianza y a esa suspicacia que mencionamos, mientras que, en el trastorno psicótico paranoide, la persona cree firmemente que lo que piensa es cierto. El paranoide desconfía, pero el paranoico está convencido. En el trastorno psicótico paranoide las ideas son delirios y puede también haber alucinaciones. El enfermo no sospecha que otra persona lo engaña, sino que ve las pruebas del engaño por todas partes, como vimos en el ejemplo del celoso que vio claramente la consistencia de sus celos en un rollito de cartón arrojado al retrete. A veces, sus ideas delirantes se hacen crónicas.

Para diferenciar la tendencia del trastorno, podemos decir, como siempre, que la personalidad paranoide es una manera de ser continua, mientras que el trastorno paranoide hace sufrir a la persona que lo padece, o bien a su entorno. El trastorno paranoide no solamente dificulta las relaciones sociales, sino que las hace imposibles. Lo mismo sucede en el ámbito laboral.

El trastorno psicótico paranoide tiene estas características:

- *Manías de grandeza.* Llegan a creerse llamados por Dios para salvar a la humanidad o, simplemente, que el destino los ha puesto ahí para grandes cosas. Vemos manías de grandeza en la mayoría de los delirios místicos, que creen recibir instrucciones divinas y comunicarse directamente con altas instancias. Otras veces son seres de otros mundos los que se ponen en comunicación con el paranoico, que se cree elegido entre toda la humanidad.

- *Delirios persecutorios.* Los delirios persecutorios son ideas delirantes irrebatibles por la lógica, en que el enfermo se cree perseguido por enemigos que organizan complots en su contra para arrebatarle un invento o destruirle, ya que su existencia supone un peligro para los malos.

- *Delirios estructurados y organizados.* A veces de tal manera que cualquiera puede confundirse y creer que son reales. Solamente falla la base. El que se cree llamado por Dios para salvar a la humanidad, lo cree con base en situaciones que interpreta de forma equivocada. Una luz, por ejemplo, puede inducirle a creer que es la llamada de Dios. Hay muchas historias de visiones místicas, contacto con espíritus y avistamientos de extraterrestres basadas en delirios paranoides estructurados a partir de sensaciones, percepciones, ilusiones o realidades creadas para el caso.

A veces, el delirio paranoide se queda enquistado y la persona se comporta con toda normalidad, hasta que algo o alguien entra en contacto con el asunto de ese delirio. Entonces aparece la patología, el delirio se dispara y la

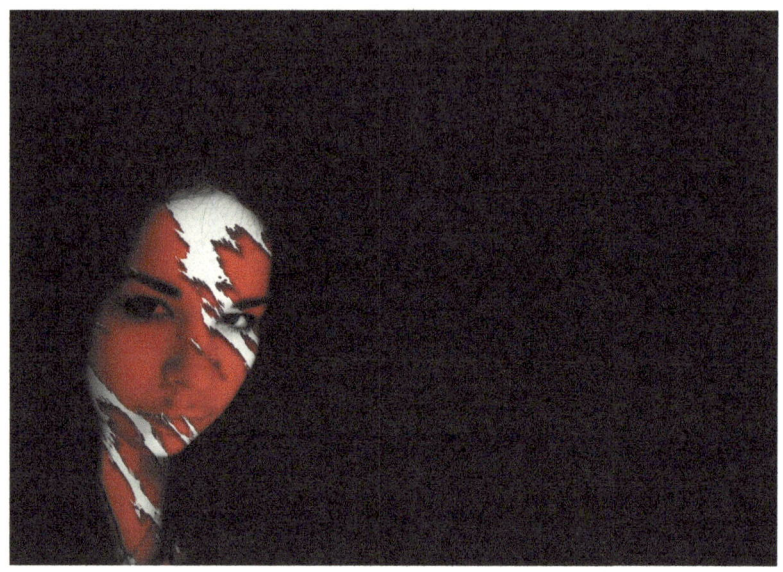

El enfermo de un trastorno psicótico paranoide se cree al mismo tiempo importante y perseguido por seres que lo acechan.

persona deja de comportarse con normalidad y empieza a funcionar de manera patológica. Muchos delirios de celos funcionan de esa manera. La persona se comporta con toda normalidad en su vida laboral, familiar y social, hasta que una circunstancia pone en marcha el dispositivo de los celos y, entonces, irrumpe el delirio y se acaba la conducta lógica. El delirante está convencido de que su pareja lo engaña y no hay forma alguna de hacerle comprender que no es cierto. Tampoco sirven las demostraciones, porque ya hemos dicho que los delirios son irrebatibles con la lógica.

87

¿Los enfermos mentales viven una realidad diferente?

La lógica del psicótico es una lógica paralela a la nuestra, que por eso se llama «paralógica». Construye sus respuestas a partir de esa paralógica, que por eso se denominan «pararres-puestas».

Otro enfermo del psiquiátrico nos contó que esperaba la llegada de la sin par Dulcinea del Toboso, que vendría a buscarlo para llevarlo con ella a otro planeta. Vendría en una nave espacial y sería a fin de año. Cuando le preguntamos por qué a fin de año respondió: «Digo yo que será para que la nieve y el viento limpien la contaminación de la nave espacial. Digo yo que será por eso».

La verbalización de la pararrespuesta «digo yo que será» denota que no es una fantasía. Si se tratara de una fantasía, la respuesta sería «para que la nieve y el viento limpien la contaminación», pero el hecho de verbalizar «digo yo» y recalcarlo indica que él no cree en absoluto que se trate de una fantasía, sino de un hecho real que intenta explicar y explicarse a sí mismo.

Al aplicar el test de Rorschach a un esquizofrénico en el hospital, interpretó varias láminas como dioses antiguos. Cuando le pedimos que eligiera las láminas que más le gustaban respondió que no podía hacerlo, porque, como eran dioses, los que no eligiera podían enojarse.

88

¿Un delirio es lo mismo que una alucinación?

No son lo mismo. Los *delirios* son ideas persistentes y resistentes a la lógica y a la discusión. Si fuera posible debatir las ideas delirantes de un psicótico, se le convencería fácilmente de que su idea es descabellada. Precisamente, la resistencia de los delirios a la lógica es lo que dificulta la comunicación con los psicóticos.

Un paciente del hospital se quejaba de que los enfermeros lo torturaban por las noches aplicándole el semáforo. Cuando le preguntamos qué era el semáforo, respondió que era un invento maligno. Para comprobar su reacción, un compañero hizo un intento para convencerle de que todo eran figuraciones suyas. El enfermo reaccionó con bastante agresividad, mostrando una costra en la zona izquierda de su cabeza y gritando: «¡Mírelo! ¡Aquí lo tiene! ¡Esto es lo que me hace!».

No conseguimos averiguar si la herida se la había causado él mismo o si procedía de algún golpe o accidente.

Aunque las ideas delirante sean ilógicas, a veces tienen una estructura muy organizada, como sucede en la paranoia. La organización es una lógica paralela a la lógica real y, con ella, el enfermo organiza y estructura sus delirios. Esa lógica particular es la paralógica que gobierna su pararrealidad.

Una idea delirante puede enquistarse y quedar latente en una personalidad aparentemente sana y aparecer tan solo cuando alguna circunstancia roce el tema de ese delirio. Esto es bastante común en la paranoia lúcida, un trastorno psicótico de tipo paranoide.

Por su parte, las *alucinaciones* son percepciones visuales, auditivas, olfativas o táctiles, en las que el enfermo cree ver, escuchar, oler o tocar objetos o personas inexistentes, como «ver» a un hombre amenazar con un cuchillo. Es una alucinación visual. Las alucinaciones se producen por estimulación de una zona cerebral determinada. Si la zona estimulada es, por ejemplo, la occipital, la alucinación es visual, porque el sentido de la visión radica en esa zona del cerebro. Hay enfermos que «ven» apariciones místicas, como personas muertas, santos o extraterrestres. Los «ven», los «oyen» y, a veces, hasta los «tocan». Para ellos es una realidad indiscutible. Tan real como la realidad virtual que ofrece la tecnología. La diferencia está en saber distinguir esa realidad virtual de la realidad real.

Las alucinaciones más peligrosas pueden ser auditivas, si el enfermo oye voces que le ordenan realizar actos dañinos, como matarse o matar a otros. Otras veces, el enfermo dice que hay alguien que adivina lo que él piensa y le repite sus pensamientos al oído.

Las alucinaciones visuales pueden ir desde un color o un centelleo a una escena completa, incluso acompañada de sonido. Los alcohólicos ven muchas veces insectos o pequeños animales en movimiento. Otras veces tienen alucinaciones catastróficas, de casas que se derrumban, techos que se les vienen encima o gente que abarrota su casa.

Un alcohólico que sufría alucinaciones no conseguía dormir porque encontraba su cama llena de hormigas cuando iba a acostarse. Intentaba echarlas con la mano, pero las hormigas volvían una y otra vez. También veía con frecuencia visitas esperando en el recibidor de su casa, pero su madre se negaba a recibirlas, aunque él le advertía varias veces: «Mamá, que esas señoras siguen ahí».

Las alucinaciones olfativas pueden también ser gustativas, en forma de sabores que el enfermo percibe. Son comunes en los delirios persecutorios, cuando el enfermo cree percibir sabores extraños en la comida, imputándolos al veneno que han puesto en ella sus enemigos o incluso su propia familia.

Las alucinaciones táctiles son contactos o sensaciones que el enfermo percibe, como la mano de alguien que lo toca o un dedo sobre su piel. También puede creer que está tocando objetos inexistentes.

Las alucinaciones pueden afectar a la imagen corporal, cuando el enfermo percibe que su cara está cambiando, que sus pies se han hecho muy grandes o que su mano no es su mano, sino un objeto ajeno a su cuerpo.

Una niña esquizofrénica pasaba largos ratos metiendo la mano derecha en el cajón de la mesa y tratando de cerrar el cajón. Para ella, la mano no era suya, sino un objeto que no le pertenecía y tenía que guardar en algún lugar. Hemos visto el caso de un hebefrénico que se amputó dos dedos de una mano para formar un émbolo. Lo hizo sin sentir dolor, porque aquello no era su mano, sino un objeto con el que fabricar el émbolo.

Alteraciones de la percepción. Percibir es elaborar la información que nos transmiten los órganos de los sentidos. Por ejemplo, cuando vemos un objeto, los ojos no se limitan a enviar la imagen al cerebro, sino que este elabora esa imagen y nos la representa completa, con todas sus connotaciones. No vemos un objeto transparente cónico, sino un vaso. No vemos a una mujer con tales características, sino a nuestra vecina del quinto. La percepción, pues, nos sirve para identificar los objetos y las personas que nos rodean. La percepción puede sufrir alteraciones como consecuencia de una enfermedad mental y esas alteraciones pueden ser cuantitativas o cualitativas:

- Las *alteraciones cuantitativas* de la percepción modifican la intensidad de las sensaciones. Por ejemplo, un objeto caliente puede producir sensación de calor, pero si hay alteración cuantitativa de la percepción, la persona puede sentir que el objeto quema.

- Las *alteraciones cualitativas* de la percepción son las ilusiones, las alucinaciones y las alteraciones del esquema corporal. Las ilusiones pueden ser normales cuando consisten en interpretar equivocadamente los estímulos que proceden de otro lugar que aquel en el que concentramos nuestra atención. Por ejemplo, al estar leyendo un libro, podemos creer ver cruzar un gato negro por la habitación, pero solo mientras estamos mirando al libro. Si miramos la habitación, podemos comprobar que no hay tal gato.

También hay ilusiones producidas por una fuerte carga emocional. Si estamos esperando a alguien con interés o impaciencia, podemos creer ver llegar a esa persona, confundiéndola con otra. Estos fenómenos no tienen nada de anormal, puesto que la persona reconoce que son ilusiones, pero entran en el terreno patológico cuando se construyen delirios sobre ellas.

Una devota de san Antonio miraba fijamente la cara de la imagen del santo, iluminada por la luz temblorosa de las velas, mientras rezaba con gran fervor. De pronto, observó un cambio en las facciones de la imagen. San Antonio estaba sonriendo. Se levantó despacio y se dirigió a la imagen. Cuanto más se acercaba, más claramente veía la sonrisa del santo. Desde aquel día, la devota acudió todas las tardes a la iglesia para ver al santo sonreír. Se quedaba horas arrobada mirándolo, olvidando sus quehaceres y gozando de la visión. Lo contó a sus amigas como un secreto, hasta que se corrió la voz de que san Antonio le sonreía. Ella se veía ya santa, en los altares, curando enfermedades y atrayendo a miles de almas.

89

¿CÓMO ENFRENTARSE A UNA IDEA DELIRANTE O UN BROTE PSICÓTICO?

Ante todo, no tratar de discutirle al enfermo lo equivocado de sus ideas ni intentar demostrarle que lo que cree ser cierto no lo es. Ya hemos dicho varias veces que los delirios son irrebatibles por la lógica. Además, una idea delirante es una respuesta defensiva a una situación, por lo que el enfermo se aferra a ella como a un clavo ardiendo y construye su delirio para ocultar sus malestares íntimos y subjetivos.

Un buen remedio es la terapia cognitiva, que puede llevar al enfermo a contemplar interpretaciones alternativas de su idea delirante, sin hacerle enfrentarse a ella para evitar la barrera defensiva y la agresividad que ello supone.

Un enfermo psicótico siente su personalidad partida en pedazos. Y esos pedazos se pueden llegar a unir como los de un juguete roto del que se han guardado los trozos. La unión es cosa de los equipos multidisciplinares en los que participan psiquiatras, psicólogos, trabajadores sociales, pedagogos y otros especialistas, pero el papel de la familia y de los amigos es también muy importante a la hora de reunir los fragmentos en que se ha dividido la mente del enfermo, porque la familia y los amigos tienen una aportación que no está en manos de los especialistas y es la del día a día, la de la convivencia constructiva. La finalidad de la terapia no es solamente la curación del enfermo, sino su rehabilitación y su reinserción en el mundo familiar, laboral y social.

Los trastornos psicóticos de mejor pronóstico son los que en psiquiatría se llaman agudos, que se inician en un periodo corto, es decir, el paciente pasa de estar completamente normal a un estado anormal psicótico en menos de quince días. Es como si el enfermo, que siempre estuvo totalmente cuerdo, se hubiera vuelto loco de repente. Empieza a ver u oír cosas raras y se muestra confuso, sin saber lo que le está sucediendo.

Es importante saber que cuanto más súbito empiece el episodio, más posibilidades hay de que remita sin dejar secuelas. Estos episodios agudos y transitorios se suelen presentar a raíz de una circunstancia que los desencadena, como el fallecimiento de un ser querido, una quiebra económica o una situación de terror. Pero ha de tratarse de una situación anormal, es decir, no se puede considerar desencadenante de este tipo de trastornos una situación que dure tiempo o que se produzca con cierta frecuencia.

Es importante que el trastorno psicótico no tenga una causa biológica, es decir, que no se deba a sustancias, medicamentos o problemas neurológicos o vasculares.

En los brotes agudos, los síntomas incluyen delirios, alucinaciones o alteraciones de la percepción, pero no se trata de ideas o alucinaciones fijas, sino cambiantes. Cada vez son diferentes. Además, el enfermo pasa de un estado de gran felicidad y bienestar a otro de malestar y angustia. También puede no darse circunstancia desencadenante alguna, es decir, el trastorno se puede presentar sin que haya sucedido nada importante en la vida del enfermo. El número de conductas anormales que puede mostrar el paciente es ilimitado, porque puede presentar sobreexcitación, hiperactividad o, por el contrario, lentitud de movimientos; también se puede aislar socialmente y rechazar el trato con otras personas.

Afortunadamente, dado que este trastorno tiene buen pronóstico, cuanto antes acudamos al médico, antes se pondrá el remedio a la situación, que normalmente remitirá en un plazo que abarca de dos a tres meses. No suelen quedar secuelas.

Ante un caso de esquizofrenia, se recomienda lo siguiente:

- Acudir inmediatamente al médico de familia.
- Informarse de cómo debe comportarse la familia respecto del enfermo. No hay un comportamiento estándar, porque cada enfermo se manifiesta de manera diferente.
- Ponerse en contacto con asociaciones de familiares de esquizofrénicos.
- Acudir a un psiquiatra.

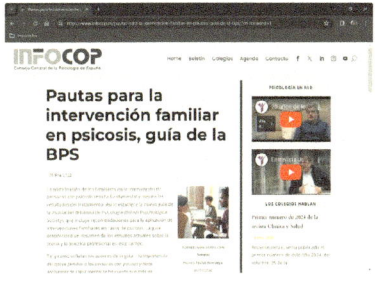

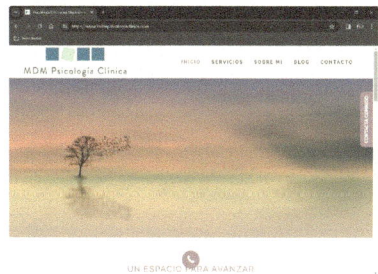

| Guía de psicoeducación para las familias de personas diagnosticadas de psicosis[96]. | Infocop, pautas para la intervención familiar en psicosis, guía de la BPS[97]. |

96. www.consaludmental.org/centro-documentacion/guia-psicoeducaci
on-familias-psicosis/.
97. www.infocop.es/pautas-para-la-intervencion-familiar-en-psicosis-gu
ia-de-la-bps/?cn-reloaded=1.

XIII

Defensas cerebrales y anticuerpos psicológicos

90

¿Podemos controlar las frustraciones que nos hacen enfermar?

Hemos dicho anteriormente que uno de los requisitos para gozar de salud mental es ser capaz de tolerar frustraciones. Y a eso hemos agregado aplazar gratificaciones y cumplir obligaciones.

Esto significa que las frustraciones no nos hacen enfermar, sino que son nuestras debilidades y nuestras carencias las que nos conducen a la enfermedad, al no ser capaces de sobreponernos a la frustración constante que nos presenta la vida. Y es constante porque no todo lo que conseguimos es placentero y lo único que no nos frustra es el placer.

Existen estrategias de afrontamiento que son esfuerzos cognitivos y conductuales para manejar, reducir, minimizar, dominar o tolerar las situaciones que generan frustración y estrés. Son básicas en la regulación de las emociones e influyen en nuestro bienestar psicológico.

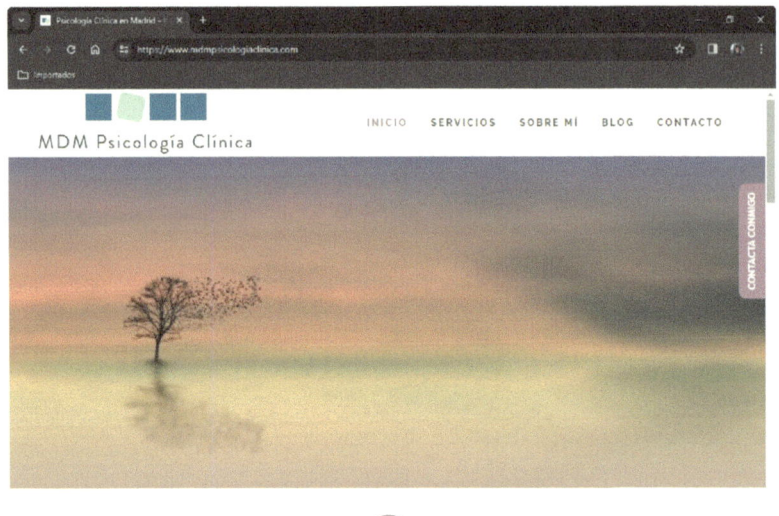

La página de *MDM Psicología Clínica* ofrece información y ayuda sobre estrategias de afrontamiento[98].

Estas estrategias pueden centrarse en el problema o en la emoción. Las centradas en el problema se basan en tratar de resolver las dificultades de manera lógica, buscando soluciones alternativas y elaborando planes de actuación. En cuanto a las estrategias orientadas a la emoción, se centran en la respuesta emocional ante una situación, en la evitación, la preocupación o, incluso, en la superstición[99].

Cuando tratamos de las adicciones en el capítulo III, hicimos hincapié en el importante papel que desempeña la búsqueda del placer en la generación de trastornos mentales. Veremos ahora algunos de los procesos iniciales de esta búsqueda y de su frustración.

Freud habló de tres principios que rigen nuestra adaptación al entorno:

---

98. www.mdmpsicologiaclinica.com.
99. Díaz Medina, María, *Estrategias de afrontamiento: Definición y clasificación*, en *MDM Psicología Clínica*.

1. El principio del placer es la meta que todo ser vivo persigue. Rige nuestra conducta porque es el objetivo por excelencia que todos deseamos.

2. El principio de la realidad que, en algún momento, se opone al principio del placer y es causa de frustración.

3. El principio de autoridad es otra barrera que se levanta ante la búsqueda del placer. Es el que obliga a obedecer una norma social, so pena de que el grupo, es decir, la familia y la comunidad, nos rechace. Es el que nos obliga a hacer cosas que no nos gustan ni nos proporcionan placer ni nos llevan a ningún sitio deseado, pero que tenemos que cumplir so pena de sufrir intensos sentimientos de culpa.

Según Freud, el niño es «un perverso polimorfo», porque persigue el placer de diversas maneras. Esa expresión parece desafortunada, pero, si la analizamos, es bastante cierta. El niño busca el placer chupando constantemente el pecho de la madre, la tetina del biberón, el chupete o cualquier objeto que encuentra; reteniendo y soltando las heces fecales a su gusto, explorando su cuerpo y su entorno,

> La palabra «libido» procede del alemán *liebe*, que significa amor, afecto, afición. Así, *Ich liebe* significa «yo amo o me gusta».

manipulando objetos, sometiendo a quienes lo rodean a la tiranía de sus caprichos. Sus impulsos son perversos porque solamente buscan el placer por el placer y son polimorfos porque lo obtienen de distintas formas.

Freud situó el placer, libido, en diversos puntos corporales que se modifican con la edad y con el desarrollo.

- El placer oral es el que se sitúa en la boca y sus alrededores. Pertenece a la primera infancia, cuando los niños reciben placer en la boca a través del alimento, del chupete o del proceso de reconocimiento de los objetos, incluido su propio cuerpo, que llevan a cabo a base de chupar. El placer situado en su boca impulsa al niño a chuparlo todo y ese chupeteo le permite reconocer los objetos que lo rodean, así como sus manos y sus pies, diferenciando su cuerpo del resto de los objetos. Cuando chupa su mano o su pie, recibe una doble sensación placentera, en la boca y en la mano o en el pie. Cuando toca un objeto o el cuerpo de un adulto, la sensación es simple, pues solamente la percibe en su mano. Igualmente, cuando chupa un objeto, la sensación es simple, porque únicamente la percibe en la boca. Así aprende a diferenciar su cuerpo del entorno, a través del placer.

- Placer anal es el que se sitúa en el ano. Pertenece a la siguiente etapa de la infancia, cuando el niño experimenta placer en retener sus heces fecales y en relajar su esfínter cuando lo desea para soltar las heces.

- Placer genital es el que se sitúa en los genitales. Pertenece a la etapa de la adolescencia, cuando el joven experimenta mayor placer en los genitales que en la boca o en el ano.

Es cierto que la naturaleza ha puesto un placer en aquellas partes de nuestro cuerpo (en personas y animales) que se relacionan con lo que ya hemos dicho que a ella le importa, la integridad de nuestro organismo y la continuidad de nuestra especie. El placer oral tiene que ver con la necesidad básica de alimentarnos pues, de lo contrario, pereceríamos. Igualmente hay un placer genital que nos impulsa a fornicar pues, de lo contrario, la especie se extinguiría.

El choque de nuestra búsqueda del placer con el principio de la realidad o con el principio de la autoridad genera frustración, una frustración que sufrimos desde que nacemos, puesto que el entorno no siempre nos permite hacer nuestra voluntad, sino que opone sus barreras ante nuestra búsqueda del placer.

Ante todo, somos el ser más desvalido y dependiente del mundo, pues no somos capaces de valernos por nosotros mismos hasta cierta edad, mientras que el resto de los animales pueden empezar a buscarse la vida al poco tiempo de nacer. Casi todos nacen andando y nosotros necesitamos más de un año para lograrlo. Según el médico austriaco Alfred Adler, que fue colaborador de Freud, esto genera en el ser humano un complejo de inferioridad que tratamos de compensar a lo largo de la vida, luchando por ascender en la escala social, económica o política.

Sea o no sea cierta la adquisición de ese complejo, el desvalimiento nos somete a la dependencia absoluta de los adultos y nos priva, por tanto, de libertad, pues tenemos la que ellos nos quieran conceder. La pérdida de libertad, como vimos anteriormente en el caso de los perros que se encuentran en el parque, convierte el instinto básico de agresividad en violencia. Una violencia que no siempre se nos permite expresar.

La frustración puede tener varias procedencias:

- *Frustración ambiental.* Procede del entorno, del ambiente, y frustra nuestro objetivo de búsqueda del placer. La sufrimos desde que nacemos, porque siempre hay algo o alguien que nos impide hacer nuestra voluntad. No nos permiten disfrutar del placer cuando queremos, nos prohíben muchas cosas que quisiéramos obtener, nos obligan a obedecer, a compartir los juguetes con los hermanos o con los compañeros, a estudiar, a ganarnos la vida, a pagar impuestos, a respetar las normas de tráfico, a convivir con personas que nos desagradan o nos exigen esfuerzos.

- *Frustración personal.* Se presenta cuando no somos capaces de conseguir las metas que nos hemos propuesto, o bien cuando la distancia entre el ideal del yo y el yo real es muy grande. El ideal del yo es el modelo que perseguimos y con el que queremos identificarnos. El yo real es como realmente somos. Siempre existe una distancia entre ambos, porque no es posible alcanzar el ideal del yo, ya que siempre lo situamos más allá de nuestras posibilidades, pero esa distancia puede disminuir o aumentar no solamente con la personalidad que desarrollamos, sino también según nuestra propia percepción.

- *Frustración por conflicto.* Se produce cuando es necesario elegir entre dos metas excluyentes o cuando existen sentimientos ambivalentes hacia un objetivo.

La respuesta fisiológica a la frustración es tensión en forma de ansiedad o estrés. Si es fuerte y se prolonga, puede dar lugar a síntomas más o menos graves según los recursos de cada persona. La respuesta psicológica a la frustración es una reacción de ataque, de huida o de sustitución. Si disponemos de recursos psicológicos, podremos superar la situación, sobreponernos a la tensión y controlar nuestra reacción agresiva. Si carecemos de ellos, será la situación la que nos supere y dará lugar a una respuesta patológica, es decir, a un trastorno mental o, cuando menos, a algún tipo de malestar.

La frustración puede dar lugar a varios tipos de reacción:

- *Reacción de ataque.* La conducta agresiva es una reacción a la frustración por la que atacamos al obstáculo que nos impide lograr nuestra meta. Este tipo de conducta es un mecanismo de adaptación, pero tropieza muchas veces con la norma grupal que prohíbe actuar de forma agresiva, lo que genera sentimientos de culpa o ansiedad, los cuales, a su vez, suponen una nueva fuente de frustración. Por tanto, la respuesta agresiva sana suele tomar derroteros que no infrinjan la norma social.

- *Reacción de huida.* La persona se aleja del obstáculo que le impide lograr su meta, cuando esa barrera le infunde temor. La huida puede ser física o bien una forma de retraimiento psicológico que utilice un psicodinamismo de protección (veremos esos mecanismos de defensa más adelante).

- *Reacción de sustitución.* Ante la imposibilidad de reducir la reacción ante la frustración ni mediante la agresión ni mediante la huida, cabe la posibilidad de reemplazar la meta insatisfecha por otra meta simbólica o similar. La sustitución puede ser una forma de ajuste social, o bien una forma de desviar la respuesta a la frustración.

- *Reacción de motivación.* Cuando no es posible conseguir una meta deseada, se produce una frustración que, a su vez, engendra tensión. Hemos visto tres reacciones a la frustración, pero también es posible que esta tensión lleve a la persona a intensificar sus esfuerzos por lograr la meta para satisfacer la necesidad que la impulsa hacia ella.

Por ejemplo, un niño recibe numerosos juguetes. Todos son para él porque no tiene hermanos con quienes compartirlos. También recibe todo el afecto y toda la atención de los adultos. El principio del placer rige su conducta.

El niño cumple la edad para incorporarse al colegio y llega con su juguete preferido a un local donde hay otros niños jugando. Uno de los niños le arranca de los brazos el juguete que llevaba. El niño chilla y patalea, pero el otro es más fuerte y no le devuelve el juguete. El principio de la realidad ha entrado en la vida del niño y empieza a modificar su conducta generando una reacción agresiva ante la frustración.

La profesora separa a los niños, que se pegan, y distribuye los juguetes entre todos, de forma equitativa, echándolos a suertes. Regaña amistosamente al niño que se niega a compartir su juguete, advirtiéndole de que eso hará que los demás no le quieran. El principio de la autoridad se impone en la vida del niño y empieza a enseñarle la norma grupal y el sentimiento de culpa si no se somete a ella. Ante el poder de la profesora, el niño abandona su juguete preferido. Es una reacción de huida ante la frustración, debida al temor ante el principio de autoridad.

El niño se enfurruña, pero termina por aceptar el juguete que le ha tocado en suerte. Es una reacción de sustitución ante la frustración.

El niño regresa a su casa sin su juguete, que ha tenido que dejar en el colegio para el día siguiente. Le pide a su padre que le compre otro juguete igual, pues ya no podrá disponer del suyo en su casa. Es una reacción de motivación para conseguir su meta de placer, con un nuevo esfuerzo.

¿Cómo enseñar a los niños a tolerar las frustraciones?

En el ascensor de la casa entraron dos señoras de edad mediana con un niño de dos o tres años que chillaba, pataleaba y lloraba de manera espectacular. Las señoras hacían esfuerzos por meter al niño en el ascensor y este, que no quería subir, se defendía como un animalito. Ambas damas comentaron en voz alta que no podían con él.

Los demás vecinos que esperábamos el ascensor nos miramos y comentamos entre nosotros que cómo era posible que dos mujeres adultas no pudieran con un mocoso de menos de tres años.

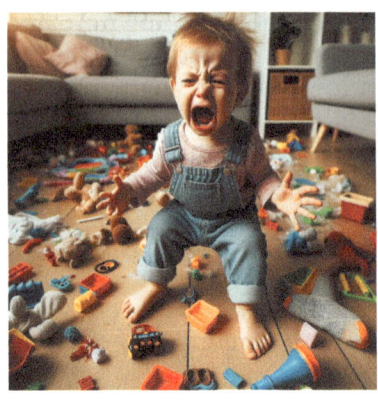

Cuando consiguieron hacerle entrar, los demás nos quedamos abajo, esperando a que el ascensor bajara de nuevo, porque ninguno quisimos compartirlo con aquel espectáculo. Mientras subía, escuchamos a una de las señoras que le decía al niño: «Anda, deja de llorar, que cuando lleguemos a casa te voy a dar una cosita».

El niño debe aprender a tolerar la frustración desde pequeño porque, de adulto, le resultará sumamente doloroso.

Entonces lo comprendimos todo. La señora en cuestión no solamente no castigaba al niño por aquella conducta, sino que, incluso, le daba un premio.

Las frustraciones ambientales siempre generan malestar y siempre las encontramos cuando interactuamos con el entorno. En el trabajo, hay que soportar a los jefes, a los compañeros, a los clientes, a los proveedores, a los competidores, a los agentes, al público. En familia, hay que pasar por alto muchas actitudes que nos disgustan para evitar enfrentamientos. En el grupo social, casi siempre hay alguien que molesta, el envidioso de turno, el que se cree líder indiscutible y otros personajes que hay que soportar o tratar de hacerlo.

Por eso, la tolerancia a la frustración es fundamental para no desarrollar síntomas neuróticos, es decir, pataletas en la infancia que, en la edad adulta, se convierten en ira flotante que se vuelca sobre cualquier persona u objeto que se ponga a tiro. Y no es algo que se pueda aprender fácilmente de adulto, sino que es preciso aprenderlo en la infancia, porque los niños cuentan con un bagaje innato de esa tolerancia, que hay que saber consolidar a medida que van creciendo.

Lo hemos visto en el ejemplo del niño que aprendió a compartir su juguete con los demás niños, mediante las enseñanzas de la profesora. En el ejemplo del ascensor, los adultos no solamente no consolidan la tolerancia a la frustración en el niño, sino que premian su conducta inadecuada, reforzando su intolerancia.

Es mucho mejor que sean los padres quienes enseñen al niño a tolerar la frustración que no dejarlo en manos del entorno, porque la realidad se impondrá antes o después y no le enseñará lo que es la frustración con el afecto con que se lo enseñarían los padres ni con la amabilidad de la profesora, sino de alguna forma más dolorosa.

La Fundación Orienta ofrece en su página web[100] una serie de recomendaciones para enseñar a los niños a tolerar la frustración:

- *Mantener la calma.* Intentar tolerar las emociones naturales que pueda despertar la frustración a los niños. Hay que evitar inquietarse y gritarles, para que el sentimiento del niño no aumente y los padres no se vean en la tesitura de ceder ante sus rabietas. Este aprendizaje para tolerar las frustaciones es lo que señalamos en el capítulo 1 como indicio de salud mental.

- Enseñar a los niños que *las cosas cuestan un esfuerzo*, que no todo se consigue en el primer momento. Han de aprender que el esfuerzo es la mejor manera de resolver los fracasos. Esto sería aprender a aplazar gratificaciones, lo que señalamos en el capítulo 1 como otro indicio de salud mental.

- *Permitirles equivocarse y aprender* de sus errores. No resolverles todas las dificultades para evitar que se frustren ni darles todo hecho. Esto sería aprender a cumplir obligaciones, otro de los puntos que señalamos en el capítulo 1 como indicio de salud mental.

- *Ayudarles a expresar las emociones* que se derivan de la frustración, poniendo en palabras lo que sienten y dando espacio al enojo.

- Enseñarles a pensar que pueden *aprender de la situación frustrante*. Mostrarles caminos alternativos y soluciones de forma que no se queden anclados en la queja.

- *Dar ejemplo.* La mejor forma de que los hijos vean que los problemas se pueden solucionar es la actitud

---

100. www.fundacioorienta.com/es.

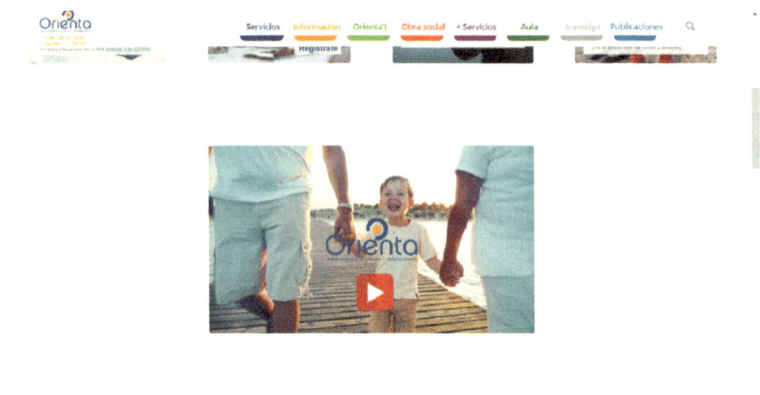

La fundación Orienta ofrece en su página web recomendaciones para enseñar a los niños a tolerar la frustración.

positiva de los padres a la hora de afrontar sus propios conflictos.

- Marcarles *objetivos realistas*, no intentar que afronten situaciones que, por su edad o madurez, sean incapaces de superar.

- Enseñarles que *no existe aprendizaje sin frustración*. Es equivocándose como se aprende.

91

¿QUÉ SON EL YO, EL YO IDEAL, EL IDEAL DEL YO, EL ELLO Y EL SUPERYÓ?

Son conceptos filosóficos clásicos trasladados a nuestros días, para entender los procesos de nuestra mente.

Platón explicó, muchos siglos antes que Freud, la interacción de las tres instancias que componen nuestro psiquismo: el yo, el ello y el superyó.

En su obra *Fedro*, Platón describió a un auriga que conduce un carro con dos caballos:

- Uno de los caballos es díscolo y solamente quiere correr a donde le place, dirigirse al lugar que le apetece y marchar a su aire. Busca el principio del placer.

- El otro caballo es recto e inflexible. Se dirige inexorablemente a su meta y no se permite la menor dilación, interrupción ni cambio de rumbo. Busca el principio de la autoridad.

- El auriga tiene que enderezar al caballo díscolo y flexibilizar al caballo recto, porque el camino no es tan derecho como él pretende. Su función es racionalizar el esfuerzo de ambos caballos y llegar a su meta, pero con cierta permisividad para el caballo recto y con bastante control para el caballo insubordinado. Busca el principio de la realidad.

Veamos a continuación la adaptación del mito de Platón a la propuesta freudiana de las tres instancias de nuestra mente, el ello, el yo y el superyó:

- El caballo díscolo es el *ello*, los impulsos instintivos que nos llevan a buscar el placer por encima de todo, a insurreccionarnos cuando nos imponen una norma y a pasar por encima de los derechos e intereses ajenos. Son las estructuras de nuestra mente donde se forjan las emociones, la ira y el deseo, bajo la corteza cerebral.

- El caballo recto e inflexible es el *superyó*, la conciencia moral aprendida de nuestros padres y educadores, que nos lleva a cumplir a rajatabla la norma social y a no apartarnos un ápice de lo establecido, posponiendo incluso nuestros derechos y nuestros intereses. Si no obedecemos sus dictados, nos hace sentir culpables de la trasgresión y merecedores de un castigo.

- El auriga es el *yo*, el control lógico de la mente humana, la conciencia que nos permite dilucidar en un momento dado si el caballo recto se está comportando de manera inflexible o si el caballo díscolo está tirando del carro con demasiada fuerza. El control lógico puede hacernos tomar conciencia de que nos estamos comportando de forma egoísta (el ello ha tomado las riendas) o que nos estamos sometiendo excesivamente a los dictados de otros (el superyó ha tomado las riendas).

- El *ideal del yo* es lo que queremos ser, la identidad que deseamos alcanzar y la que nos proporcionaría el mayor sentimiento de satisfacción personal.

- El *yo ideal* es lo que nos propone la sociedad como modelo de perfección, lo que nos presenta siempre como meta deseable, pero que no necesariamente coincide con nuestro ideal del yo.

Se ha tachado de fantasioso a Sigmund Freud por proponer ese modelo de instancias inconscientes que gobiernan nuestro psiquismo, pero no es una fantasía. Las neurociencias hace tiempo que localizaron las estructuras cerebrales que ponen un sustrato neurológico a las instancias freudianas, como la amígdala, el sistema límbico y la corteza orbitofrontal. El comportamiento de estas estructuras, además, coincide con el comportamiento del inconsciente, el preconsciente y el consciente freudianos.

El sistema límbico está formado por el hipotálamo, el hipocampo y la amígdala, que es la estructura responsable de nuestras reacciones emocionales y desempeña un papel muy importante en nuestros sentimientos de odio, amor, ira, temor y alegría. La amígdala se ocupa de poner en marcha las respuestas a numerosas situaciones, antes de que lleguemos a darnos cuenta de que estamos actuando. Es la encargada de seleccionar una respuesta preconsciente de entre las numerosas conductas innatas, llamadas reflejos o impulsos instintivos, con que venimos al mundo.

Por ejemplo, si oímos un ruido muy fuerte, antes de que lleguemos siquiera a tomar conciencia de lo que hacemos, habremos respondido con una de estas conductas: correr, tirarnos al suelo, agacharnos, quedarnos petrificados, encogernos o gritar. Son conductas inconscientes porque no llegamos a intelectualizarlas antes de llevarlas a cabo. Son asimismo reflejos incondicionados que la naturaleza ha puesto en nosotros para proteger nuestra integridad.

92

¿UN DILEMA ES UN CONFLICTO?

Un soldado está de centinela en la garita. Tiene totalmente prohibido abandonar su puesto.

Justamente, en el momento en el que se presenta el enemigo, el sistema de comunicaciones falla. ¿Qué debe hacer el soldado? ¿Correr al campamento a dar la voz de alarma? Si lo hace, tiene que abandonar su puesto.

¿Permanecer en su puesto? Si lo hace, incumple su obligación de advertir de la llegada del enemigo.

En cualquiera de los casos, merece un castigo.

Este dilema es un conflicto que no tiene solución. Si el centinela corre a avisar, abandona su puesto de guardia. Si no avisa, incumple su obligación. En ambos casos, pueden condenarle a muerte. Afortunadamente, este dilema no es real, sino un ejemplo que aparece en el primer curso de Filosofía y, como el centinela se encontraba en un campamento griego de hace más de dos mil años, siempre tenía que morir.

Un conflicto se produce cuando hay que elegir entre dos metas. Puede ser de tres tipos:

1. *Evitación-evitación.* Ambas metas son indeseables, pero es preciso elegir una de ellas. El mejor ejemplo es el dilema anterior.

2. *Acercamiento-acercamiento.* Ambas metas son deseables, pero son excluyentes y solamente es posible conseguir una. Por tanto, hay que abandonar la otra. El personaje del dicho siguiente resuelve el conflicto eligiendo las dos metas.

Preguntábale a un hijuelo una madre:

—¡Fulanico! ¿Qué quieres, huevo o torrezno?

Y él dijo:

—Torrezno, madre, pero échele encima el huevo. No es malo que *haiga* de todo.

Un ejemplo del conflicto acercamiento-acercamiento no resuelto es el del artista consagrado que se enamora y tiene que elegir. Si sigue su vocación artística que lo llama fuertemente, deberá renunciar a formar una familia, al menos, una familia tradicional, porque eso suele ser incompatible con el arte. Si opta por el amor, se une a la persona que ama y forma una familia, deberá renunciar al arte, al menos, al arte en su más elevada expresión, porque no suele ser compatible con la familia.

Una bailarina que se casó con el director de la orquesta creyó poder así solucionar el conflicto arte-familia, porque ambos viajaban juntos, ensayaban juntos y actuaban juntos. Pero cuando llegó la hora de tener hijos, las cosas se complicaron. El ballet no espera y los hijos necesitan atención.

Un tenor interpretaba una ópera en Nueva York, cuando se enteró de que sus dos hijos, que se habían quedado en España, sufrían neumonía. No pudo volver a España hasta que terminó el contrato con todas las representaciones. Los niños se curaron, pero nunca le perdonaron que no acudiera junto a ellos en aquellos momentos dolorosos.

3. *Acercamiento-evitación*. Existe una única meta deseable, pero lograrla implica sufrir una experiencia desagradable.

«Daría cualquier cosa por que mi novio no fuera como es. Bebedor, pendenciero y juerguista. Pero estoy tan enamorada de él que no puedo dejarlo. Si no fuera así, me casaría con él hoy mismo, pero tengo miedo de que me haga sufrir.

Así, mi vida es un infierno. Si sigo lo que mi corazón me dicta, sé que voy a pasarlo muy mal y quién sabe si llegaré incluso a tener problemas con la justicia. Si le dejo, no podré olvidarlo nunca ni sabré si realmente mi vida hubiera sido tan triste con él como la imagino. Ni tampoco si él hubiera cambiado de tener a su lado mi buena influencia».

¿Se puede tener un conflicto con uno mismo?

Luca Prodan, cantante, compositor y músico italoescocés del siglo XX, expresó así el mayor deseo de nuestro tiempo: «No sé lo que quiero, pero lo quiero ya».

Hemos mencionado las frustraciones ambientales y personales. Podemos enfrentarnos asimismo a conflictos ambientales, es decir, con otra u otras personas, o a conflictos personales con nosotros mismos.

El conflicto personal es el que se desarrolla en el interior de la persona. Es la insatisfacción central que sentimos cuando miramos atrás o cuando miramos a nuestro alrededor o cuando nos miramos al espejo y lamentamos en lo que nos hemos convertido o lo que hemos hecho de nosotros mismos.

El conflicto personal aparece cuando se truncan los propios objetivos, la meta personal, la vocación, los sueños, cuando se frustra una parte o todo aquello que forma parte del proyecto existencial.

Dicen los existencialistas que cada uno es lo que hace de sí mismo y eso es una llamada a la responsabilidad, es decir, a responsabilizarnos de nuestro destino y a no permitir que las fuerzas externas nos gobiernen, porque, frente a esa responsabilidad de sí mismo, está el determinismo que propugna que todo está escrito y dispuesto y que nada podemos hacer por evitarlo.

«Dios lo ha querido así. Me tenía reservado esto y no lo que yo pretendía conseguir».

El determinismo tiene su parte positiva y es que nos libera de la responsabilidad de lo que nos sucede. Todo está escrito y es el destino o los dioses a quienes hay que culpar. Pero también nos priva de la capacidad de decisión, de la capacidad de control y de la capacidad de planificar nuestro futuro, es decir, de ejercer nuestro libre albedrío. Y, precisamente, nos distinguimos de los demás animales en que tenemos conciencia y libre albedrío, que es esa capacidad de decisión, de planificación y de control de nuestra vida, de nuestro futuro y de nuestro devenir.

—Esto no es lo que yo quería, mamá. Yo quería tocar en una orquesta, ser solista en una orquesta y, al final, dirigir una orquesta.

—Pero ya sabes que tu padre se va a retirar y no hay nadie más que tú que pueda dirigir el negocio.

—Lo sé, por eso me he puesto al frente, pero no es lo que yo quería.

—Sabes que tu padre te quiere muchísimo y quiere lo mejor para ti.

Es cierto que, desde que nacemos, tenemos un destino más o menos definido. Nuestros padres, nuestra familia, las instituciones y cuantos velan por nosotros nos destinan a ocupar un espacio más o menos fijo en el entorno y a formar parte de nuestro grupo, de nuestra sociedad, a respetar sus leyes, a procurar el bien para todos y a desarrollar habilidades consideradas útiles.

Pero la consideración social de «útil» depende de los valores que primen en esa sociedad. Para el protagonista del ejemplo anterior, los valores y las habilidades útiles se relacionan con el ejercicio de la música como arte. Sin embargo, para su familia, los valores son económicos y las habilidades «útiles» son las que lo capaciten para conseguir mantener y mejorar la economía familiar, sea cual sea el tipo de actividad o de negocio de que se trate.

Si seguimos el camino marcado, recibiremos el aplauso social, la estima familiar y el aprecio general. Seremos niños modelo y, luego, adultos perfectamente integrados en nuestra comunidad. Esa figura modélica que nos proponen es el yo ideal, es decir, la identidad que nos proporcionará un sitio privilegiado en nuestra sociedad («tu padre te quiere muchísimo» es el refuerzo que recibe quien sigue el camino que le marca su sociedad).

Pero también podemos decidir libremente no seguirlo y elegir un derrotero más acorde con nuestros propios intereses, ilusiones y expectativas. Es decir, podemos elegir libremente nuestra vocación, nuestro sueño y nuestro proyecto existencial («quiere lo mejor para ti» es la advertencia que recibe el que pretende seguir su propio camino y abandonar el que le propone su sociedad).

- La vocación puede ser una profesión, pero también puede ser un rol en la vida, como crear una familia, formar parte de una ONG o de una comunidad religiosa. Cumplir la vocación ayuda a realizarse y realizarse significa dar salida a ese talento exclusivo de que la naturaleza nos ha dotado a cada uno para que lo pongamos en práctica y seamos útiles a la humanidad y, además, para que disfrutemos del placer de ser felices. Una vocación frustrada es un continuo generador de malestar, aunque se llegue a reemplazar por otra actividad satisfactoria y aplaudida.

- Los sueños son objetivos que parecen difíciles de cumplir, pero cuya pérdida no supone una frustración tan grave con la pérdida de la vocación.

- A lo largo de la vida, trazamos proyectos y nos ponemos metas. Las metas pueden ser o no alcanzables, lo que significa que nos pueden proporcionar satisfacción o frustración. Pero hay una meta que nunca se alcanza completamente, que siempre se pospone o se modifica y que rige nuestra vida, porque siempre tendemos a lograrla y siempre la tenemos presente: es el proyecto existencial. El proyecto existencial incluye la vocación y muchas más cosas, como una forma de estar en el mundo y una filosofía de vida.

La vocación forma parte del proyecto existencial. No hay que confundirla con un sueño. No es un sueño. Es una realidad, exactamente, la realidad de cada uno. Si se abandona, se convierte en una frustración eterna. Si se intenta alcanzarla, aumenta la autoestima y la sensación de estar haciendo algo por uno mismo. No se debe considerar que ya es tarde para correr tras ella. Muchas personas se matriculan en una universidad o aprenden a tocar un instrumento o a pilotar una avioneta después de jubilarse. La vocación está en el camino hacia el proyecto existencial, pero el proyecto existencial es mucho más que eso. Sin embargo, no se puede lograr ese proyecto, ese propósito de la vida, sin haber cumplido la vocación.

Hay muchas personas que hacen todo lo posible por destruir sus propios sueños e incluso por eliminar su propia capacidad para soñar. Eso les sirve para no ver sus sueños frustrados, para aceptar metas y objetivos impuestos por la sociedad y para hacerlos suyos y hacer ver que son suyos.

Es un seguro contra el fracaso, pero enormemente frustrante, porque esas personas pueden sufrir una honda frustración, ya que han matado su sueño, su vocación o su proyecto existencial y también su capacidad para siquiera pensar en él. Y esa frustración a veces las convierte en envidiosas y las lleva a criticar destructivamente a otras personas que todavía tienen ilusiones, que sueñan con su meta personal y que no abandonan la posibilidad de lograrla, porque saben que siempre habrá un momento en su vida para lograrla.

- El proyecto existencial tiene mucho que ver con el ideal del yo y puede no tener nada que ver con el yo ideal, que hemos visto anteriormente.

- La espera social es lo que nuestra familia o nuestro grupo esperan de nosotros. Puede acercarse al yo ideal, aunque no es algo perfecto, porque todos esperan que tengamos triunfos y fracasos. La espera social es el yo ideal humanizado, es decir, alcanzable. Pero no siempre coincide con nuestro proyecto existencial.

- El proyecto existencial es la meta de nuestra vida, lo que queremos ser y lo que queremos obtener, lo que nunca terminamos de alcanzar y lo que siempre nos atrae como un objetivo deseable.

—Esto que estoy haciendo es lo que quería mi madre, lo que siempre me enseñó que había que hacer.

—Pero ¿es lo mismo que querías tú?

—¡Qué importa lo que yo quisiera! Es lo que mi madre me enseñó a querer. Y es lo que quiero.

Esa meta existencial que nunca alcanzamos totalmente es el eje de nuestra vida. No la alcanzamos totalmente porque, si lo hiciéramos, nos quedaríamos totalmente vacíos, sin objetivos ni expectativas ni ilusiones. Por eso la vamos retrasando un poco cada vez que la tocamos con la punta de los dedos. No es algo que hagamos conscientemente, sino un proceso automático. Como la meta que logramos no es exactamente la misma que habíamos imaginado, consideramos haber logrado una meta parcial que nos acerca a la definitiva, pero no la definitiva. Cada vez queda menos para lograrla y cada vez la vemos más cerca. Pero siempre está ahí como un imán que nos atrae y hace fluir nuestra existencia.

El proyecto existencial incluye muchas cosas, por ejemplo:

- Una forma de ser, un carácter. Mejorar nuestras habilidades sociales, conocernos mejor a nosotros mismos, saber gestionar nuestros propios recursos personales, querernos más a nosotros mismos, concedernos más tiempo y más atención. Todo esto es algo que puede muy bien formar parte de esa meta existencial. Pero no es posible conseguirla al cien por ciento, por lo cual la perseguimos siempre y, a veces, la modificamos.

- Una filosofía de vida. Conseguir ser como queremos ser, vivir como queremos vivir, pensar como queremos pensar, sentir como queremos sentir y actuar como queremos actuar pueden formar también parte de esa meta existencial. No siempre nos es dado vivir, pensar, sentir y actuar como quisiéramos, porque las circunstancias nos llevan muchas veces en otra dirección. Pero nuestra realidad está en algún sitio, esperando que retomemos el camino para dirigirnos hacia ella. Si conseguimos acercarnos a esta meta, nos sentiremos felices y satisfechos, pero nunca la habremos logrado del todo, porque no es posible. Siempre queda algo por obtener, por mejorar o por captar.

El profesor Steve Poelmans recomienda el siguiente orden de actuación para lograr cualquier meta personal[101]:

1.º Fantasear sobre la meta o el futuro deseados.

2.º Analizar las limitaciones que existen para conseguirlos.

3.º Determinar lo que hay que hacer para vencer esas limitaciones.

---

101. *Tiempo de calidad, tiempo de vida*, McGraw-Hill, Madrid, 2005.

93

¿Tenemos mecanismos innatos para proteger nuestra salud mental?

Igual que nuestro organismo genera anticuerpos para defendernos de los patógenos que pueden causarnos enfermedades fisiológicas, contamos con mecanismos cerebrales, así como con defensas mentales que podríamos llamar anticuerpos psicológicos, que nos protegen de los trastornos psíquicos.

Cuando nos sabemos a salvo en el interior de algún lugar, mientras que el peligro o la amenaza se encuentran en el exterior, percibimos una sensación de seguridad. Esta sensación procede de ciertas células que compartimos con los animales y que se llaman «células del coraje», porque nos permiten prepararnos para el futuro, sabiéndonos a resguardo del enemigo.

También los animales perciben esa sensación cuando se cobijan en su guarida segura a sabiendas de que el predador ronda fuera. Muchas personas saben lo que es percibir tal sensación, aunque se acaben de lanzar en paracaídas o hayan saltado desde un puente de altura pavorosa, pero con la seguridad de que la cuerda que los sujeta no va a fallar.

Las células del coraje se encuentran en el hipocampo, una estructura interna del lóbulo temporal que hemos visto anteriormente en su función de consolidar recuerdos. Estas células desempeñan un papel imprescindible a la hora de permitirnos asumir riesgos, una vez que conseguimos la suficiente seguridad como para afrontarlos[102].

Cuando las invasiones bárbaras inundaron el Imperio romano, sus habitantes tuvieron que fortificar ciudades y palacios. Parece que fue Diocleciano el primero que se hizo construir una fortaleza inexpugnable en Split, la actual

---

102. «Comportamiento de toma de riesgos: Las células del "coraje" encontradas en el hipocampo», en *IntraMed*, 7 de septiembre de 2018. Fuente: *Nature Communications*, vol. 9, art. n.º 3638 (2018), «Ventral hippocampal OLM cells control type 2 theta oscillations and response to predator odor».

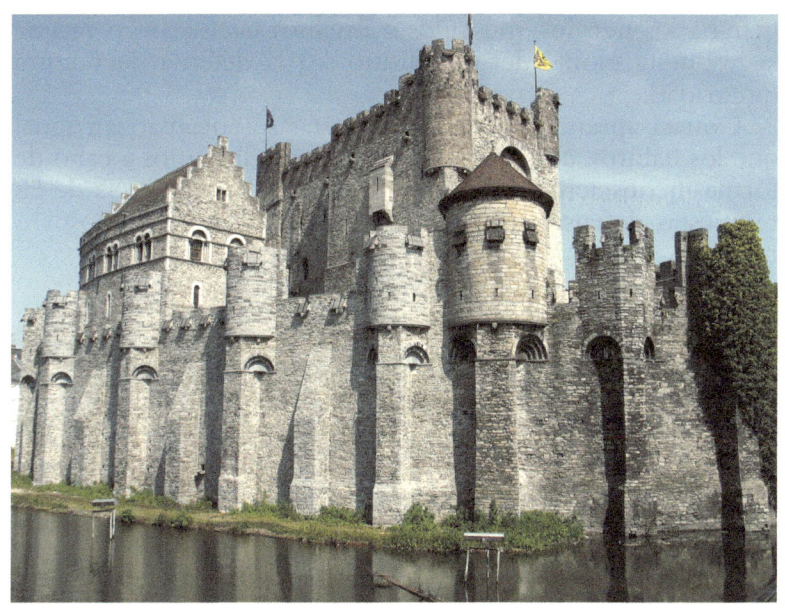

Los castillos se construyeron en la Edad Media para sentirse a salvo de las invasiones bárbaras. Castillo de los condes de Flandes, Gante, Bélgica.

Croacia, donde pudiera vivir sus últimos años a salvo de las matanzas palaciegas y de las invasiones de los bárbaros.

Cuentan que se sintió tan seguro en aquel lugar, que se dedicó a plantar repollos. Y cuando algunos nobles fueron a buscarlo para que regresara a Roma, donde se necesitaba una autoridad que apaciguara los ánimos, Diocleciano les mostró su huerto y les dijo: «Si quien os envía hubiera visto la hermosura de las coles que crecen en mi huerto, os habría ahorrado el viaje».

La naturaleza nos ha provisto de diferentes mecanismos de defensa para que mantengamos nuestra integridad y la continuidad de nuestra especie. Esos mecanismos o circuitos defensivos sirven para protegernos de las amenazas del entorno y para salir indemnes, en la medida de lo posible, de los muchos problemas físicos, económicos y psicológicos a los que nos enfrenta la vida.

Por eso, si el cerebro percibe una amenaza, nuestro reflejo «de sobresalto» activa circuitos neuronales que ponen en marcha los nervios, músculos u órganos necesarios para que la respuesta global del organismo sea la defensa de nuestra integridad.

Con el aprendizaje, estas respuestas se automatizan igual que los hábitos, costumbres o rutinas que llevamos a cabo de forma inconsciente y automática, aunque, a diferencia de las respuestas defensivas, los hábitos pueden ser beneficiosos o no serlo.

Disponemos de dos tipos de conductas de defensa:

1. *Conductas innatas*, que forman parte de nuestro bagaje hereditario y se ponen en marcha ante cualquier situación amenazante del entorno. El ejemplo más sencillo es la reacción de nuestro párpado al cerrarse automáticamente cuando un objeto extraño se aproxima a nuestro ojo. Estas conductas son reflejos incondicionados.

2. *Conductas adquiridas*. Son respuestas que se adquieren durante la vida a través del aprendizaje y tienen que ver con las experiencias a las que nos enfrentamos en el tiempo y en el espacio. Son reflejos condicionados que suponen la asociación entre un objeto y un peligro. El ejemplo más sencillo es el reflejo aprendido que nos hace pisar el freno del coche cuando aparece un animal o un objeto en la carretera.

94

¿Cuáles son los mecanismos de defensa contra la ansiedad?

Tenemos mecanismos de defensa que son totalmente inconscientes, involuntarios y normales, es decir, no son patológicos. Todos tenemos uno o más mecanismos, también llamados psicodinamismos, con los que nos defendemos de la angustia, aunque, a veces, el propio mecanismo genere algún malestar.

No los elegimos ni los controlamos. Se instalan en nuestro psiquismo y forman parte de nuestra personalidad, porque se desarrollan junto con ella. Algunos son excelentes, otros, no tanto. En realidad, estos mecanismos son conductas de ajuste con las que tratamos de adaptarnos al medio que nos rodea sin prescindir totalmente de nuestros deseos ni ponerlos en práctica por encima de todo.

> Encontrará información sobre los mecanismos de defensa en el libro *El yo y los mecanismos de defensa*, de Anna Freud, publicado por la editorial Paidós.

Cuando los mecanismos de defensa son positivos, la conducta que nos sugieren es un ajuste al medio, pero, a veces, no son tan positivos y nos generan otro tipo de ansiedad o de malestar, porque la conducta, en lugar de ser de ajuste, es de desajuste. La situación que se crea es conflictiva y dolorosa, porque lo que se nos ha instalado y se nos ha desarrollado junto con la personalidad como un mecanismo de defensa se ha convertido en un trastorno de la personalidad.

Algunos de los mecanismos inconscientes de defensa más comunes son los siguientes:

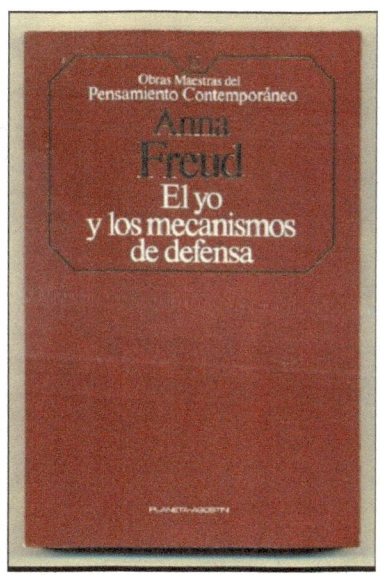

En este libro, Anna Freud describió los mecanismos inconscientes de defensa de que disponemos para defendernos de la ansiedad.

- *Represión.* Consiste en alejar de la esfera consciente un pensamiento, sentimiento o recuerdo que causa culpabilidad, vergüenza o dolor. La represión es diferente del olvido. El olvido consiste en eliminar de la conciencia una imagen, idea, situación, etc., que puede ser dolorosa o no serlo. Lo olvidado queda almacenado en la memoria y puede salir a la superficie mediante un esfuerzo o ante un indicio. Sin embargo, lo reprimido queda apartado de la conciencia, rodeado por barreras y resistencias que impiden su salida al exterior. Lo olvidado no duele, no produce síntomas y no pugna por aflorar. Lo reprimido aparece de forma distorsionada o simbólica en los sueños, produce sensaciones dolorosas cuyo origen se desconoce y trata de aflorar a la conciencia.

- *Formación reactiva.* Este mecanismo produce actitudes conscientes totalmente opuestas a los deseos reprimidos. Un ejemplo muy común es el de las personas que suprimen sus sentimientos de hostilidad y se vuelven excesivamente amables y solícitas. Pero no hay más que enfrentarse a ellas con cierta dureza para ver trocar su gesto amable en todo lo contrario. Esa agresividad reprimida aparece a veces en explosiones fuera de

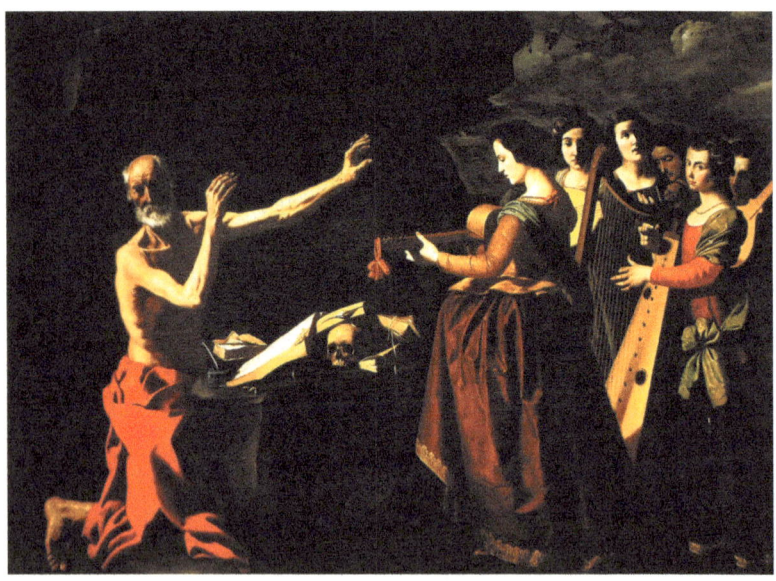

El impulso sexual es un instinto básico del que no es posible desprenderse, porque, aunque se reprima voluntariamente, siempre surge para cumplir su función natural de preservar la continuidad de la especie. *Las tentaciones de san Jerónimo*, Zurbarán, Real Monasterio de Santa María de Guadalupe, Cáceres.

lugar y de tiempo, en forma de críticas airadas contra personas generalmente ausentes. Este mecanismo se expresa claramente en el refrán castellano «dime de lo que presumes y te diré de lo que careces».

- *Proyección.* Consiste en imputar a otros los sentimientos o pensamientos que uno no se atreve a sentir o a pensar, lo que permite descargar la culpa en los demás. Al culpar a otros, protege su autoestima. Un ejemplo es el de la persona que siente en su interior tendencias homosexuales, pero las reprime porque ha aprendido que es algo negativo. El mecanismo de proyección le hace sentir un profundo rechazo y una desconfianza constante hacia los homosexuales, como si pudieran atacarle o tratar de tentarle para actividades «prohibidas». Así, la culpa es de ellos, que quieren atraerlo. Hemos visto este mecanismo en la personalidad y en el trastorno paranoides.

- *Racionalización.* Este mecanismo se basa en someter al intelecto cualquier sentimiento o conducta que pueda producir angustia y buscar argumentos y razones para explicarlo intelectualmente y eludir una realidad intolerable. Su objetivo es no reconocer las propias debilidades y carencias, con el fin de aumentar la autoestima. Lo utilizan con mucha frecuencia los alcohólicos o drogodependientes, para justificar que beben o que toman drogas por gusto y no por necesidad, y que pueden dejarlo cuando se lo propongan.

- *Negación.* Consiste en negarse a conocer la realidad del acontecimiento. También es posible percibir la realidad, pero negando los elementos peyorativos. Se ve mucho en enfermos que se niegan a reconocer la enfermedad que padecen y no toman los medicamentos prescritos. El mecanismo de negación está presente en la mayoría de nosotros. Si sabemos de una desgracia, una enfermedad, un accidente, un atraco, un mal sucedido a un conocido, muchas veces reaccionamos confirmando la seguridad de que «eso a mí no me pasa». Si nos llegan a suceder, nos parece estar soñando, «esto no puede pasarme a mí».

- *Conversión.* La conversión es un mecanismo típico de la histeria, que hemos visto en el capítulo dedicado a los síntomas psicosomáticos. Sin embargo, no necesariamente se desarrolla en personas histéricas. Consiste en alterar o suspender alguna función fisiológica o producir algún tipo de invalidez que sirva para los fines de quien la padece. Por ejemplo, la afonía puede ser muy útil para eludir el enfrentamiento verbal a una situación no deseada. Pero hay que tener en cuenta siempre que el mecanismo es totalmente inconsciente y la disfunción o alteración no tiene causa fisiológica alguna. Hemos mencionado niños que padecen fiebre, catarro o vómitos en el momento oportuno en que los padres se van de viaje o salen a cenar.

- *Desplazamiento*. Consiste en desplazar un sentimiento negativo, como la hostilidad, a un objeto inocuo. El ejemplo más típico es el de la persona que se enfurece y, por no golpear a otra persona que tiene delante y a la que con gusto pegaría aunque no tenga la culpa de su furor, desplaza su ira sobre los muebles y destroza los objetos que encuentra. Lo hemos visto en el trastorno por descontrol de impulsos. También puede funcionar en las fobias, cuando se desplaza un temor prohibido, por ejemplo, al padre, hacia un objeto inocuo, por ejemplo, un animal.

- *Aislamiento*. El aislamiento consiste en crear compartimentos estancos en la conciencia, en los que se pueden aislar los pensamientos de las emociones que suscitan. Este mecanismo sirve a muchas personas para poder comportarse de manera totalmente incongruente, manifestando dos deseos opuestos aislados en esos compartimentos estancos de la conciencia. Por ejemplo, hay quienes utilizan prácticas totalitarias para acabar con el totalitarismo y también hay terroristas que abogan por la libertad, destruyendo a quienes no aceptan su idea de libertad.

95

¿HAY GUÍAS O PROGRAMAS PARA LA EDUCACIÓN EMOCIONAL?

La educación emocional ofrece a los jóvenes la posibilidad de desarrollar valores de gran importancia para su adaptación positiva a la sociedad actual.

Con objeto de que los niños consigan crear relaciones sociales sanas y equilibradas, que sepan profundizar y controlar su pensamiento, Patricia de Diego, que es *coach* certificada en Business&Life Coaching por la New York University, pone de relieve que el hecho de enseñar a nuestros hijos una educación emocional apta les ofrece la posibilidad de desarrollar personalidades adaptativas; valores como la tolerancia, el respeto, la responsabilidad o la honestidad; habilidades como la empatía, el compromiso o la asertividad; herramientas para identificar oportunidades de mejora y crecimiento y, desde luego, para identificar el riesgo, saber decir no y autocontrolarse.

La página web de EDUCREA[104] ofrece su *Guía breve de educación emocional para familiares y educadores.*

La autora advierte de que los niños que no reciben educación emocional de sus padres tendrán graves carencias en la edad adulta, porque las emociones no son fácilmente educables en edades adultas y los jóvenes corren el riesgo de desarrollar conductas inadecuadas y trastornos como las adicciones, que precisarán de ayuda psicológica y psiquiátrica[103].

El Consejo General de la Psicología de España (INFOCOP) ofrece también una guía breve de educación emocional para familiares y educadores en www.infocop.es/guia-breve-de-educacion-emocional-para-familiares-y-educadores

---

103. www.psiqu.com/2-65387.
104. www.educrea.cl.

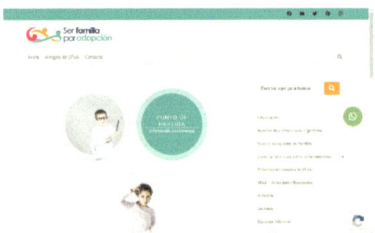

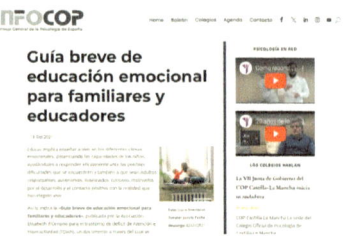

Guía breve de educación emocional para familiares y educadores, de INFOCOP.

La página de Ser Familia por Adopción[105] ofrece, asimismo, la guía de educación emocional, así como numerosas publicaciones de gran interés.

96

¿PODEMOS APRENDER A ENFRENTAR SITUACIONES ADVERSAS?

Hemos mencionado anteriormente las estrategias de afrontamiento que ofrece la página MDM Psicología Clínica. A estas estrategias podemos añadir varios recursos psicológicos y herramientas:

- El apoyo conductual positivo es un método psico-lógico para afrontar conductas difíciles. La página web de Plena Inclusión[106] ofrece apoyo y servicios para familias. Permite descargar documentos como *Cuaderno de buenas prácticas. Apoyo conductual positivo. Algunas herramientas para afrontar las conductas difíciles.*
- Seguir una dieta saludable puede favorecer la pro-ducción de serotonina y dopamina, dos neurotrans-misores que desempeñan un papel fundamental en nuestro ánimo y en la gestión de las emociones[107].

---

105. www.serfamiliaporadopcion.org.
106. www.plenainclusion.org.
107. Palomo, Verónica, *Dieta y salud mental: alimentos beneficiosos*, en Eroski Consumer 8/3/2024.

- No faltan herramientas para prevenir los trastornos mentales y reforzar la salud mental, como la meditación *mindfulness* o los juegos de rol terapéuticos. La meditación *mindfulness* es un ejercicio de toma de conciencia actual y real. En cuanto a los juegos de rol de mesa, uno de los más utilizados como ejercicio terapéutico es *Dungeons*

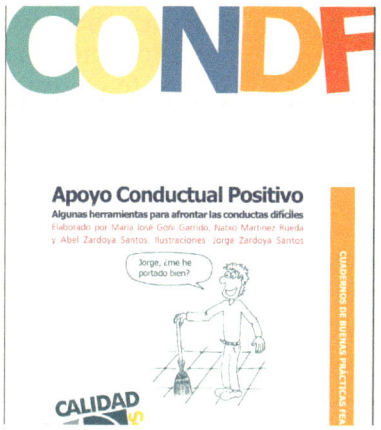

La página web de Plena Inclusión.

& Dragons (*Dragones y Mazmorras*), ya que diversos estudios han demostrado que tales juegos pueden tener un impacto positivo en el bienestar emocional y social. Las situaciones ficticias, pero complejas, que deben resolver los jugadores les permiten mantener la distancia de la situación real y, al mismo tiempo, ensayar y aprender estrategias para abordar problemas personales de una manera lúdica y eficaz[109].

- Otras herramientas para el bienestar psicológico, además del *mindfulness*, son el yoga, el taichí, los ejercicios de relajación, de respiración y estiramiento, y

> El libro *10% más feliz*, de Dan Harris, publicado por Oberon, Madrid, 2015, narra una historia real de cómo la meditación *mindfulness* consiguió que el autor de la obra pasase del continuo malestar a sentirse, cuando menos, un diez por ciento más feliz.

todos los que consiguen controlar y anular el estrés porque enseñan a aceptar aquellas situaciones sobre las que no tenemos control.

---

108. www.plenainclusion.org.
109. www.psiqu.com/1-12516.

- La musicoterapia no es una terapia nueva, pues la utilizaron los pitagóricos hace dos mil quinientos años. Consiste en aumentar el bienestar, el desarrollo de la creatividad y el control del estrés mediante el uso de instrumentos musicales o canto. No es difícil encontrar en YouTube vídeos que ofrecen imágenes de naturaleza acompañadas de música relajante y que resultan muy útiles para relajarse e incluso para dormir. Solamente hay que escribir las palabras claves «música relajante para dormir» o «música para aliviar el estrés y la ansiedad» en la casilla de búsquedas de YouTube y probar diversos vídeos.

- La zooterapia, el contacto con los animales, generalmente con perros y caballos, ayuda a mejorar la socialización y el estado de ánimo puesto que crea lazos afectivos. El contacto con animales produce efectos muy positivos en pacientes con demencia. Incluso hay robots asistenciales creados especialmente para este tipo de terapia, como focas u otros animales que se pueden abrazar y acariciar y emiten sonidos amorosos y tiernos.

- La cromoterapia consiste en visualizar luces de los siete colores en que se divide el espectro de la luz solar, lo que mejora el ánimo y consigue bienestar.

97

¿QUÉ ES LA RESILIENCIA?

Según la RAE, resiliencia es la capacidad de adaptación de un ser vivo frente a un agente perturbador o un estado o situación adversos. En su segunda acepción, es la capacidad de un material, mecanismo o sistema para recuperar su estado inicial cuando ha cesado la perturbación a la que había estado sometido.

La resiliencia es un instrumento que supone la capacidad de cada individuo para superar las dificultades y los riesgos, pero siempre desde el interior de su hábitat, es decir, desde las circunstancias de su cultura, de su entorno y de su mundo. Es así porque la resiliencia implica la interacción entre el individuo y su entorno. Por tanto, la resiliencia no es una característica estática, sino dinámica y variable que se modifica con el momento y con las circunstancias.

La definición de resiliencia más simple y práctica es la siguiente: una combinación de factores que permiten a un ser humano afrontar y superar los problemas de la vida. Tiene dos componentes:

1. La resistencia frente a la destrucción, es decir, la capacidad de proteger la propia integridad bajo la presión.

2. La capacidad para construir un conductismo vital positivo pese a circunstancias difíciles[110].

El cerebro humano ofrece la posibilidad no solamente de proteger nuestra integridad física y psíquica ante ataques, amenazas y situaciones difíciles, como hemos dicho, sino que nos capacita para hacer frente a esos riesgos de una forma socialmente aceptable, es decir, no con la guerra, sino con la diplomacia.

Hay otra definición de la resiliencia que añade resistencia a nuestra vida y es un conjunto de procesos sociales e intrapsíquicos que posibilitan tener una vida sana, viviendo en un medio insano, lo que es importante si tenemos en cuenta que el medio insano, físico y mental, en el que nos desenvolvemos actualmente no es fácil de eliminar, reeducar o abandonar, porque los medios insanos suelen ser construcciones humanas y los seres humanos tendemos a mantener y repetir nuestros errores tantas veces como se presenta la oportunidad[111].

La importancia de la capacidad de resiliencia es que el cerebro es el órgano principal de respuesta al estrés,

---

110. www.institutosalamanca.com/blog/resiliencia-y-sus-siete-pilares-para-enfrentar-la-adversidad.
111. www.scielo.org.co/scielo.php?script=sci_arttext&pid=S1692-715X 2013000100003.

tanto al estrés positivo, que, como hemos dicho, nos lanza hacia una meta, como al estrés tóxico, que nos debilita y nos enferma.

A esos recursos admirables de nuestro cerebro debemos lo que los psiquiatras han llamado «capacidad de aguante estoico» y que sirve para

Un libro interesante y recomendable es *Psicología del bienestar y la felicidad, volumen 1. Estrategias de psicología positiva para aprender a sentirse bien.* De Eleonora García Quiroga y Claribel Morales de Barbenza, de la Universidad Nacional de San Luis, Argentina, Aguilar, G. G. & Oblitas, L. A. (2014). Bogotá: Biblomedia Editores.

quedarnos encerrados, para renunciar a nuestra libertad y a nuestros placeres y costumbres, cuando se produce una epidemia y es preciso reducir la curva de contagios.

El 14 de agosto de 2018, las autoras del citado libro publicaron un interesante artículo titulado «Los siete pilares de la resiliencia», en las páginas de *Psicología Científica*[112]; en él dan a conocer el modelo positivo *yo tengo, yo puedo, yo soy, yo estoy*, así como los pilares de la resiliencia, que se agrupan en:

- *Competencia social:* habilidad para establecer relaciones positivas con otras personas.
- *Resolución de problemas:* habilidad para solucionar problemas ya desde la adolescencia.
- *Autonomía:* capacidad para actuar con independencia.
- *Sentido de propósito y de futuro:* capacidad de planificar un proyecto existencial satisfactorio y sentimiento de poder conseguirlo.

La resiliencia distingue, asimismo, dos enfoques:

1. *Enfoque de riesgo*, encaminado hacia un posible ataque biológico o social.

---

112. www.psicologiacientifica.com.

2. *Enfoque de resiliencia.* La persona entiende que no está inerme ante peligros y amenazas, sino dotada de auténticos escudos protectores para atenuar los efectos negativos de esas amenazas y peligros.

El modelo *yo tengo, yo puedo, yo soy, yo estoy* es una respuesta positiva ante las adversidades, propuesto por la profesora norteamericana Edith Henderson Grotberg en 1995:

- *Yo tengo:* Tengo personas en quienes confiar, que pueden prestarme ayuda e incluso servirme de modelo de comportamiento ante las dificultades.
- *Yo soy:* Soy una persona apreciada por otras personas, capaz de respetarme y de respetar a los demás.
- *Yo estoy:* Estoy dispuesto a responsabilizarme de mis actos, con la seguridad de que todo va a salir bien.
- *Yo puedo:* Puedo hablar sobre lo que me atemoriza, me inquieta o me preocupa, buscar el momento adecuado para hablar o actuar, y encontrar a la persona o personas que me puedan ayudar cuando sea necesario.

98

¿Es posible mejorar nuestro propio concepto?

La autoestima es el sentimiento de valoración de nuestra forma de ser, de quiénes somos, del conjunto de los rasgos corporales, mentales y espirituales que constituyen nuestra personalidad, que, como sabemos, no es estática, sino dinámica, por lo que evoluciona y cambia constantemente para adecuarse mejor al entorno. Eso significa que la autoestima puede mejorar o puede empeorar.

Cuando la autoestima es adecuada, el concepto que tenemos de nosotros mismos es positivo y eso nos permite desarrollar nuestras habilidades y aumentar nuestra seguridad y autoafirmación. Si la autoestima es baja, el concepto que tenemos de nosotros mismos es negativo y nuestras capacidades se ven abocadas al fracaso y a la derrota.

Constantemente recibimos desde el entorno información sobre nosotros mismos. Los padres, los profesores, los amigos, los compañeros de trabajo, los colegas, todos ellos son evaluadores que nos hacen saber lo que valemos para ellos. A todo esto hay que añadir la evaluación a que nos someten las redes sociales. Los «amigos», los seguidores, los grupos que son también un tribunal examinador.

Para alcanzar esa capacidad de respuestas positivas a una situación traumática, contamos con numerosos recursos y posibilidades, uno de los cuales es, precisamente, el autoconcepto. Otros son la autoestima y la autoimagen.

La autoestima se basa en sentimientos de la propia eficacia y de la propia capacidad para cumplir expectativas y lograr objetivos. Sin embargo, el autoconcepto está en relación con el entorno y siempre hay una distancia entre la evaluación que hacemos de nosotros mismos y la que hacen los demás, ya que ambas son subjetivas. Y esa distancia puede ser a favor o en contra.

La autoimagen es la imagen que tenemos de nosotros mismos, de lo que somos, de lo que deseamos ser y de lo que manifestamos y deseamos manifestar a los demás.

- El *autoconcepto* es, por tanto, un reflejo de nuestra vida social, que se forma a partir de las percepciones que los demás tienen de nosotros; pero no los demás en general, sino aquellos que creemos importantes. Las opiniones y juicios de valor que nos sirven para formar ese concepto de nosotros mismos son, evidentemente, los de las personas que nos interesan. Eso quiere decir que lo que verdaderamente influye en nuestro autoconcepto no es la percepción que los demás tienen de nosotros, sino la percepción que nosotros tenemos de la percepción de los demás.

- La *autoestima* es la estimación que hacemos de nosotros mismos, de nuestros valores y de nuestras capacidades, es decir, lo que valemos para nosotros, no para los demás. La autoestima no es objetiva, como tampoco lo es la estima de los demás. Nos queremos o no nos queremos en mayor o menor grado. La autoestima se basa en sentimientos de la propia eficacia y de la propia capacidad para cumplir expectativas y lograr objetivos. Forma parte del autoconcepto y es la que determina que nos evaluemos al alza o a la baja.

- La *autoafirmación*. Cuando la autoestima es adecuada, el concepto que tenemos de nosotros mismos es positivo y eso nos permite desarrollar nuestras habilidades y aumentar nuestra seguridad y autoafirmación. Si es baja, el concepto que tenemos de nosotros mismos es negativo y nuestras capacidades se ven abocadas al fracaso y a la derrota, lo cual produce un círculo vicioso. Cuanto más fracasamos, peor concepto tenemos de nuestras habilidades y, cuanto peor es nuestro autoconcepto, más fracasos acumulamos.

- La *asertividad*. Para aumentar ese sentimiento de seguridad y autoaprecio que se llama asertividad o autoafirmación, es necesario querernos. Si nos queremos, es decir, si nuestra autoestima es alta, podemos hacer mucho por nosotros mismos. Pero ni no nos queremos, si nuestra autoestima es baja, poco podemos hacer por nosotros mismos y, por tanto, tenemos pocas posibilidades de salir de la sima en la que estamos inmersos, aunque siempre podemos salir con ayuda psicológica.

La psicóloga Diana Faón ofrece en su página web[113] una serie de recomendaciones para mejorar el autoconcepto. Para ello, es preciso trabajarlo.

- Es importante fomentar el autoconocimiento y la autoobservación. Eso significa cuestionarnos cuáles son nuestros valores reales, intentando apartar, en lo posible, la influencia de los demás y de la sociedad. Asimismo, es fundamental aprender a no pedir la

---

113. www.dianafaonpsicoterapia.com.

opinión a los demás, intentar no compararnos e iniciar pequeños proyectos personales.

- Conviene evitar nuestro diálogo interno, esa charla que mantenemos con nosotros mismos, cuando es negativo y nos inunda de una forma automática imposible de frenar. Es mejor tratar de sustituirlo por pensamientos constructivos que nos ayuden a seguir adelante. La misma charla interna puede ser una herramienta para conseguir esa sustitución, si aprendemos a utilizarla de forma positiva y no negativa, aunque sea discutiendo con nosotros mismos.

- Es importante acercarse a los objetivos propios, y pensar en cómo lograrlos y mejorar.

- Para mejorar, es fundamental analizar los obstáculos que nos impiden llegar a nuestros objetivos. A veces, los obstáculos pueden incluso ser relaciones con personas tóxicas o emociones negativas, aunque también provienen de nosotros mismos en forma de perfeccionismo, impaciencia o tolerancia a la incertidumbre.

- La forma de relacionarnos con el entorno afecta a nuestro autoconcepto. Por eso, es importante mejorar las habilidades sociales porque nos ayudarán a conocer y expresar nuestros propios sentimientos, así como conocer los de los demás, y a ser capaces de enfrentarnos y de decir no cuando sea necesario.

¿Qué se entiende por personas tóxicas?

Son personas destructivas que solamente parecen conocer la parte negativa de las cosas y que se encierran e incluso se recrean en darle vueltas a lo mismo. «¿Te das cuenta de lo mal que está todo? No sé adónde vamos a llegar, ¡qué desastre!».

A veces, parece que la mala suerte las persigue, que sobre ellas recaen catástrofes y desgracias con mayor o menor frecuencia. Eso las encierra en un círculo vicioso porque mucho de lo malo que esperan de la vida les sucede y eso refuerza su postura de que el mundo es un lugar espantoso, de que la gente es cada vez más mala, de que las instituciones persiguen al ciudadano, de que los enemigos son cada vez más poderosos o de que los bancos solo están ahí para engañar y robar.

Son personas que, además de esperar y padecer todos los problemas posibles, hacen de ello su único tema de conversación y se dedican a hacer proselitismo del mal que, según ellas, nos amenaza y nos arruina.

La mejor manera de reconocer a una persona tóxica es analizar la sensación que nos queda después de mantener una conversación con ella. La persona tóxica encuentra maldad donde nosotros no la hemos visto, envenena nuestro recuerdo o nuestra percepción de cualquier experiencia más o menos agradable que hayamos vivido, destruye nuestras ilusiones, anula nuestras esperanzas y, cuando finaliza la charla, nos deja una sensación amarga, triste, dolorosa o belicosa.

—Me voy a comprar un coche que he visto.

—¿Dónde?

—En Autos Fulano.

—¡Uuuuh! No te fíes. Seguro que te venden una porquería.

—Ya he probado uno y me gustó cómo va.

—Ya. Eso, ahora que está a prueba. Ya veremos cuando lo tengas en casa.

99

¿CÓMO SE MIDE LA AUTOESTIMA?

La profesora Verónica García Ortega, de la Universidad Complutense de Madrid, publicó un artículo muy interesante sobre la autoestima que explica cómo se pierde o se reduce, así como las recomendaciones para mejorarla, haciendo hincapié en las heridas infligidas a la autoestima de los niños y la forma de sanarlas.

La persona que sufre baja autoestima muestra los indicios siguientes:

- Se critica continuamente, no se perdona los errores, formula frecuentemente frases como «soy tonto», «y yo, como un imbécil».
- Siempre está resentida con los otros y culpa a los demás de sus fracasos.
- Nunca se atreve a tomar una decisión, a formular un juicio, a comprometerse.
- No sabe decir que no, se deja avasallar por los demás.
- Agranda sus errores, lamenta sus equivocaciones y no se perdona.
- Es irritable, se enoja por cualquier cosa, todo le parece mal.
- Siempre está a la defensiva, todo lo ve negro, no tiene ilusiones.

Este y otros artículos se encuentran en *Monografías.com*, y se pueden localizar escribiendo la palabra clave «autoestima» en la casilla de búsquedas de la página.

La pérdida de la autoestima no es en absoluto irremediable. Es posible elevar la estima de uno mismo y mejorar la autopercepción. Pero es imprescindible tomar conciencia de la situación. La persona que sufre una autoestima baja no suele ser consciente de ello. Es importante, por tanto, la toma de conciencia, para que se dé cuenta de que simplemente es víctima de un trastorno psicológico, que ni es mala ni incapaz, sino que está sufriendo un estado carencial transitorio. Y que puede ponerle remedio.

El remedio llega siempre de la mano de un especialista. Un profesional que aplique la terapia adecuada. También es importante la actitud familiar, que ha de apoyar en todo momento la decisión del tratamiento y poner de su

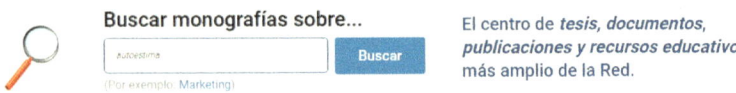

La casilla de búsquedas de *Monografías.com*.

parte cuanto sea necesario para cambiar el concepto que de sí mismo tiene el paciente.

¿La asertividad es la que nos ayuda a decir no?

La asertividad es un recurso muy útil para expresar lo que pensamos, respetando a los demás. Es decir, un recurso indispensable para saber decir no, y no sentirse mal.

Muchas personas son incapaces de decir que no. Por eso se cargan de tareas que nunca terminan con satisfacción, que las alejan de su vida privada y de su tiempo familiar y, además, las alejan también de su proyecto existencial.

La incapacidad para decir que no procede de la baja autoestima, porque quien no se aprecia lo suficiente necesita constantemente la aprobación y la aceptación de los demás. Y para conseguir que lo admitan y que le digan que es buena persona y que todo lo hace muy bien, se somete a cuanto le pidan, no es capaz de negar un favor o un servicio, aunque tenga que renunciar a su tiempo libre o a sus quehaceres.

Aprender a decir que no supone tomar conciencia de hasta qué punto dependemos de la aceptación de los demás para sentirnos aceptables. Y aprender que decir no no es un desprecio ni un mal comportamiento, sino un derecho.

Era la décima vez que Eugenio se repetía a sí mismo: «Soy un cretino, soy un cretino, ¿quién me manda a mí meterme en esto?».

Una vez más, un compañero le había pedido que le cambiase el turno y una vez más había cedido. Pero cambiar el turno le había supuesto perderse fiestas de cumpleaños familiares, estrenos de teatro, excursiones, momentos de relajación junto a su novia y, así, otras tantas actividades deseables que había dejado colgadas por tomar el peor turno de trabajo.

Y todo para que el compañero fuese a una fiesta de cumpleaños familiar, para que presenciase un estreno de teatro, saliese de excursión o pasase unos minutos de relax junto a su novia.

Generalmente, la incapacidad para decir que no procede de vivencias infantiles, cuando los padres han mostrado un nivel muy elevado de exigencia y el niño ha hecho todo lo posible por complacerles para obtener su aprobación. La necesidad de aprobación a costa de lo que sea se aprende de la misma manera que se aprenden otras muchas necesidades, porque se basa en una necesidad psicológica primaria, que es la necesidad de amor. Todos necesitamos que nos quieran y esa necesidad se satisface en principio con el amor familiar. Pero si el amor de los padres se percibe como algo difícil de obtener, algo que hay que ganar con grandes esfuerzos, es muy fácil que el niño desarrolle esa dependencia de la aprobación ajena y la vaya difundiendo a todos los que lo rodean, a medida que va creciendo.

El profesor Steve Poelmans recomienda escribir una especie de guion, como si fuera el de una película, para saber cómo comportarnos la próxima vez que se nos acerque alguien a pedirnos algo abusivo. El guion debe incluir una salida airosa, que nos permita quedar bien con la persona y no romper las amistades.

Al escribir el guion, se puede ensayar en la mente lo que se va a decir y, de esa manera, prepararse para la situación. Llevar el guion preparado es equiparable a llevar en el bolsillo un espray para defenderse de los atacantes. Solo con llevarlo, se sale a la calle con más tranquilidad:

«La próxima vez que me pida que le cambie el turno, le voy a decir que lo lamento mucho, pero que me es imposible, porque he quedado con mi mujer para acompañarla a tal sitio. Cuando ponga cara de consternación y me diga que le hago una faena, pondré yo cara de mucha más consternación y le diré que no me haga sentirme mal, que no tengo más remedio y que lo que más quisiera es complacerle. Le preguntaré si puedo ayudarle en otra cosa a cambio, para que vea mi buena voluntad».

Otro método para utilizar ese espray defensivo es construir una frase corta y única, y no salir de ella. Una frase que no es necesario pronunciar con firmeza si uno no es capaz, sino que se puede decir temblando de miedo, suspirando de malestar, llorando, sufriendo intensamente, pero sin dar marcha atrás:

—¿Te importa hacer la guardia de hoy, que yo tengo un asunto importante?
—Lo siento, pero me es absolutamente imposible.
—Vamos, no me digas que no.
—Lo siento, pero me es absolutamente imposible.
—Bueno, ya sabes que, si quieres, puedes.
—Lo siento, pero me es absolutamente imposible.

100

¿La inteligencia emocional se aprende?

Para enfrentarnos con éxito a los retos, las dificultades y los conflictos, no solamente contamos con nuestros recursos intelectuales, es decir, nuestra habilidad lingüística, nuestra capacidad de abstracción y análisis, nuestra memoria y otras destrezas de que nos haya dotado la naturaleza, sino que también contamos con factores emocionales, como la sensibilidad, la intuición y otras capacidades no cognitivas que influyen en nuestras posibilidades de triunfar.

Los lóbulos frontales y sus estructuras avanzadas, como la corteza prefrontal, que contiene la corteza asociativa prefrontal y la corteza orbitofrontal, son los responsables de esa habilidad para procesar la información afectiva que conocemos como inteligencia emocional.

La inteligencia emocional es un concepto desarrollado por los psicólogos Peter Salovey y John Mayer en 1990 y que popularizó el psicólogo y periodista Daniel Goleman. Se puede definir como un constructo que ayuda a entender de qué manera podemos influir de un modo adaptativo e inteligente tanto sobre nuestras emociones como en nuestra interpretación de los estados emocionales de los demás[114].

La inteligencia emocional comprende un conjunto de habilidades que implican no solamente los factores

---

114. Bertrand Regader, en *Psicología y Mente,* 29 de mayo de 2015, 14:29. Actualizado el 27 de julio de 2023, 10:04. CEST.

intelectivos de la inteligencia, sino también los factores emocionales. El estudio de la inteligencia emocional es el estudio de las propias emociones, el manejo de las mismas y el conocimiento de uno mismo, es decir, el autoconocimiento que predicaba el conocido aforismo griego que, según Pausanias, aparecía a la entrada del templo de Apolo en Delfos: «Conócete a ti mismo».

El autoconocimiento supone saber cómo motivarse a uno mismo, cómo reconocer las propias emociones, cómo conocer las emociones de los demás y cómo manejar las relaciones.

Según la versión original de los psicólogos Peter Salovey y John Mayer, la inteligencia emocional es la habilidad para manejar los sentimientos y emociones, discriminar entre ellos y utilizar esos conocimientos para dirigir los propios pensamientos y acciones.

La inteligencia emocional nos enseña que no podemos manejar nuestros sentimientos, pero sí podemos manejar nuestras acciones. Nuestros actos son nuestros, sea lo que sea que sintamos en cada momento.

Comprende los siguientes elementos:

- *Autoconocimiento emocional* (o autoconciencia emocional). Conocimiento de nuestros propios sentimientos y emociones y cómo nos influyen.

- *Autocontrol emocional* (o autorregulación). Permite reflexionar y dominar nuestros sentimientos o emociones, para no dejarnos llevar por ellos.

- *Automotivación*. Enfocar las emociones hacia objetivos y metas nos permite mantener la motivación y establecer nuestra atención en las metas en vez de en los obstáculos.

- *Reconocimiento de emociones en los demás* (o empatía). Las relaciones interpersonales se fundamentan en la correcta interpretación de las señales que los demás expresan de forma inconsciente, y que a menudo emiten de forma no verbal.

- *Relaciones interpersonales* (o habilidades sociales). Una buena relación con los demás es una fuente imprescindible para nuestra felicidad personal e incluso, en muchos casos, para un buen desempeño laboral.

La inteligencia emocional abarca varios campos, por ejemplo:

- El conocimiento de las propias emociones. Conocer las propias emociones supone, en primer lugar, no temerlas. Sabemos que todos llevamos dentro un monstruo antediluviano, pero también llevamos dentro las estructuras de control para manejar las reacciones de ese monstruo.
- El conocimiento de los propios puntos débiles nos sirve para conocernos, porque nuestros puntos débiles son muchas veces la otra cara de la moneda de nuestros puntos fuertes. Hay personas muy «lanzadas» y atrevidas que están compensando con esa actitud una profunda inseguridad. Conocer la inseguridad sirve para saber adónde queremos ir a parar con el atrevimiento, qué podemos hacer con él y cómo sacarle partido.

Verónica Palomo ofrece algunas recomendaciones para enseñar a nuestros hijos a desarrollar su inteligencia emocional[115]:

- Aprender a poner nombre a las emociones. Es más fácil controlar y reconocer una emoción cuando se la ha denominado.
- Tomar la iniciativa y contarles nuestros sentimientos. Muchos padres se quejan de que sus hijos no les cuentan lo que les sucede, lo que sienten o lo que desean, pero quizá no se han dado cuenta de que, antes de recibir, hay que dar. Por tanto, para conseguir que nuestros hijos compartan sus sentimientos con nosotros, tenemos que empezar por compartir

115. «Así puedes potenciar la inteligencia emocional de tus hijos», en *Consumer*, 14 de enero de 2022.

nosotros los nuestros con ellos, especialmente, esos sentimientos o esas situaciones que les ocultamos, porque pretendemos «protegerlos». Compartirlas con ellos los hará sentirse importantes y elevará su autoestima. Además, encontraremos en ellos una fuente inesperada de solidaridad y de consejo.

• Ayudarles a desarrollar empatía, a compartir sus juguetes, a pensar en los niños desafortunados y sufrientes.

• Enseñarles a expresar sus emociones de manera respetuosa hacia ellos mismos y hacia los demás. Esto es algo que se puede empezar con el propio ejemplo.

• Enseñarles a tolerar las frustraciones. Subestimamos a los niños cuando creemos que debemos protegerles de todo malestar. Sin embargo, ellos tienen recursos innatos para defenderse. La protección excesiva los hace débiles, dependientes y los deja inermes ante los problemas de la vida.

«Cuando supe que tenía cáncer de mama, decidí ocultarlo a mi hijo de siete años. Era muy pequeño para enfrentarse a aquel problema y, además, el padre de un amigo suyo había muerto de cáncer poco antes.

Mi marido y yo le hicimos creer que emprendíamos un largo viaje y lo encomendamos a los abuelos hasta que terminó mi tratamiento.

Tiempo después, una vez que estuve recuperada y volvimos a la vida normal, mi hijo se enteró de mi enfermedad por un compañero del colegio. Alguna mamá se fue de la lengua y el niño llegó a casa con gran tristeza:

—¿Por qué no me lo contaste? —preguntó lloroso y decepcionado—, yo hubiera cuidado de ti.

¿Podemos aprender a conocernos y a querernos?

En su obra *El miedo a la libertad*[116], Erich Fromm describió la falta de identidad con la frase siguiente: «Si no soy otra

---

116. Paidós, Madrid, 2004.

cosa que lo que los demás suponen que debo ser, ¿quién soy yo realmente?».

El hecho de plantearse esa pregunta entraña un grave problema de identidad. La identidad es un conocimiento íntimo de uno mismo, aunque sea subjetivo, sesgado e incompleto. Conocerse a uno mismo no es tarea fácil, porque siempre observamos nuestras características y analizamos nuestros actos e intenciones a través de nuestro propio tamiz.

Pero no es lo mismo tener un conocimiento subjetivo de uno mismo que no conocerse. Una cosa es conocernos de manera más o menos desvirtuada, y otra no saber quiénes somos realmente. La pregunta de Fromm es terrible: ¿quién soy yo realmente? Plantearse eso es plantearse la vida, los objetivos, los afectos, las carencias, las intenciones, los actos… Es plantearse no solo el camino por el que uno marcha, sino la identidad del viajero.

Nuestra identidad surge de nuestras elecciones, de las decisiones que tomamos en cada momento y que van configurando quiénes somos y para qué estamos aquí. Todos podemos elegir, unos con mayor dificultad que otros, pero todos tenemos alguna vez la posibilidad de decidir algo que atañe a nuestra vida. Esas elecciones y decisiones son las que nos pueden definir como personas autónomas o dependientes de los demás.

Conocernos significa también conocer y reconocer los roles que desempeñamos en la vida, porque no tenemos más que una identidad, pero esa identidad desarrolla roles tan diferentes que a veces parecen pertenecer a otra persona, pero que en realidad son diferentes yoes de los que disponemos para realizar distintas actividades y para adaptarnos a los vaivenes de la vida.

La vida es un proceso dinámico y cambiante, y lo que creemos inmóvil y congelado puede cambiar de la noche a la mañana, entre otras cosas, porque las realidades las construimos nosotros mismos a base de nuestros temores, nuestras esperanzas, nuestras creencias y nuestras intenciones.

Conocernos es cuestión de paciencia para hablar con nosotros mismos, de voluntad para plantearnos preguntas y contestarlas, y de valor para aceptar lo que nos lleguemos a encontrar.

La charla interna se puede mantener con uno mismo como si se mantuviera con otra persona; es una técnica gestáltica que funciona bien si se tiene en cuenta lo anteriormente dicho.

Pero es imprescindible dedicarnos tiempo a nosotros mismos, encontrarnos a solas con nuestro yo y echar mano de la sinceridad.

Los griegos desarrollaron dos conceptos del tiempo:

- *Chronos*, que es el tiempo lineal, el que hemos dividido en horas, minutos, meses, etc., como una dimensión objetiva del tiempo.
- *Kairos*, que es el tiempo especial propio de una circunstancia particular. Es una dimensión subjetiva del tiempo que para cada uno pasa más deprisa o más despacio según esa circunstancia.

Nuestro cuerpo tiene un ritmo natural a lo que llamamos biorritmos o ciclos circadianos (*circa die* porque duran casi un día), que nos avisa de cuándo hay que dormir, cuándo hay que despertar, cuándo hay que excretar residuos, cuándo hay que comer, cuándo dejar de comer, etc., pero, cuando nos hallamos inmersos en la enloquecida sucesión de acontecimientos del mundo moderno, medimos el tiempo de forma antinatural, nos empeñamos en vivir con un ritmo diferente al que nos marca la naturaleza y, además, lo conseguimos. Pero no siempre lo conseguimos sin secuelas negativas. Muchas veces, lo pagamos con creces.

El tiempo, que podría ser nuestro amigo, que se refleja en esos ciclos circadianos que equilibran nuestro organismo con la naturaleza, se ha convertido en uno de nuestros mayores enemigos, porque nos hemos empeñado en medirlo a base de citas, programaciones y fechas que no reflejan en absoluto el tiempo biológico que la naturaleza nos ha regalado con sus días y sus noches, sus ciclos de sueño y vigilia, de hambre e ingesta, sus lunaciones, sus ciclos agrícolas, sus momentos de quietud y sus momentos de actividad.

Y es tal la avalancha de actividades que programamos, que a veces necesitamos veinticinco horas diarias para cumplir obligaciones y propósitos.

Ese ritmo desenfrenado de la vida nos impide vivir el aquí y ahora. No nos deja tiempo para nosotros y para nuestra intimidad. No nos permite quedarnos a solas con nosotros mismos para pensar en lo trascendente, como es lo que somos y lo que queremos ser. Y esos momentos de valor incalculable no tienen medida lógica, son *kairos* y no debemos despreciar su importancia.

Vivir aquí y ahora significa pensar en el desayuno a la hora de desayunar, pensar en el trabajo a la hora de trabajar, pensar en los quehaceres personales al salir del trabajo, pensar en la comida a la hora de comer y acostarnos pensando en algo agradable y relajante que nos acompañe a un dormir sin prisas.

No vivir aquí y ahora es el origen del estrés que nos acompaña en la vida cotidiana. Nos levantamos pensando en que no nos va a dar tiempo a todo lo que tenemos que hacer, desayunamos a toda prisa pensando que perdemos el tren, el bus o la hora de entrada, corremos hacia el trabajo lamentando no tener tiempo para llegar a tiempo, nos enfrentamos a la labor diaria recordando todo lo que hemos olvidado hacer y lo que nos queda, y así sucesivamente un día tras otro, encadenados a *chronos* y sin prestar atención a *kairos*, porque no tenemos tiempo para esas cosas.

Podemos relegar *kairos* al fin de semana, pero cuando llega ese preciado tiempo resulta que habíamos prometido a los niños ir a tal sitio o nos damos cuenta de que la nevera está vacía, de que el hogar necesita una mano o de que vienen a comer Fulano y Mengana. Lo posponemos, pues, a las vacaciones y de ahí, de año en año, va quedando para la jubilación.

Si es así, más vale aprovechar el tiempo libre que la jubilación nos brinda para devolvernos a nosotros mismos todo lo que nos hemos negado a lo largo de nuestra vida. Porque *chronos* ya no aprieta y es el tiempo de *kairos*.

Disfrutémoslo porque nunca es tarde para encontrarnos con nuestro yo, para plantearnos preguntas que nunca nos planteamos, para darnos respuestas que nunca nos atrevimos a darnos y para enfrentar todo lo que nos debemos, todo lo que las limitaciones de la salud y de la edad nos permitan, que puede ser mucho.

Todo este proceso, si somos capaces de llevarlo a cabo, nos puede conducir a la respuesta para la otra pregunta: ¿podemos aprender a querernos?

No solamente para aprender a querernos, sino para llegar a ser nuestro mejor amigo, contamos con un recurso que es preciso tener en cuenta: la autocompasión. Porque para llegar a querernos, antes tenemos que perdonarnos.

La autocompasión no es debilidad ni consiste en situarse en el mundo como víctima, sino que es un mecanismo eficaz para conseguir salir de una dificultad económica, social, emotiva o de cualquier otra índole.

La autocompasión nos permite aceptar que somos débiles, que nos equivocamos, que necesitamos ayuda, que no somos autosuficientes, que caemos una y otra vez en el mismo fallo, que somos incapaces de decir que no, que no nos perdonamos los errores.

La autocompasión puede incluso librarnos de esa autocrítica intransigente que a veces nos oprime como un verdugo porque previamente nos ha sentenciado a conseguir la perfección.

Kristin Neff, profesora de psicología educativa en la Universidad de Texas, aboga por ese sentimiento de autocompasión, de autocomprensión y de autoayuda, porque sabe que vivimos con alguien de quien nunca nos vamos a librar, que nos va a acompañar a lo largo de la vida, en las vicisitudes y en la felicidad, en la enfermedad y en la salud, y que es mucho más que ese compañero elegido y amado que es el cónyuge: nosotros mismos.

Si nos queremos, nos comprendemos y nos aceptamos, seremos el mejor amigo que se puede tener y, para llegar a ello, la mejor herramienta es precisamente la autocompasión, que nos hará aprender a ser un amigo cálido y comprensivo con nosotros mismos[117].

Perdonarnos supone a veces un reto, porque nos podemos arrepentir de lo que hemos hecho y, también, de

---

117. www.psiqu.com/2-63833.

lo que no hemos hecho, de esa oportunidad que dejamos pasar y que no volverá.

El reto es también perdonarnos con mayor o menor esfuerzo, tomar la decisión irrevocable de no volver a cometer tal fechoría, pedir disculpas a quienes hayamos podido dañar con nuestra acción y no desaprovechar la próxima ocasión para hacer lo que no hicimos cuando pudimos hacerlo o, al menos, para no tener otro motivo futuro para arrepentirnos por haber dejado pasar una oportunidad.

Jorge Luis Borges mencionó y analizó las desdichas que sufrimos, que cantamos, que compartimos y que vivimos; pero en su libro *El Aleph*, tras poner de relieve la deliberación de todos nuestros actos, encontramos una frase que a nadie deja impasible[118]: «No hay consuelo más hábil que el pensamiento de que hemos elegido nuestras desdichas».

Al menos, deja incólume nuestro libre albedrío, esa facultad que tantos filósofos de antes y de ahora han puesto en duda.

---

118. *Obras completas*, Emecé Editores, Buenos Aires, 1974.

BIBLIOGRAFÍA

ABUD, CELINA, «"Reality bits": El amor virtual en tiempos de anhedonia», en *IntraMed*, 15 de noviembre de 2021.

American Psychiatric Association, *Guía de consulta de los diagnósticos del DSM-5*, Arlington, VA, 2014. Traducción: Burg Translations, Inc., Chicago (EE.UU.).

Bibliopsiquis, revista de psiquiatría *online*, www.psiquiatria.com/bibliopsiquis/index.php

BLANCO, CELIA, «Redes sociales: Gozo, sufrimiento y adicción», en *Solidaridad Intergeneracional*, 22 de noviembre de 2021.

CASTILLA DEL PINO, CARLOS, *La incomunicación*, Ediciones Península, Barcelona, 1975.

CASTILLA DEL PINO, CARLOS, *Un estudio sobre la depresión*, Ediciones Península, Barcelona, 1966.

DOZIER, RUSH W. JR., ¿Por qué odiamos? Editorial McGraw-Hill, Madrid, 2003.

«Engendrado en las redes sociales», en www.psiquiatria.com, 6 de julio de 2021.

EYSENK, H. J., *Fundamentos biológicos de la personalidad*, Editorial Fontanella, Barcelona, 1970.

FLICHTENTREI, DANIEL, «Clínica del placer (recompensa) y de su manipulación», en *IntraMed*, 10 de agosto de 2018.

GARCÍA ORTEGA, VERÓNICA, «La autoestima», Monografías. com, 2002, texto en línea.

Interpsiquis, revista de psiquiatría/psicología *online*, www.psiquiatria.com

IntraMed, revista de psiquiatría/psicología *online*, www.intramed.net

«La inteligencia artificial en la salud pública», *IntraMed*, 18 de abril de 2023.

LORCA, JULIO, «Inteligencia artificial conducida por la UTILIDAD clínica y en salud», en *Laboratorio de Ideas IA-ASD*.

MARTOS RUBIO, ANA, *Adelgazar para siempre*, Neo Person, Madrid, 2003.

MARTOS RUBIO, ANA, *Así se nos complica la vida*, Editorial Corona Borealis, Málaga, 2023.

MARTOS RUBIO, ANA, *El mal de amor, su estudio y abordaje*, Ediciones Libertarias, Madrid, 2002.

MARTOS RUBIO, ANA, *La trastienda de la mente*, Editorial Corona Borealis, Málaga, 2020.

MARTOS RUBIO, ANA, *Violencia psicológica*, Ediciones Corona Borealis, Málaga, 2018.

Morgado Bernal, Ignacio, *Deseo y placer: La ciencia de las motivaciones*, Ariel, Barcelona. 2019.

Morgado Bernal, Ignacio, *Deseo y placer: La ciencia de las motivaciones*, Ariel, Barcelona. 2019.

Poelmans, Steve, *Tiempo de calidad, tiempo de vida*, McGraw-Hill, Madrid, 2005.

Pol Bravo, Carlos, *Formas de imágenes y desimágenes. Expectativas inciertas... el monstruo.*

Presa, Tamara (educadora social y coord.), «La Contrapartida», *programa de prevención e intervención ante los riesgos del juego de azar en adolescentes y jóvenes*, Servicio PAD, 28 de octubre de 2020.

Psicologiacientifica.com

Psicologia-Online, revista digital de psicología, www.psicologia-online.com

Ruch, Floyd L., *Psicología y vida*, Editorial Trillas, México, 1973.

Schneider, Kurt, *Las personalidades psicopáticas*, Ediciones Morata. Madrid, 1971.

Smith, Manuel J., *Cuando digo no me siento culpable*, Editorial Grijalbo, Madrid, 1986.

Valdés, Manuel, y Flores, Tomás de, *Psicobiología del estrés*, Editorial Martínez Roca, México, 1985.

Valdés, Manuel, y Flores, Tomás de, *Psicobiología del estrés*, Editorial Martínez Roca, México, 1985.

Vallejo Nágera, J. A., *Introducción a la psiquiatría*, Editorial Científico-Médica, Barcelona, 1974.

NOTA BIOGRÁFICA

Ana Martos nació en Madrid hace más de tres cuartos de siglo. Es diplomada en Psicología Clínica e Informática. Ha realizado investigaciones clínicas en los hospitales psiquiátricos Doctor Rodríguez Lafora, de Madrid, y San José, de Ciempozuelos. Ha impartido charlas, conferencias y coloquios en lugares tan prestigiosos como la Cacharrería del Ateneo de Madrid, la Universidad Europea, la librería Excelence de Barcelona, la Cátedra Telefónica de la Universidad de León, la Universidad de la Rioja o la Universidad de Zaragoza. Es socia de honor de Anamib, asociación de ayuda por acoso moral en el trabajo; y, entre 2002 y 2005, participó en la comunidad de estudio multidisciplinar sobre la violencia psicológica CVV-PSI, patrocinada por la Sociedad Española de Psicología de la Violencia y el Centro Reina Sofía para el Estudio de la Violencia. Ha participado, asimismo, en congresos virtuales de psiquiatría y psicología organizados por Interpsiquis.

Tiene más de cien libros publicados científicos, técnicos y literarios. Sus obras más recientes son *Violencia psicológica, La trastienda de la mente, Los senderos secretos de Venus, Los mitos que esclavizaron a la mujer* y *Así se nos complica la vida*, publicadas por Editorial Corona Borealis.